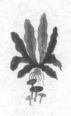

47

⊙ 国医绝学系列 ⊙

食物是最好的灵丹妙药

孙志慧 编著

五谷为养，五果为助，五畜为益，五菜为充。

天津出版传媒集团

天津科学技术出版社

图书在版编目（CIP）数据

食物是最好的灵丹妙药 / 孙志慧编著 . -- 天津：
天津科学技术出版社，2013.9（2020.10 重印）

ISBN 978-7-5308-8140-8

Ⅰ . ①食⋯ Ⅱ . ①孙⋯ Ⅲ . ①食物疗法 – 基本知识
Ⅳ . ① R247.1

中国版本图书馆 CIP 数据核字（2013）第 169320 号

食物是最好的灵丹妙药
SHIWU SHI ZUIHAO DE LINGDAN MIAOYAO

策 划 人：杨　譞
责任编辑：袁向远
责任印制：兰　毅

出　　版：天津出版传媒集团
　　　　　天津科学技术出版社
地　　址：天津市西康路 35 号
邮　　编：300051
电　　话：（022）23332490
网　　址：www.tjkjcbs.com.cn
发　　行：新华书店经销
印　　刷：三河市兴博印务有限公司

开本 720×1020　1/16　印张 15　字数 289 000
2020 年 10 月第 1 版第 2 次印刷
定价：45.00 元

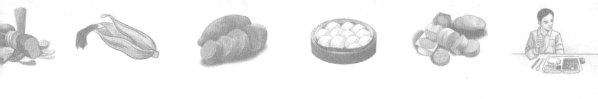

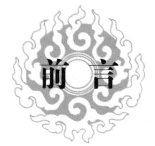

前　言

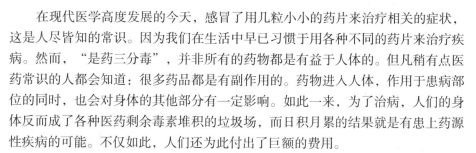

　　在现代医学高度发展的今天，感冒了用几粒小小的药片来治疗相关的症状，这是人尽皆知的常识。因为我们在生活中早已习惯于用各种不同的药片来治疗疾病。然而，"是药三分毒"，并非所有的药物都是有益于人体的。但凡稍有点医药常识的人都会知道：很多药品都是有副作用的。药物进入人体，作用于患病部位的同时，也会对身体的其他部分有一定影响。如此一来，为了治病，人们的身体反而成了各种医药剩余毒素堆积的垃圾场，而日积月累的结果就是有患上药源性疾病的可能。不仅如此，人们还为此付出了巨额的费用。

　　对于这个问题的认识，我们似乎远不如2400多年前的古希腊名医希波克拉底，他曾很有前瞻性地提出了："我们应以食物为药，饮食是你首选的医疗方式。"与此相类似的是，传统中医学一直强调着："药补不如食补。"这样的论断却正是我们现代人所忽略的。

　　食物才是最好的医药。自古以来，药食同源，食物与医药从来就没有严格的界限，中医中的很多药物本身就是食物。食物能有效地治疗疾病，自古至今就不断被世界各地的人们用实践证明了它的可行性。比如中国人常用红枣治疗贫血，用秋梨治疗咳嗽；西方人用洋葱治疗感冒，大蒜消除炎症，芹菜降血脂等。通过现代科学的研究，也完全证明了食物对疾病的治疗功效，而且揭示了食物有效治病的机理：食物中含有各类植物化学物质，它们通过某种复杂的作用来抵抗致病因子以达到防治人体疾病的目的。让许多人大吃一惊的是，研究还证明了，一些食物成分的有效性完全等同于现代医药，很多药物便是从食物中提取得来的。更重要的是，相对于现代医药和医疗技术而言，食物治病的形式对人体的影响十分温和，不会带来诸如打针吃药等痛苦的体验，而且简便轻松，因为这些有益的食物是我们日常饮食中的重要组成部分，我们在大快朵颐的同时，便能收到良好的治病防病的效果。此外，天然食物基本上是无毒害的，对我们的身体不会产生任何毒副作用。这一点足以让我们更安全、更放心。

　　有效地利用食物治病来替代医学治疗，需要满足的一个前提条件是合理地选择食物和正确地安排饮食生活。事实上，这也正是食物治疗疾病的重要意义所在，现代科学也证明了，现在许多逐渐呈高发趋势的威胁人类健康的慢性疾病如高血

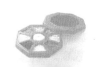

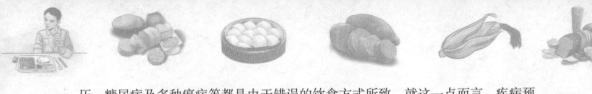

压、糖尿病及多种癌症等都是由于错误的饮食方式所致。就这一点而言，疾病预防的意义远甚于疾病的治疗。长期坚持科学而合理的饮食可从根本上降低发生疾病的概率。各种食物的有效成分能对人体本身起到一定的调理作用。它保证了人体各项功能的正常，降低或规避了本身产生突然病变的可能性，也提高了人体抵抗诱发疾病的外因（如各种病毒的侵袭）的能力。

为了帮助读者能够正确了解食物与医药的关系，对我们的食物有全面而科学的认识，从而可以更好地利用食物来进行常见疾病的预防和治疗，我们特组织了营养保健学方面的专家，结合中医传统养生理论与最新保健概念，编写了《食物是最好的灵丹妙药》一书。

本书通过三个部分的讲解，让读者不仅认识到食物是最好的医药，而且学会如何运用食物来治病防病。第一篇"食物是最好的医药"，从食物药用的化学基础讲起，让人们从医药的角度来重新认识食物，详细阐释食物在生活中的医疗保健效用，并结合我们的日常的饮食结构与膳食习惯，指导大家科学利用食物，为身体健康服务。第二篇"145 种食物的药用功效"，选取了人们日常生活中最常见的 145 种食物为例，分门别类进行解析，介绍了每种食物的特性，让大家认识这些食物的营养性能及药用功效，且配以适量药膳，加深人们对食物药用的理解。第三篇"食物治病"，则以各个系统常见病的食疗方法作为基本案例，对每一种病描述症状，分析疾病根源，讲解日常检查和防治方法，提出了针对疾病的各种有效的食物治疗方案，并对各类食物的天然药用成分及抗病原理进行了解释。

本书在编写过程中，既挖掘了国医经典的智慧，又紧跟时代的步伐，把科学性和实用性有机地结合了起来，为读者提供了保证健康、防治疾病的最佳饮食方案。为了使读者能充分享受阅读的乐趣，本书根据需要精心绘制了近千幅精美插图，并对书中所涉及的诸多细节进行图解，使读者能在赏心悦目的同时，方便快捷地了解和掌握生活中饮食常识、饮食乐趣、饮食保健、饮食疗效方面的知识，真正做到"一册在手，疾病远离，健康饮食相伴"。

本书不仅是一本食物治病指南，更是一部健康饮食宝典。通过阅读本书，你会更加正确地认识我们的食物，找到适合自己的科学饮食方式。

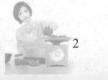

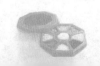

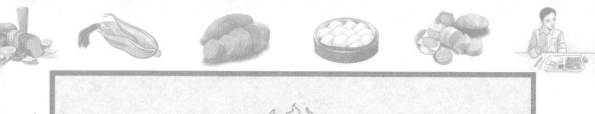

目 录

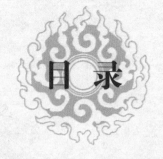

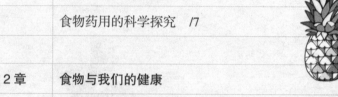

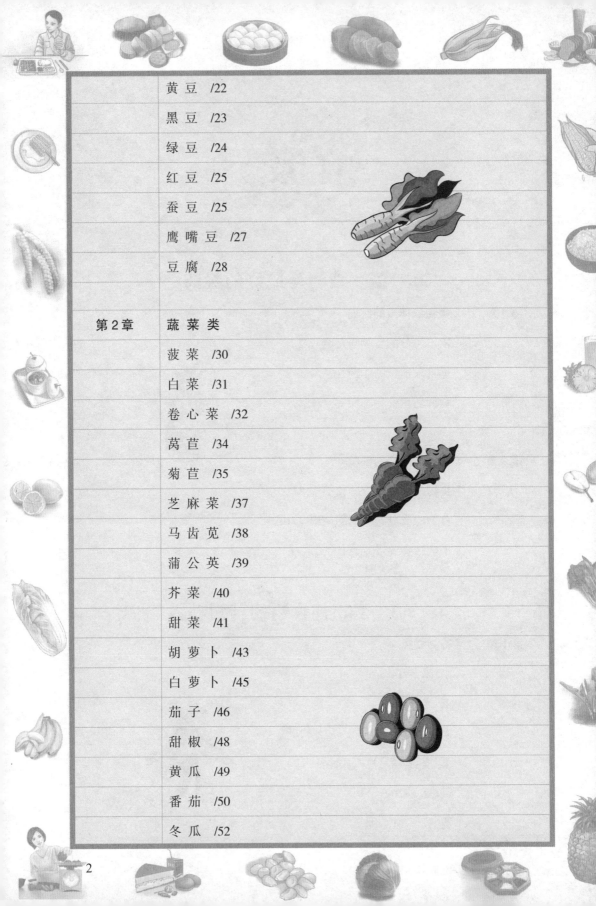

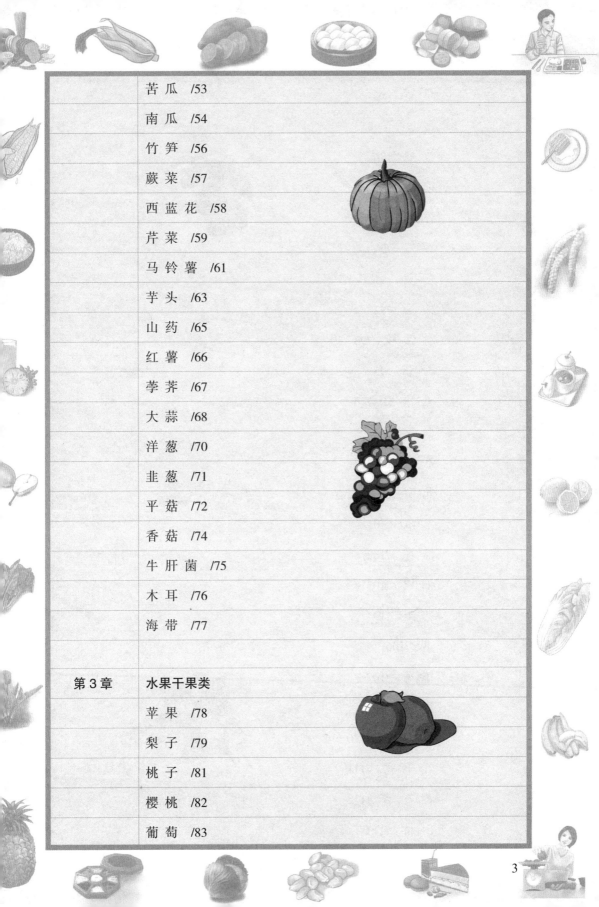

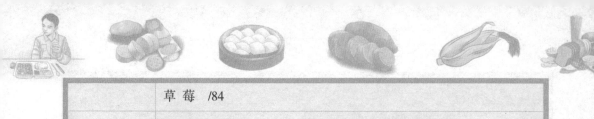

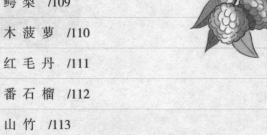

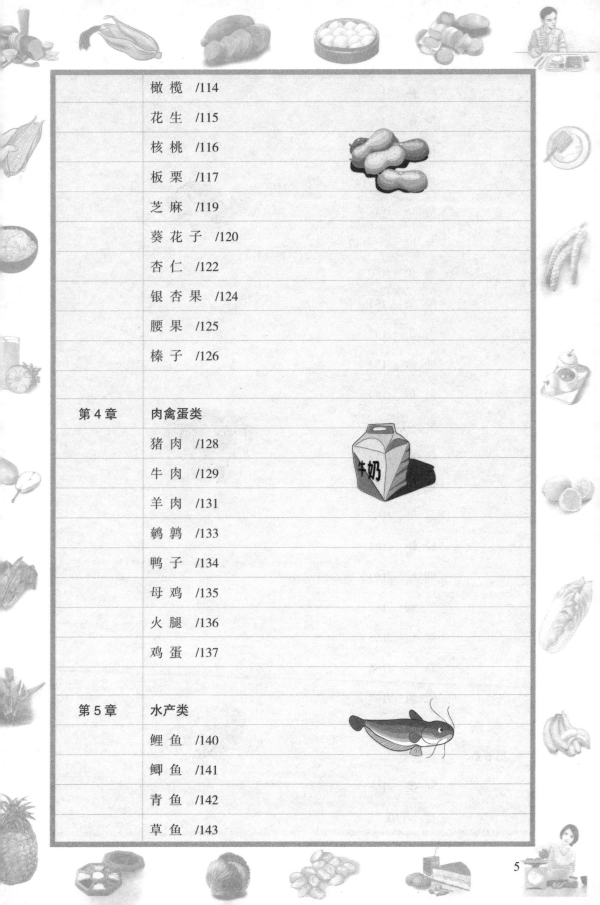

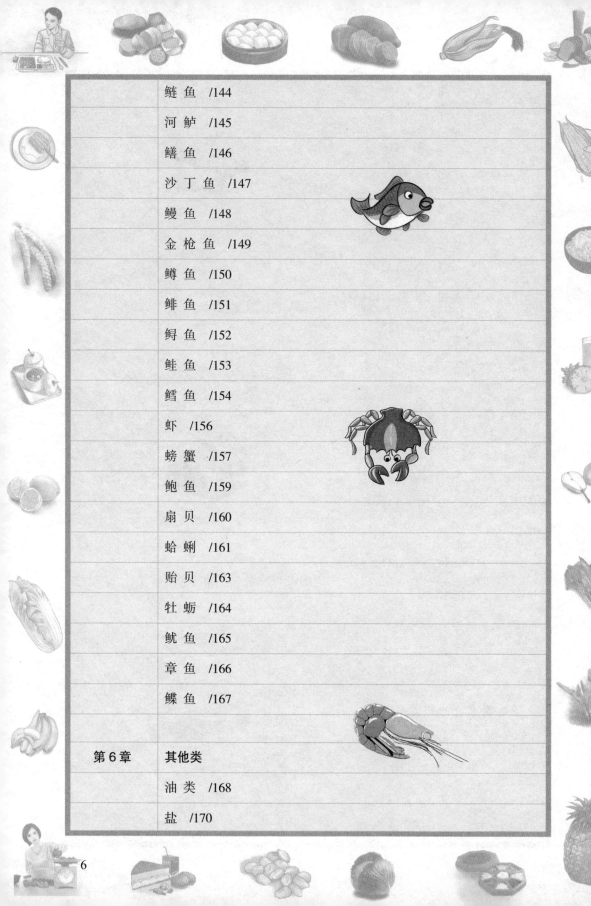

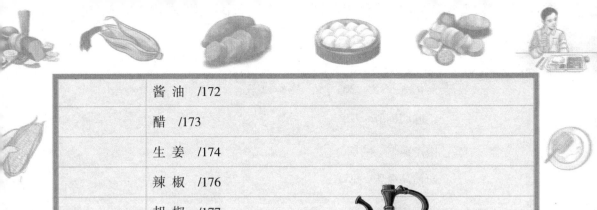

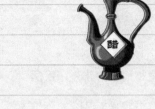

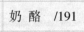
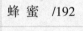

第三篇　食物治病

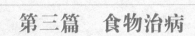

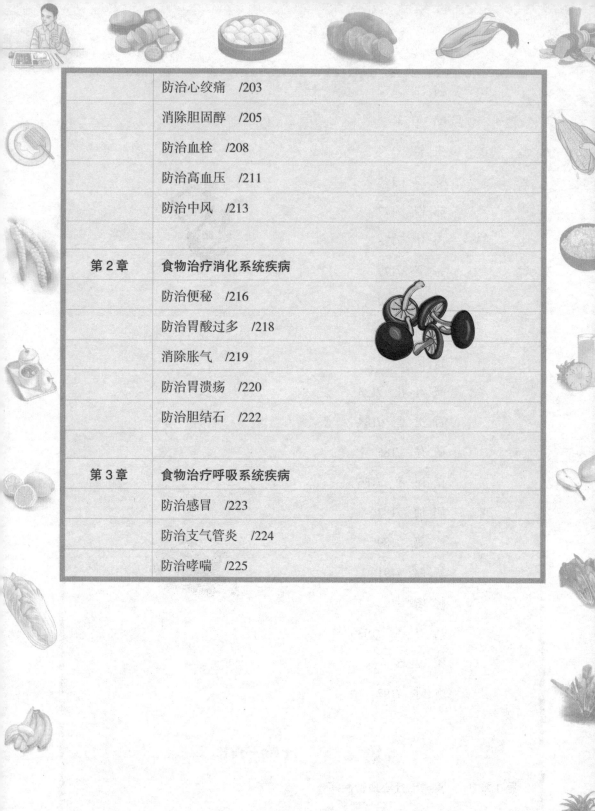

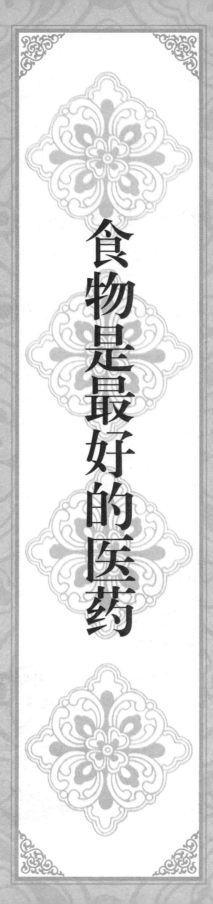

第一篇

食物是最好的医药

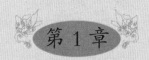

食物：神奇的医药

密不可分的食物与药物

饮食决定健康，你所吃的食物在很大程度上决定着你的身体状况。现代医学和营养学的研究成果告诉我们，对人体健康影响最大、最直接的就是我们每天的饮食。饮食为我们提供每日所需的营养素、保持人体各器官的正常运作，是生命活动的基础。如果饮食不当，人体就无法正常运转，疾病也就随之产生了。我国古代人民很早就认识到了这一点，他们非常关注食物的养生功效，形成了博大精深的饮食养生文化。无独有偶，在西方，几千年前的希腊医学之父希波克拉底也曾经说过："你就是你所吃的（You are what you eat）。"

但在物质文明高度发达的今天，我们的饮食却越来越不健康了：

不健康的饮食使我们的身体面临前所未有的挑战，大量的高热量低营养的食品以及不良的饮食习惯等，导致我国肥胖、高血压、糖尿病等慢性疾病的发病率急速上升。

高血糖

高血压

高血脂

人们的物质生活水平在一天天地提高，却产生了一系列的健康新问题，是该从新审视我们的饮食了。

怎样吃才健康已成为全民最关注的话题

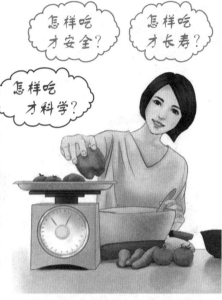

如今，中国全民都越来越关注饮食的科学性和健康性。

我们大量食用高热量低营养的加工食品、方便食品和垃圾食品；我们习惯不吃早饭，中午吃快餐，晚饭吃得很丰盛；我们不知道什么是时令果蔬，也从不购买有机食品；我们追随着各种各样的流行"食"尚，却没有自己的饮食标准……不健康的饮食使我们的身体面临前所未有的挑战，人们也越来越多地关注因此引发的一系列疾病，并迫切寻求科学的吃法来提高身体健康。

密不可分的食物与药物

自古以来，食物与医药就是密不可分的，药物来源于食物，食物也演化成为药物，在中国传统医学里，很多药材也可以认为是食材，或者很多食材也是药材。

通过合理而恰当的饮食，人们在吃得满足的同时，还可以治疗或者预防各种各样的疾病。这些也正是中国饮食文化中最博大精深的一部分——将食物与养生紧密结合在了一起，产生了药膳。

食物即是医药，我们的食物为我们的身体提供我们所需求的；食物决定健康，我们所吃的食物在很大程度上决定着我们的身体状况。

究竟什么样的饮食才是健康的饮食呢，我们在吃食物之前，在考虑食物的健康与否的时候，从哪些方面进行考虑呢。越来越多的营养健康专家给我们提供了各式各样的建议和饮食方案，他们的建议和方案就一定是正确的吗？一定会适合我们吗？在美食面前，我们更有可能会迷失自己的判断力。所以，我们需要的是科学的生活方式和适合自己的饮食方案。

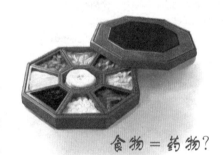

食物＝药物？

中国传统医学非常讲究食物的药用，有"药补不如食补"的说法。

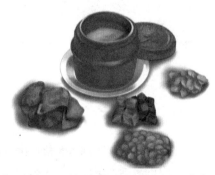

中国养生学经过长期的积累和总结，发展出丰富的药膳理论。

许多研究均强烈指出高脂、高糖、低纤维的西式饮食是导致心脏病、糖尿病及癌症的主要因素。

我们看一下膳食纤维的角色，它是现今典型的西式饮食中所缺乏的。纤维在保持人体健康中至少起两方面的重要作用。首先，它向寄生在大肠的益生菌群提供营养。其次，有证据证明高纤维饮食能阻止肠癌的发生。我们对这两种观念进行调查，甚至在消化系统置入导航照相机以发现更多问题。

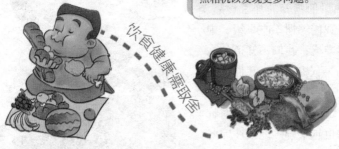

饮食健康需取舍

膳食纤维是不易被消化的食物营养素，主要来自于植物的细胞壁，包含纤维素、半纤维素、树脂、果胶及木质素等。膳食纤维是健康饮食不可缺少的，纤维在保持消化系统健康上扮演着重要的角色，同时摄取足够的纤维也可以预防心血管疾病、癌症、糖尿病以及其他疾病。

食物使我们远离疾病的危害，其在人体内的作用是什么？人类善于通过自己的第一线防御与疾病做斗争，主要的防线是免疫系统，如肝、肠道内的益生菌群，而它们需要补充什么样的食物？

有毒物质摄入过量后我们会感到暂时的不适，比如比较普遍的有兴奋作用的有毒物质——酒精，比起那些危害人体健康的毒物，其作用并不明显。医药学专家已能战胜危害发展中国家人民健康的最大杀手，如霍乱及天花。但许多研究人员更关注的是慢性疾病如心脏疾病和癌症。

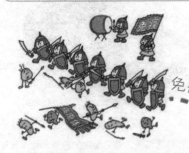

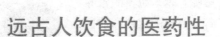

免疫力再强也怕自我放纵

人体有一套精细的排毒系统，但是很多人担心在当今世界，我们对很多有害物质超负荷。"排毒"是指人们尽可能将体内的毒素清除，即使生活在现在这个充满毒素的世界，它也能为我们提供保持健康的机会。我们要证实排毒计划是否真能起到作用。

远古人饮食的医药性

现代医学认为胆固醇及血压降低即可明显降低患心脏疾病的概率，事实的确如此。成千上万的美国人服用达汀（阿司匹林复合药）来降低"有害"胆固醇水平，还服用许多降低血压的药物。

你也可不用药而降低胆固醇及血压水平，一些科学家建议你必须对垃圾食品及快餐说"不"，而像远古时的祖先那样吃饭。很久前进化"设计"的人体，是不吃冰激凌、巧克力及薯片的人体。早期的人类没有医学方面的记录，但考古学家可明确他们吃什么及死于什么。祖先吃的食物是探索最健康饮食的关键。在寻找理想点心时，我们要求一组喜欢垃圾食品的人做志愿者，来研究远古时的饮食是否能改善他们的状态。

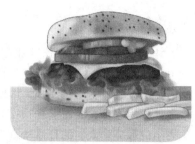

两片白面包卷着牛肉夹饼做成美味的三明治，大分量的法式炸薯条和起泡酒，餐后甜点，巧克力和冰激凌，这样可口的食物让我们满足，但经常吃会升高血压水平及胆固醇水平。许多医生认为它们是引起最大的健康杀手——心脏病及中风的最重要因素。

物种的起源

现代人已存在很长时间，我们这一种群——智人大约20万年前起源于非洲。进化只是瞬间发生的事，你和那时的人们在起源上差别不是很大。回到10 000代人以前，即大约公元前18万年。那时所有人类均生活在非洲，很显然没有商店，同样也没有农田，甚至没有成群的动物，男人打猎、捕鱼，女人采集野果、照看孩子。他们的饮食与多毛类的祖先的食物没有什么不同，他们的消化系统也是一样。像身体的进化一样，他们的消化系统也进化得非常缓慢。

我们如何确定史前祖先的食物呢？他们并没留下菜单或是食物包装，考古学家研究粪便的化石（称为粪化石），许多残留的营养成分能描述历史，如果考古学家足够幸运，他们甚至能发现一些未消化食物的化石，从而推断出先民的饮食结构。

我们祖先的饮食包括很多富含不饱和脂肪酸的蔬菜及瘦肉，它比饱和脂肪酸及垃圾食品中常有的"反式脂肪酸"更健康。饮食中也有足够的植物固醇，能降低血液胆固醇水平。新鲜蔬菜能提供抗氧化剂这类化学物质，有助于减少体内细胞的损伤。先民的饮食结构更符合健康的概念。

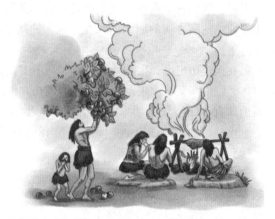

早期的人类与其祖先的重要区别是吃肉类及鱼。他们吃的肉类是打猎来的野生动物，富含热量及蛋白质，这正是新种群成长及生存所需要的。他们的食物绝大多数是蔬菜叶子、嫩芽及品种多样的水果、种子及坚果。

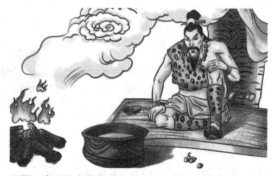

早期人类的饮食中纤维含量很高，它能使胆固醇水平下降。纤维在人体内直接通过，并能吸收废物及水。可溶性纤维可减慢肠道葡萄糖的吸收，它在人体营养缺乏时对保持体重起着重要作用。

垃圾食品文化

让我们穿越时间，在农业起源的时代——大约12 000年前（600代人以前），看看农民在吃什么。那时家禽没有野生动物强壮，因此家禽肉含脂肪多。小麦已成为主食，淀粉类食物比如面包等成为饮食的主要组成部分。人们的日常饮食来自母牛及山羊，但他们仍很依赖新鲜水果和蔬菜，当然，面包是每餐必需的。

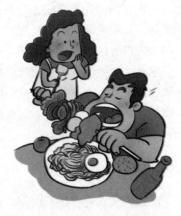

现代人们追求高糖、高脂肪的食物所带来的兴奋感的同时，一些慢性疾病如心脏疾病甚至癌症正在危及人们的生命。

我们往近些时候看一点，在工业革命后饮食发生了巨大变化，人们消费的新鲜水果和蔬菜变少了。氢化脂肪酸——它通常会破坏一些有益健康的营养成分开始出现——在工业加工的食品中更为普遍。进入20世纪后，我们喜欢高糖、高脂肪的食物，并且它们购买方便，这两方面的原因结合在一起，使越来越多的人超重。

在人类历史上，生物特征基本保持不变，我们的身体仍然是打猎、采野果的人的身体，野生蔬菜、水果及瘦肉使我们成长并得以进化。现代饮食看起来与此不符，今天地球有60亿人口，我们人类在当前的生活方式下生活得很好，但是没有人希望患心脏疾病，甚至面临生命危险。祖先18万年前在非洲草原打猎、采野果，我们能从中学到什么？

许多科研项目研究我们能从远古饮食中受益多少，其中之一是加拿大多伦多大学营养科学系的詹金教授2001年开始研究的"猿饮食"对有害胆固醇水平的影响。

詹金教授研究的饮食主要成分为大豆蛋白、绿色食品及坚果。参与者分成3组，尝试3种饮食，第1组为"猿饮食"，第2组为素食及降胆固醇药，第3组为素食而无降胆固醇药。结果令人吃惊的是，"猿饮食"的一组与服用素食及降胆固醇药的一组血液胆固醇降低的程度完全一致——30%，这着实令我们反思。

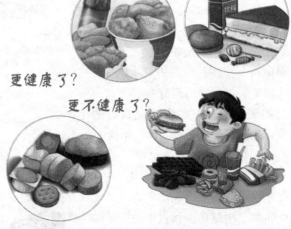

更健康了？

更不健康了？

现在，许多人愈发理性，开始进食含新鲜食物的饮食，确保一日吃大量水果及蔬菜。但我们仍然热爱油腻食品、甜食及垃圾食品。快餐、商店出售的预制食物及外卖快餐与我们祖先的饮食原则相违背，我们的饮食中纤维及不饱和脂肪酸含量低，不包含植物固醇，抗氧化剂含量少，而且含盐量高，而盐是导致血压上升的主要因素。

食物药用的科学探究

我们对自己进行一个挑战：10 天内不用药来降低胆固醇及血压，我们决定用我们自己版本的"猿饮食"——我们称之为远古饮食。我们找到 9 位志愿者，在封闭的环境提供饮食及住宿。志愿者年龄在 30 ~ 40 岁之间，他们大多数人胆固醇及血压水平都高，大多数都有心脏病家族史。

实验分为两期。实验的第一期，饮食只包括原始水果、蔬菜及坚果，每个人每天消耗 5.5 千克食物，此部分饮食与我们认为的早期人类的食物一致；第二期中，允许志愿者每天食用少量鱼，代表进化后期人们开始渔猎，这样的饮食盐及饱和脂肪酸含量低，纤维高，当然饮食中无酒精。

实验采集 9 位参与者的血液及尿液样本，从血样中我们可测量出血液的脂肪成分，包括有益胆固醇与有害胆固醇的降解产物及其他脂肪成分。每天量血压，与志愿者尿样中的钠、钾含量对比，这样我们就知道观测的血压下降是否与摄入盐的减少有关。

这样，如果 12 天的饮食像远古祖先那样，结果是什么呢？每个志愿者都发现了胆固醇水平下降的神奇实验结果——平均水平下降将近 1/4。血压下降大约 10%。9 人中有 6 人的胆固醇从危险水平下降至正常水平。这令人惊奇的结果几乎完全是因为饮食中的低饱和脂肪酸、高纤维及植物固醇。在消化系统中，纤维以胆盐的形式与胆固醇结合在一起，同样，植物固醇在体内与胆固醇完全结合，因此志愿者的胆固醇水平得以下降。

虽然实验并非为减肥设计，但参与者在实验过程中体重有所下降（每人平均下降 4.4 千克），更明显的是他们的腰围平均减少了 5.5 厘米。实验饮食比志愿者平时饮食的热量少，他们在封闭环境中比平常运动得更多，低盐饮食也可使血压下降。

志愿者们会为了心脏健康而继续这种远古的饮食方式吗？哦，当然不会。但他们每个人都称他们会吃多一点水果、蔬菜，而减少食用垃圾食品。

正在服用降脂药的高血脂患者没有必要停止原本遵循的远古饮食规则。减少食用垃圾食物，增加坚果、新鲜蔬菜及水果的摄入是保持健康的好方法。这样，当你下次去超市时，你就知道什么是你需要采购的而什么是你应该限制的了。

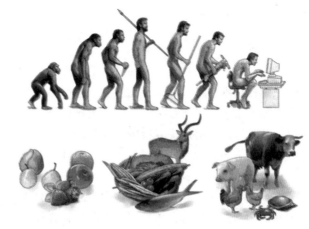

猿进化成人的过程中，吃的素食越来越少，肉食越来越多。

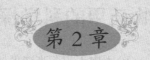

第2章

食物与我们的健康

食物的种类与营养价值

谷类及薯类

谷物食品主要包括纤维、矿物质、B族维生素等营养素。谷类食品包括全谷类和加工谷类两大类。

全谷类食品

提到谷类食品，我们会想到面包、麦片粥、面粉、米饭，但鲜有人能够知道全谷类食品和加工谷类食品之间的区别。全谷类食物中，麸皮、胚芽和胚乳的比例和它们在被压碎或剥皮之前的比例是一样的。面粉、加工面粉、去除胚芽的玉米粉并不是全谷类食物，在食物中加了麸皮的食物也不是全谷类食物。全谷类食物是纤维和营养素的重要来源。它们能够提高我们的耐力，帮我们远离肥胖、糖尿病、疲劳、营养不良、神经系统失常、胆固醇相关心血管疾病以及肠功能紊乱。

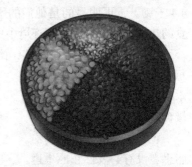

加工谷类

谷类在加工时，麸皮和胚芽基本上都除掉了，同时把膳食纤维、维生素、矿物质和其他有用的营养素比如木脂素、植物性雌激素、酚类化合物和植酸也一起除掉了。但加工谷类的质地更细一些，保存期也更长一些。现在，很多加工谷类中被人工加入了很多营养素，也就是说，在这些加工谷类中加入了铁、B族维生素（叶酸、维生素B_1、维生素B_2和烟酸）。不过，在这种再加工的谷类中，往往不会加入纤维，除非加进了麸皮。

除了一般的营养素，全谷类食物中还含有其他营养素，对身体健康非常重要。木酚素和植物性雌激素（异黄酮素）是类雌激素，存在于一些植物和植物产品中。木脂素化合物或者多酚是非常强的抗氧化物，特别是类黄酮。除了强化免疫系统，它们还有助于预防心脏病和高血压，还能强化身体整个系统。多酚还有抗生素和抗病毒的效果。全谷类食物中发现的另一个重要的补充物是植酸，也叫肌醇六磷酸。所有这些营养素都可以预防癌症。

人们吃饭时，不太在意吃到嘴里的是什么食物，就像他们不在意吸收到身体里的是什么化学物质一样。动物在这个食物链的最顶部，所以，它们吃了最多的污染物。而食肉的人类还在动物的上边。多吃全谷类食物最大的优点之一就是谷类位于食物链的最底部，它们受的污染最轻。所以，多吃谷类可以减少杀虫剂和其他化学物质的摄入。

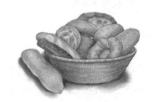

加工谷类食物的膳食纤维和营养素都有所缺失。

动物性食物

这一类食物包括猪肉、牛肉、羊肉、兔肉等畜肉类，鸡、鸭、鸽子等禽肉类，水产中的鱼虾贝类以及以上食物的副产品如奶类和蛋等。

人体组织的大约 20% 是由蛋白质组成的，人体生长需要 22 种氨基酸来配合，其中只有 14 种能够由人体自身来产生。剩下的 8 种氨基酸是：色氨酸、亮氨酸、异亮氨酸、赖氨酸、缬氨酸、苏氨酸、苯丙氨酸和蛋氨酸。这 8 种氨基酸必须从食物中获得。肉类和豆类组中所有的食物都含有必需氨基酸。

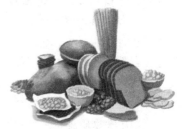

谷类的建议日摄入量为 300 ~ 500 克。

除了蛋白质之外，肉类中还有其他种类的营养物质。但肉类最大的缺点之一是它含有饱和脂肪。动物性食品的日建议摄入量为 125 ~ 200 克。

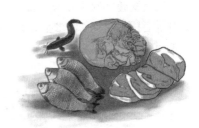

动物性食物的种类极为丰富，是人类获取蛋白质、脂肪、热量以及多种矿物质和维生素的重要来源。

豆类及其制品

豆类是指豆科农作物的种子，有大豆、蚕豆、绿豆、赤豆、豌豆等，就其在营养上的意义与消费量来看，以大豆为主。各种豆类蛋白质含量都很高，如大豆为 41%、干蚕豆为 29%、绿豆为 23%、赤豆为 19%。豆类蛋白质的含量较高、质量较好，是非常适合人们食用的植物蛋白，其营养价值接近动物性蛋白。以大豆为例，大豆所含蛋白质较高，1 千克黄豆蛋白质的含量相当于 2 千克多瘦猪肉或 3 千克鸡蛋或 12 千克牛奶。因此，黄豆被人们称之为"植物肉"。另外，大豆氨基酸的组成与牛奶、鸡蛋相差不大，豆类蛋白质氨基酸的组成特点是均富含赖氨酸，而蛋氨酸稍有不足。研究证明，

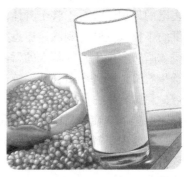

豆类中含有丰富的蛋白质，对人的生存有着重要影响。由大豆制成的豆制品包括豆腐、豆浆等营养也十分丰富。大豆异黄酮有多种结构，其中三羟基异黄酮具有抗氧化剂，对乳腺癌、骨质疏松、心脏病等许多慢性疾病具有预防作用。豆类及豆制品的建议日摄入量为 50 克。

食用豆类还能够降低人体脂肪含量。

蔬菜水果类

这类食物中，除含有蛋白质、脂肪、糖、维生素和矿物质外，还有成百上千种植物化学物质。这些天然的化学物质，是植物用于自我保护、避免遭受自然界细菌、病毒和真菌侵害的具有许多生物活性的化合物。尽管人们目前对每一种植物化合物的生物活性还不完全了解，

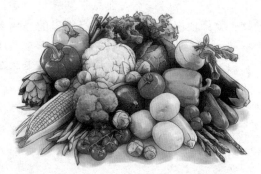

多吃蔬菜可以降低患Ⅱ型糖尿病、口腔癌、胃癌、结肠直肠癌、肾结石、高血压等疾病的风险。蔬菜水果类食物的日建议摄入量为 1 000 克。

但可以肯定的是它们对人类健康包括预防和对抗皮肤过敏、各种病原体的入侵乃至人类衰老和癌症等，都有着重要影响。

植物化学物质具有一系列潜在的生物活性，如提高免疫力、抗氧化和自由基、抑制肿瘤生成、诱导癌细胞良性分化等。有激素活性的植物化学物质还可抑制与激素有关的癌症发展。例如儿茶酚能遏止癌细胞分裂，减缓其扩散速度。黄酮类物质可延长体内重要抗氧化剂（如维生素 C，维生素 E 和 β—胡萝卜素）的作用时间，降低血小板活性，防止血液凝集，从而对心血管疾病如中风、冠状心脏病等具有预防作用。

食物的成分与我们的健康

对于味觉来说，食物仅仅能提供感官上的刺激，我们能品尝出并记住各种食物不同的味道，这也是我们对食物最表层的认识。但对于整个身体，食物提供的不仅仅是味觉刺激，还意味着蛋白质、脂肪、维生素等基本的营养成分，意味着机体的各个器官和系统的正常运行，意味着生命的延续和个体的生长发育。要想了解食物是怎样影响我们的健康，就要先了解它们的基本组成成分有哪些。

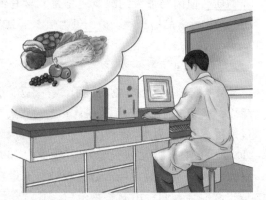

大量的科研人员对食物的营养成分进行研究。

蛋白质

蛋白质是生命与各种生命活动的物质基础，是构成器官的重要元素，由 20 多种氨基酸按不同的顺序和构型构成的一种复杂的高分子结构，"蛋白质"存在于肉类、禽类、鱼类、贝类、坚果、种子、豆类、谷类、奶制品和蛋类中。蛋白质也供给热量，碳水化合物、脂肪和蛋白质都含有碳、氢、氧，但只有蛋白质含有氮、硫和磷。所有这些营养素对生命、生长和维持健康都非常重要。

矿物质和微量元素

矿物质和微量元素包括钙、铁、磷、钾、钠、镁、锌等多种物质，这一大类物质不含热量，但是它们是地球上所有物质的构成基础。几乎所有食物都能提供或多或少的矿物质和微量元素，只是种类和数量上有所差别。我们的身体利用、存储和消耗掉矿物质和微量元素，它们支持身体结构和功能，帮助身体产生能量。矿物质有时候相互之间能抵消，我们要通过饮食搭配来保证身体摄取足量的矿物质和微量元素。

碳水化合物

碳水化合物存在于谷类产品（如面包、米饭等）、玉米、土豆及其他蔬菜、水果和糖果中。它们是由成千上万个葡萄糖分子构成的。消化系统把这些分子分解成独立的葡萄糖分子，进入血液循环。如果它们不能作为能量被马上消耗掉，多余的葡萄糖就会转化成糖原存储在肝脏和肌肉中。当糖原存储到饱和状态时，如果热量的需要也已满足，这些糖原就会转化成脂肪存储在脂肪组织中。

维生素

维生素是一组有机化合物，包括维生素 A、B 族维生素、维生素 C、维生素 D 和维生素 E 等几大类，它们共同的特点是能够加强氨基酸、碳水化合物和脂肪在人体器官内的新陈代谢。这就是说，尽管维生素本身不能为身体提供能量，但是却能促进新陈代谢，把食物转化成人体所需要的能量。B 族维生素，包括烟酸、维生素 B_1、维生素 B_2 和维生素 B_6，能帮助身体释放能量、建立新组织、生成血红细胞，保持神经系统的良好运转。作为抗氧化物，维生素 E 在细胞氧化过程中保护维生素 A 和必需氨基酸不受侵害。谷物和动物性食品能提供大量的 B 族维生素；蔬菜和水果是维生素 C 的主要来源、维生素 D 和维生素 E 以及一部分维生素 A 大量存在于动物性食物中，蔬菜和水果如胡萝卜、芒果当中也含有维生素 A 的植物形式即胡萝卜素。

脂肪

脂肪由脂肪酸组成，是由三分子脂肪酸与一分子甘油脱去三分子水构成的酯，通常不溶于水。脂肪酸黏附于一种叫做甘油的物质上。脂肪是人体三大能量来源之一，每克脂肪可供 37 千焦热量，是构成机体组织、供给必需脂肪酸、协助吸收利用脂溶性维生素的重要营养素。脂肪存在于黄油、人造黄油、植物油、调味汁、奶制品（脱脂牛奶除外）、烘烤食品、坚果、种子、肉类（肉眼可以看见的脂肪）、鱼类和贝类（肉眼看不见的脂肪）中。脂肪是产生能量的最重要的营养素，所以我们的身体需要一小部分脂肪。胆汁酸能通过血液循环促进脂肪的消化。如果不能作为能量消耗掉，脂肪就会存储在组织中备用。

平衡膳食宝塔

中国居民平衡膳食宝塔是根据《中国居民膳食指南》结合中国居民的膳食结构特点设计的。它把平衡膳食的原则转化成各类食物的重量，并以直观的宝塔形式表现出来，便于群众理解和在日常生活中实行。

平衡膳食宝塔提出了一个营养上比较理想的膳食模式。它所建议的食物量，特别是奶类和豆类食物的量可能与大多数人当前的实际膳食还有一定距离，对某些贫困地区来讲可能距离还很远，但为了改善中国居民的膳食营养状况，这是不可或缺的部分。应把它看作是一个奋斗目标，努力争取，逐步达到。平衡膳食宝塔共分 5 层，包含我们每天应吃的主要食物种类。宝塔各层位置和面积不同，这在一定程度上反映出各类食物在膳食中的地位和应占的比重。宝塔没有建议食糖的摄入量。因为我国居民现在平均吃食糖的量还不多，少吃些或适当多吃些可能对健康的影响不大。但多吃糖有增加龋齿的危险，尤其是儿童、青少年不应吃太多的糖和含糖食品。食盐和饮酒要尽量减少。

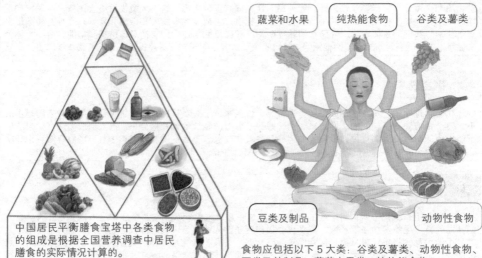

中国居民平衡膳食宝塔中各类食物的组成是根据全国营养调查中居民膳食的实际情况计算的。

食物应包括以下 5 大类：谷类及薯类、动物性食物、豆类及其制品、蔬菜水果类、纯热能食物。

第 1 类为谷类及薯类：谷类包括米、面、杂类粮，薯类包括土豆、甘薯、木薯等，主要提供含碳水化合物、蛋白质、膳食纤维及 B 族维生素。

第 2 类为动物性食物：包括肉、禽、鱼、奶、蛋等，主要提供蛋白质、脂肪、矿物质、维生素 A 和 B 族维生素。

第 3 类为豆类及其制品：包括大豆及其常吃奶类、豆类或其制品他干豆类，主要提供蛋白质、脂肪、膳食纤维、矿物质和 B 族维生素。

第 4 类为蔬菜水果类：包括鲜豆、根茎、叶菜、茄果等，主要提供膳食纤维、矿物质、维生素 C 和胡萝卜素。

第 5 类为纯热能食物：包括动植物油、淀粉、食用糖和酒类，主要提供能量。植物油还可提供维生素 E 和必需脂肪酸。

平衡膳食宝塔建议各类食物参考摄入量

食物	低能量膳食 （约 7 550 千焦）	中等能量膳食 （约 10 000 千焦）	高能量膳食 （约 11 700 千焦）
谷类	300（克/日）	400（克/日）	500（克/日）
蔬菜	400（克/日）	450（克/日）	500（克/日）
水果	100（克/日）	150（克/日）	200（克/日）
肉、禽	50（克/日）	75（克/日）	100（克/日）
蛋类	25（克/日）	40（克/日）	50（克/日）
鱼虾	50（克/日）	50（克/日）	50（克/日）
豆类及豆制品	50（克/日）	50（克/日）	50（克/日）
奶类及奶制品	100（克/日）	100（克/日）	100（克/日）
油脂	25（克/日）	25（克/日）	25（克/日）

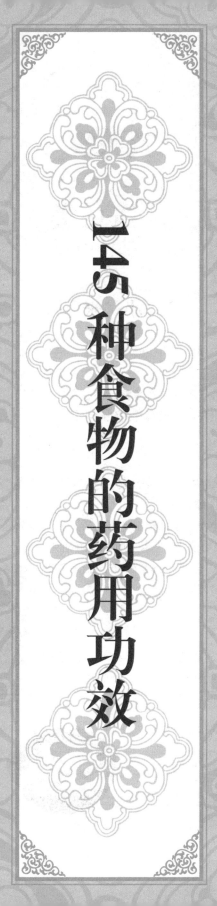

145 种食物的药用功效

第二篇

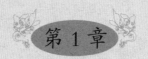

第1章

谷物豆类

小 米

小米的主要生产国是印度（占40%）、中国和尼日利亚。小米是抗旱植物，可以忍受恶劣的土壤环境，但不太能抵御严寒。小米大部分品种的种子即便是在脱粒后还是裹在外壳里。一旦去壳，仁就会直接出售或做成薄片或碾碎出售。

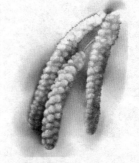

营养及药用功效

小米富含镁，也含烟酸、维生素 B_1、维生素 B_2、叶酸、维生素 B_6、钾、磷、铁、锌等。

小米蛋白质要优于小麦、水稻和玉米蛋白质，它是少数几种显碱性的谷物之一，很易消化。小米之所以味道独特，是由于它的硅含量很高，硅是一种矿物质，能调节血液胆固醇水平和保持骨骼健康。

小米中维生素 B_1 的含量位居所有粮食之首。

食用技巧与吃法

小米可蒸饭、煮粥、磨成粉后可单独或与其他面粉掺和制作饼、窝头、丝糕、发糕等。烹饪小米时每杯谷物要加2杯水，煨30～40分钟。

烹制后的小米（每100克）	
水分	71.4%
蛋白质	3.5 克
碳水化合物	1 克
纤维	23.7 克
热量	498 千焦

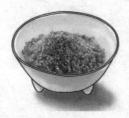

小米还有放松的功效，并可以治疗胆结石、胃溃疡和大肠炎，它也含有黏性物质，对膀胱以及胃肠系统有积极作用。

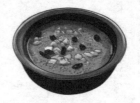

红枣小米粥

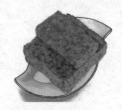

小米酥

烹饪之前，可先浸泡或直接烘烤，或加少许油烘烤。用中低温在煮锅里烘烤小米时，应不断搅动以免变糊，直到小米呈金黄色时加水。

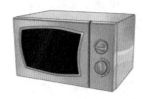

储存方式

粗粒小米放入密封容器中，放在凉爽干燥的地方可以保存几个月。

烘烤可以使小米具有坚果的香甜味道。

值得一试的佳肴

小米蒸排骨

500 克猪排骨，150 克小米，15 克红豆瓣，15 克菜籽油，10 克料酒，8 克冰糖，5 克甜酱，2 克精盐，10 克味精，10 克大葱，5 克姜，10 克麻油。

1. 排骨洗净，斩成 4 厘米长左右的块。豆瓣剁细，葱姜切碎，小米淘洗干净后用水浸泡，待用。

2. 排骨加豆瓣、甜酱、冰糖、料酒、料酒、精盐、味精、姜末、菜籽油抖匀，装入蒸碗内，然后在排骨上面放上小米，用旺火蒸熟，取出扣入圆盘内，撒上葱花。

3. 在锅内放麻油，用大火烧至七成热，淋于葱花上即可。

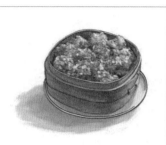

玉 米

有观点认为玉米起源于墨西哥或中美洲。中国在 16 世纪中期开始引进种植。玉米是一年生植物，可长到 1.8 ~ 3 米，玉米穗长度有 15 ~ 30 厘米，每根玉米穗里的玉米粒在 750 ~ 1 000 颗之间。不同种类的玉米粒的颜色也不尽相同。

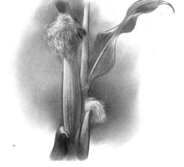

营养及药用功效

玉米里含有的主要脂肪为多不饱和脂肪酸（46%）、单不饱和脂肪酸（28%）和饱和脂肪酸（15%）。玉米中的碳水化合物含量会根据种类不同而有所变化。淀粉含量高的玉米含糖量较低。

玉米是全世界总产量最高的粮食作物。

购买指南

购买新鲜甜玉米的时候，为了最大限度地确保玉米的味道和口感，一定要仔细检查玉米粒。

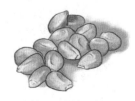

玉米粒可以熟吃，其胚乳也可以制成玉米面。

检查玉米粒。检测玉米是否依然多汁的办法是用指甲挤压玉米粒，如果新鲜，就会流出乳白色的汁水。变色或起皱都是玉米不新鲜的标志。玉米穗颜色发暗、发干，外皮暗淡或发黄等也表明玉米不再新鲜。

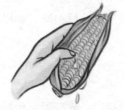

新鲜的玉米。　　　　　不新鲜的玉米。

食用技巧与吃法

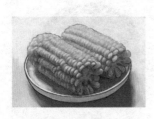
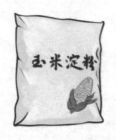
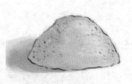

煮熟的新鲜玉米是叶酸、钾和维生素 B_1 的充足来源，同时还含有镁、泛酸、维生素 C、磷、烟酸、锌和维生素 B_2，纤维的含量也很丰富。

玉米淀粉是用玉米粒胚乳提炼而成的。这类精细的白色粉状物可用作凝胶剂以使食物变浓稠。在热菜中添加玉米淀粉之前，为了防止淀粉凝结成块，应首先将其在冷水中溶解。至少要煮 1 分钟才能去除其苦味。

黄色的全玉米粉能提供大量镁、维生素 B_1、铁和钾，以及磷、锌、烟酸和维生素 B_6，而且含有维生素 B_2、叶酸、铜、泛酸和维生素 A 等元素，另外，纤维含量也极其丰富。

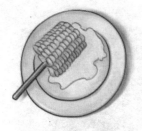
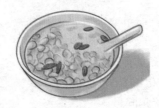
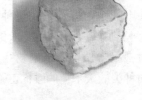

奶油玉米是很好的叶酸来源，含有钾、维生素 C、镁、锌、烟酸和磷等成分。

玉米的用途非常广泛，既可以煮熟了吃（玉米棒或剥落下来的玉米粒），也可以制成玉米粥。玉米粒的胚乳可以磨制成玉米面和玉米粉，而玉米胚芽可以提炼玉米油。在西餐中，玉米棒的传统吃法是加黄油和盐。玉米胚芽是极好的镁、磷、维生素 B_1、钾和锌的营养来源，除含有维生素 B_2、叶酸和铜之外，也能提供较多的维生素 B_6 和铁。

	煮熟后的玉米 （每 100 克）	奶油玉米 （每 100 克）	全玉米粉 （每 100 克）	脱胚玉米粉 （每 100 克）	全玉米面 （每 100 克）
水分	69.6%	78.7%	10.3%	11.6%	10.9%
蛋白质	3.3 克	1.7 克	8.1 克	8.5 克	6.9 克
脂肪	1.3 克	0.4 克	3.6 克	1.6 克	3.9 克
碳水化合物	25.1 克	18.1 克	76.9 克	77.7 克	76.8 克
热量	452.0 千焦	301.4 千焦	1 515.3 千焦	1 532.1 千焦	1 511.1 千焦

煮玉米的时候可以带外皮也可以不带外皮。玉米适合用煮、蒸、干热烹制（用烤箱烤制或烧烤）和用微波炉加热等方法烹制。煮玉米的时候不要在水里添加盐，煮的时间也不宜过长，否则玉米会变硬，而且香味会丧失。建议煮玉米的水最好稍微有些甜，撕掉玉米外皮，在水里添加一点牛奶或啤酒。将玉米穗浸在煮沸的水中，穗短的玉米煮 3 ~ 4 分钟，穗长的煮 5 ~ 7 分钟。如果使用高压锅煮玉米，在锅里倒一杯水，煮 3 ~ 5 分钟；如果是 235℃的烤箱，需要烤制 35 分钟；用功率大的微波炉烹制需要 3 分钟；蒸玉米需要 20 分钟。食用之前放在一旁晾 5 分钟。

储存方式

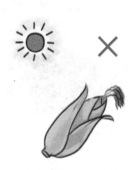

玉米棒的口感和味道在很短时间内会发生变化，因此最好尽快食用，购买当天吃完最好。如果没有立刻食用，应该带皮放入冰箱内保存。去皮的玉米也可用塑料袋包好，再放进冰箱内保存。不要购买被太阳直接照射或放在高温处的玉米，因为热量会使玉米很快变硬。在30℃气温下保存的玉米一天内会流失 55% 的糖分；20℃气温下，玉米也会失去 26% 的糖分。

大　麦

大麦是人类所种植的最古老的谷物之一，起源于 10 000 多年前的亚洲西南部地区。大麦是一年生植物，其麦粒通常是奶白色，也会有黑色或紫色的。大麦在食用前必须去掉外壳，而大麦的营养价值很大程度上取决于去壳的方式，因为大部分营养成分都集中在外壳附近。不同的加工阶段可分别产生去壳的大麦、去壳大麦粒和珍珠粒。麦芽是通过萌芽、干燥、烘烤、再碾磨大麦粒而得到的。麦芽的主要用途是生产啤酒和威士忌。

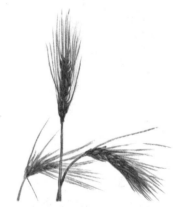

大麦具坚果香味，碳水化合物含量较高，有消渴除热的作用。

营养及药用功效

大麦富含可溶性纤维，但匮乏色氨酸和赖氨酸。烹制过的珍珠粒大麦含有烟酸、铁、锌、镁、钾、叶酸、维生素 B_6、维生素 B_1、铜和磷等。

大麦可以增强体力、滋润肌肤，且有利于呼吸系统。

烹制后的珍珠粒大麦 （每100克）	
水分	68.8%
蛋白质	23 克
脂肪	0.4 克
纤维	6.5 克

食用技巧与吃法

用低温烹饪去壳大麦需要 1 小时，1 杯大麦需用 3 ~ 4 杯水。去壳大麦和去壳大麦粒在烹饪前要浸泡几个小时（浸泡用的水可用来烹制大麦）。如果需要，可以在烹饪前将浸泡后的大麦去水并烘烤。烹饪珍珠粒大麦需用 30 分钟，不需提前浸泡。

大麦通常被加入汤和炖菜中，也可以单独食用。大麦略带橡胶特质，可以为混合的沙拉增加风味。磨碎后烘烤过的大麦可以制作充当咖啡替代物的麦芽。而大麦粉可以使汤和酱汁变黏稠，也可为各种食物增加甜味。

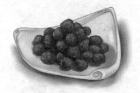

大麦可以用于炸丸子或制作布丁和甜点。

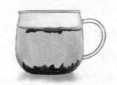

用热水冲泡 2 ~ 3 分钟大麦茶就可浸出浓郁的香茶。

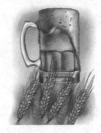

麦芽可以用来做啤酒和威士忌，或做咖啡替代品，也可以用来为某些食物增添风味。麦芽汁可以用来给牛奶饮品和蛋糕调味。

值得一试的佳肴

珍珠粒大麦粥（4~6 人份）

125 克珍珠粒大麦，1 束芹菜，2 升牛肉汤，适量的盐和胡椒粉，1 个胡萝卜，1 匙切碎的欧芹叶，1 个洋葱。

1. 用温水清洗大麦。
2. 将牛肉汤倒入大汤锅，加入大麦和蔬菜（未切）。煮沸后煨 2 小时。
3. 取出蔬菜，根据个人口味向粥中加盐和调料。用切碎的欧芹叶点缀即可上桌食用。

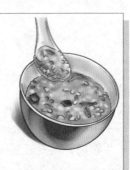

小 麦

小麦是原产于亚洲西南部的一种谷物，和水稻一样，从史前时代起小麦就一直是人类的主要营养来源，如今世界近 1/3 的人口以小麦为主食。小麦的品种很多，体积、形状、色泽各不相同，不同品种的小麦有硬有软（取决于谷物的特质）。小麦的蛋白质含量取决于谷物的硬度，其中，硬质小麦富含蛋白质，软质小麦蛋白质含量较低。麦仁的最外层或外壳不能被人体消化，因此必须去除。

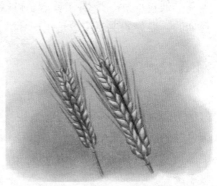

小麦是人类的主要营养来源。

营养及药用功效

生麦麸富含镁、钾、磷、烟酸、维生素 B6、铁、锌和铜，也含有维生素 B1、维生素 B2、叶酸、泛酸，另外，它的纤维含量也很高。

麦芽在麦仁的根部，虽然它只占果仁总重的 2.5%，但却包含了大部分营养。麦芽富含脂肪酸（约 10%），所以易腐烂，麦芽中的脂肪酸大部分是亚油酸。麦芽也含大量赖氨酸。

生麦芽富含维生素 B1、叶酸、烟酸、镁、锌、维生素 B6、磷和钾，也含有泛酸、维生素 B2、铁和铜，纤维含量也很高。

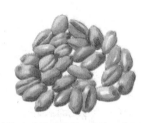

硬粒小麦种子较长，有棱。普通小麦种子一般都比较短圆。硬粒小麦品质好，籽粒蛋白质含量较高。

	生麦麸 （每 30 克）	生麦胚 （每 30 克）	硬质小麦 （每 75 克）	烹制蒸粗麦粉 （每 100 克）	碾碎的干小麦 （每 100 克）
水分	9.9%	11.1%	10.9%	72.6%	10%
蛋白质	4.7 克	6.9 克	10.2 克	3.8 克	11.2 克
脂肪	1.3 克	2.9 克	1.9 克	0.2 克	1.5 克
碳水化合物	19.4 克	15.5 克	53.3 克	23.2 克	75.7 克

食用技巧与吃法

麦麸和麦胚通常被加在谷物类早餐食品中或加入馅料、面粉糕饼里。将精制白面粉和麦胚或麦麸混合可以增加面粉的营养价值（用 1/4 杯麦胚代替 1/4 杯面粉）。

粗碎小麦是将粗麦压碎而成的小颗粒。烹饪前必须浸泡（1 杯麦用 2 杯水），烹饪时间为 30 ～ 40 分钟。粗碎小麦可加入做面包用的生面团里，也可以当早餐食品或奶油甜点。

烹制好的麦片的营养价值很大程度上取决于精制的程度和小麦的烹制过程。生麦片的获取方式和滚制燕麦相同，将谷粒放在大滚筒里打磨。

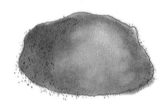

在蔬菜和煎蛋卷上撒麦胚可以增加营养价值。麦胚也可以用来代替蛋糕和小甜饼里的坚果。

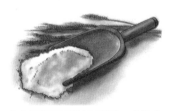

小麦不仅可以制作面粉，或将麦麸和麦胚分离出来单独使用，也可用以制成粗麦或粗碎粒。

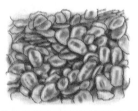

生麦片在食用前要先浸泡几个小时，再烹制大约 1 个小时，每 1 杯麦片要用 2 杯水。

燕 麦

燕麦是一种原产于亚洲的谷物。在用做食物之前，燕麦主要因其药用性能而被使用。燕麦是一年生植物，可分为冬燕麦和夏燕麦。大部分品种的谷粒外都覆有绒毛，颜色不一。不同的加工阶段和方法会生产出钢切燕麦、旧式滚制燕麦、速熟燕麦、速溶燕麦、燕麦麸和燕麦粉等。

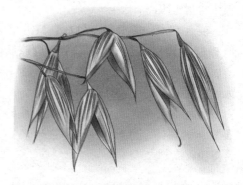

燕麦的营养、医疗保健和饲用价值均很高。

营养及药用功效

和大多数谷物不同，燕麦去壳以后保留了几乎所有的营养成分，因为它的麸皮和胚芽没有和仁分离。燕麦含有天然抗氧化剂，这使它具有极强的抗腐坏性。此外，燕麦还含有脂肪酶。

	生燕麦麸 （每30克）	干燕麦 （每30克）
蛋白质	5.4 克	4.3 克
脂肪	2.2 克	1.7 克
碳水化合物	20.5 克	18.1 克
热量	318.1 千焦	435.3 千焦

燕麦富含可溶性纤维，有助于降低血液胆固醇，保护心脑血管。其所含的苗长素（一种促进植物生长的植物激素）有利于儿童生长发育，而较高的硅含量使之具有利尿的功效。

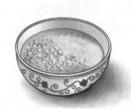

燕麦粥富含镁和维生素 B_1，也含有磷、钾、铁、泛酸、铜和纤维，可以降低胆固醇，对脂肪肝、糖尿病、便秘等也有辅助疗效。

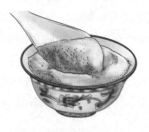

未经烹制的燕麦麸富含镁、维生素 B_1、磷、钾，也含有铁、锌、叶酸、泛酸和铜。

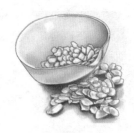

燕麦片可以改善血液循环，促进伤口愈合。

食用技巧与吃法

燕麦比较常见的食用方法是将其加在麦片和牛奶什锦早餐的混合食品、松饼、小甜酒和饮料，也常被加入汤、肉麦粥，还可用于制作蛋糕、果冻、啤酒和饮料。燕麦麸可以单独食用，如熬制燕饼、蛋糕和面包里。也可以和其他食物一起食用。

豌 豆

花园豌豆在 19 世纪末成为第一种杂交的蔬菜后，不断出现新品种，如今豌豆共有 1 000 多个品种，最常见的有荷兰豆与青豆 2 种。

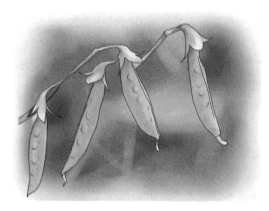

豌豆具有抗菌消炎、增强新陈代谢的功能。

营养及药用功效

烹制后的青豆富含叶酸和钾、维生素 B_1、镁、维生素 C、锌、维生素 B_6、烟酸、铁和磷。烹制后的荷兰豆含有大量维生素 C、钾、铁、叶酸、泛酸、维生素 B_6 和磷。

	烹制后的豌豆 （每 100 克）
水	69.5%
蛋白质	8.4 克
碳水化合物	21.1 克
纤维	4 克

购买指南

选择光泽好、光滑、豆荚里面有许多子的新鲜豌豆，也可以购买冷冻或制成罐头的豌豆。

食用技巧与吃法

豌豆可作主食，豌豆磨成豌豆粉是制作糕点、豆馅、粉丝、凉粉、面条、风味小吃的原料。

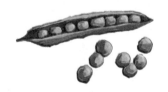

整颗的干豆主要用于入汤，掰开的豌豆通常做浓汤、炖菜或配菜。烹制时间不宜过长，

煮或蒸荷兰豆需 6 ~ 15 分钟，干豆烹制前需浸泡 1 ~ 2 个小时。烹制青豆的时间也较短。

购买时，选择光泽好、光滑、豆荚里面有许多子的新鲜豌豆。

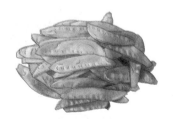

鲜嫩的荷兰豆可生食，具有利小便、解疮毒的功效。

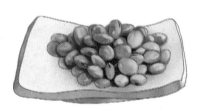

新鲜青豆可用沸水煮，也可入汤或与肉禽类食物一起做炖菜。

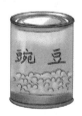

成熟一致的青豌豆适合做豌豆罐头。

黄 豆

黄豆是人类最早种植的作物之一，在中国的种植历史已有近 13 000 年。

黄豆椭圆的豆荚呈浅绿色、灰色、棕色或黑色，外有一层细细的绒毛覆盖，豆荚内含有 1～4 个坚硬的种子。

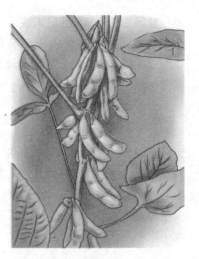

黄豆是理想的营养补充品。

营养及药用功效

黄豆富含钾、镁、铁、叶酸、磷、铜和蛋黄素，还含有维生素 B₆、锌、维生素 B₁ 和钙。黄豆比其他豆类含有更丰富的营养物质、蛋白质和热量。

黄豆中的不饱和脂肪酸和大豆卵磷脂能保持血管弹性并健脑，还能利肝并保持精力充沛。另外，黄豆还有抗癌和防治骨质疏松的功效。

食用技巧与吃法

黄豆可以鲜吃，也可以对其进行干燥处理或提炼出豆奶。黄豆极适宜炖菜。鲜黄豆在尚嫩时就可食用。黄豆芽生食或烹食都可以。

	烹制后的黄豆（每100克）	含脂豆粉（每100克）	脱脂豆粉（每100克）
水分	62.5%	5.2%	7.2%
蛋白质	16.6克	34.5克	47克
脂肪	9克	20.6克	1.2克
碳水化合物	9.9克	3.5.2克	38.4克
热量	724.2千焦	1 825.1千焦	1 377.2千焦

黄豆粉可用于使沙司变稠和为蛋糕、松饼和甜饼提味，它必须和小麦粉一起做来防止发酵。黄豆粉味道很浓烈，因此使用时最好少用一点。

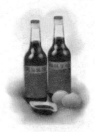 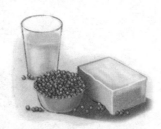 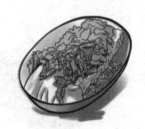

鲜黄豆含有非营养物质，像胰岛素和植酸钙镁，这些物质只有在烹制和发酵时才能中和，所以正确烹制黄豆很重要。中国古人即发明了以一种转换形式（如酱油、豆奶和豆腐）来食用黄豆的做法。

值得一试的佳肴

凉拌黄豆芽沙拉（4人份）

250克黄豆芽，50克腰果，250克菠菜叶，1/3杯葡萄干，1/2根芹菜，1瓣蒜，切碎，1/2个南瓜，1汤匙碎鲜姜，4个大的平菇，80毫升植物油，1个红胡椒，2汤匙酱油，1汤匙鲜芫荽叶，酸辣沙司，少许芝麻油。

1. 洗净豆芽和菠菜，将菠菜撕成条，仔细切好芹菜、南瓜和平菇，将芫荽叶切碎。
2. 把沙拉蔬菜置于大碗中，然后放入腰果和葡萄干。
3. 将酸辣沙司的配料拌好，淋入沙拉。

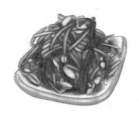

黑 豆

黑豆也称黑绿豆，是一种起源于亚洲的一年生草本植物，在印度、缅甸、巴基斯坦地区被广泛食用。

黑豆适合在干热气候条件下生长，其植株可长至20 ~ 90厘米高。黑豆豆荚有许多绒毛，长度在3 ~ 7.5厘米之间，上面结有4 ~ 10个相当小、形似腰子的种子。黑豆豆荚一般呈黑色或灰色，种子呈深绿色或棕色，黑豆有一个白色的脐，里面的仁是奶白色的。

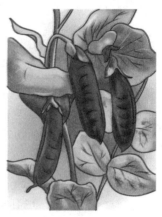

营养及药用功效

黑豆富含叶酸、镁、钾、维生素 B_1、烟酸、泛酸、维生素 B_2、铁、钙、锌、磷、铜。黑豆所提供的蛋白质是不完全蛋白质，即缺某种氨基酸。但黑豆仍然是营养价值极高的豆类，可以为人体提供微量元素。

黑豆有健脾、排毒和减肥的功效。

	煮熟的黑豆 （每100克）
水分	72.5%
蛋白质	7.6 克
碳水化合物	18 克
纤维	1 克
热量	439.5 千焦

食用技巧与吃法

黑豆比较难熟，如果煮的话需1.5个小时（水变黑时不要担心）。用高压锅煮的话，未经浸泡的黑豆需20 ~ 25分钟，浸泡过的需15分钟。

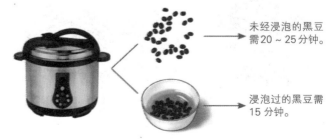

未经浸泡的黑豆需20 ~ 25分钟。

浸泡过的黑豆需15分钟。

绿 豆

绿豆自古代以来就被广泛种植，在亚洲国家的饮食传统中一直发挥着重要作用。世界上绿豆产量最大的国家是印度和巴基斯坦。在西方国家，绿豆经常用来发芽。

绿豆的植株能长至 0.3 ~ 1.2 米高，有着长长的 0 ~ 20 个微小的种子。绿豆约有 200 多个品种，其中最常见的是绿色的，也有金黄色、棕色、橄榄色、深紫色的。一些豆子带有斑点，其他的豆子颜色较均匀。

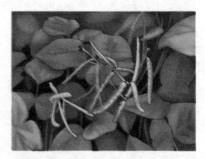

绿豆是清热祛暑、解毒消肿的佳品。

	生绿豆芽 （每 100 克）
水分	90.4%
蛋白质	3.1 克
碳水化合物	5.9 克
热量	128.9 千焦

营养及药用功效

绿豆富含叶酸、钾、镁、维生素 B_1、泛酸、铁、磷、锌、铜和纤维。绿豆所提供的蛋白质是不完全蛋白质，氨基酸种类缺乏。绿豆可以补充营养、增体质，并有清热解毒的功效。

购买指南

绿豆有颗粒的，也有发成豆芽的，应根据烹饪方式有选择的购买。

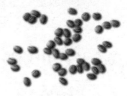

绿豆被李时珍称为"菜中佳品"，是大家公认的"济世之良谷"。

食用技巧与吃法

在亚洲，绿豆经常被用来做成泥或面粉。中国人喜欢将它做成面条（即绿豆面）或者发成绿豆芽，绿豆芽可以做成凉拌菜或者炒食。绿豆的小豆荚可以食用。绿豆可以整颗或碾碎后食用，烹饪前不一定要用水浸泡，煮上 45 ~ 60 分钟即可食用。使用高压锅煮的话会更快，未用水浸泡过的需煮 10 分钟，浸泡过的煮 5 ~ 7 分钟。

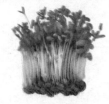

绿豆芽中维生素 C 含量丰富，人所需的部分氨基酸是绿豆原含量的七倍。

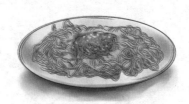

绿豆面是由绿豆、蔬菜等原料制作而成，香润可口，深受中国人的喜爱。

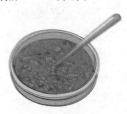

绿豆汤是夏天止渴消暑的佳品，具有清热解毒的功效，营养成分丰富。

红 豆

红豆最初起源于中国,是一种一年生草本植物的果实。被世界各地广泛种植,如今其商业用途仅次于大豆。

红豆通常是深红色的,其种子有淡黄、绿、灰或黑色多种,或颜色均匀或有斑点,在豆的接合处有一道奶白色痕迹。

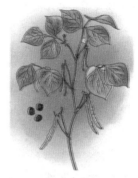

红豆具有润肠通便的功效。

营养及药用功效

红豆富含钾、镁、磷、锌、铜、铁和维生素 B_1,也富含纤维。所提供的蛋白质是不完全蛋白质,即氨基酸种类缺乏。红豆对贫血等症有极好的效用。

食用技巧与吃法

红豆的小豆荚可食用。红豆有一种独特的味道,可以像绿豆一样烹食,还可发芽或烤后当作搭配咖啡的点心食用。

煮熟的红豆 (每 100 克)	
蛋白质	7.5 克
脂肪	0.1 克
碳水化合物	25 克
纤维	8 克
热量	439.5 千焦

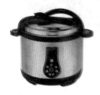

用冷水浸泡过的红豆需煮 20 分钟,未浸泡过的需煮 25 分钟。

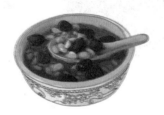

红豆干燥后可食用,经常与大米一起做粥。

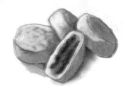

在亚洲,红豆可做成面团,味道香甜并可替代番茄面团。红豆磨成面粉后可做各式糕点。

蚕 豆

蚕豆起源于北非和地中海地区,为粮食、蔬菜和饲料兼用作物,一年生或两年生草本。5 000 年前中国人就已经食用蚕豆,圣经时代它就被埃及人、希腊人和罗马人种植。哥伦布发现美洲大陆后,蚕豆也随之传播到美洲大陆。16 世纪西班牙人将蚕豆传播到欧洲。

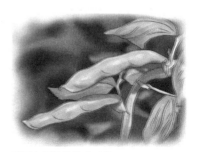

蚕豆有调养脏腑的功效。

营养及药用功效

蚕豆富含叶酸、钾、镁、铁、维生素 B_1 以及维生素 B_2、锌、磷、铜和纤维。蚕豆可为人体补充各种微量元素，是一种极好的食物。此外，蚕豆还主利胃肠排泄，有调养脏腑之功效。

	煮熟的蚕豆（每100克）
水分	71.5%
蛋白质	7.6 克
脂肪	0.4 克
碳水化合物	19.6 克

食用技巧与吃法

蚕豆富含淀粉，味道浓烈，鲜嫩的蚕豆可去皮生食，但因其含有单宁酸所以会有些苦味。鲜蚕豆和生蚕豆入汤或焖菜都很可口。蚕豆的嫩豆荚可以像绿豆那样食用，味道鲜美，营养丰富。此外，蚕豆炒来吃，或作茶点，没有不适宜，也可制酱、酱油、粉丝、粉皮等。

干蚕豆可以带皮也可以不带皮煮。完整的干豆在烹饪前应浸泡 2.5 个小时，鲜豆则只需浸泡 20 分钟，带皮的干豆可浸泡 8 ~ 12 小时，然后煮 1 个小时。如用高压锅的话，未浸泡的需煮 25 分钟，浸泡过的需 20 分钟。

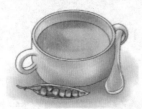

在中东，蚕豆是浓汤、油炸馅饼和沙拉的重要配料。

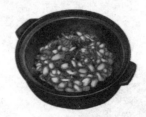

西班牙有道以蚕豆为材料的豆沙锅菜，享有盛誉。

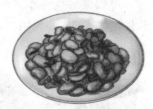

炒蚕豆是一种深受人们喜爱的小食品。

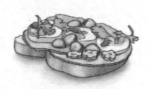

蚕豆也可以做沙拉、开胃品或者三明治涂层。

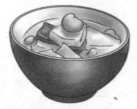

煮熟的蚕豆可以冷食，也可以做汤。

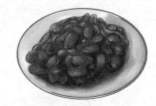

用蚕豆制作的豆瓣酱，是一种比较常见的调味料。

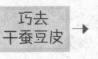

巧去干蚕豆皮 → 在水中浸泡 12 ~ 24 小时。（经常换水）。 → 用沸水煮几分钟。

鹰 嘴 豆

鹰嘴豆起源于中东，自古以来就在许多国家的饮食中起着重要作用。鹰嘴豆有许多品种，不同品种的颜色和质地都有所不同。

营养及药用功效

鹰嘴豆富含叶酸、钾、镁、磷、锌、铜和维生素 B_1，还含有一定数量的烟酸、维生素 B_6、泛酸、钙和纤维。鹰嘴豆在补血、补钙等方面作用明显，是糖尿病、高血压患者的最佳食品。

食用技巧与吃法

鹰嘴豆作为食品可直接食用，或炒或煮熟食用；或做甜食、豆沙等。

与青豆一样，鹰嘴豆可用做开胃品，也可加入汤和主菜里，用在冷沙拉或浓汤里味道也很好。鹰嘴豆还可烤食，偶尔也用来做无需发酵的面包和薄饼。

干鹰嘴豆在烹制前应浸泡 12 ~ 16 小时，浸泡后煮 2 ~ 2.5 小时。如用高压锅，浸泡过的需煮 20 ~ 25 分钟，未浸泡过的则需煮 35 ~ 40 分钟。

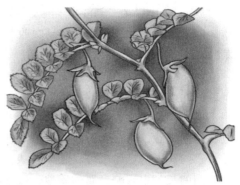
鹰嘴豆有"豆中之王"的美称。

	煮熟的干鹰嘴豆 （每 100 克）
水分	60%
蛋白质	8.9 克
脂肪	2.6 克
碳水化合物	27.4 克
热量	686.5 千焦

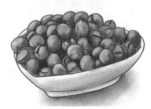
熟透的鲜鹰嘴豆和干鹰嘴比较硬，不像其他豆在烹制时易开裂。

值得一试的佳肴

鹰嘴豆泥（10 人份）

550 克鹰嘴豆，适量的盐，1 瓣蒜，15 毫升橄榄油，45 克芝麻酱，适量的辣椒粉，60 毫升柠檬汁，适量的黑橄榄。

1. 将鹰嘴豆用流水冲净、滤好。
2. 把蒜去皮压碎、去跟。
3. 用叉将鹰嘴豆碾碎。
4. 将鹰嘴豆、大蒜、柠檬汁、盐和橄榄油放入搅拌器里制成浓汤。
5. 把浓汤放到深盘里，用勺背刮平表面，撒入红辣椒，淋上一点橄榄油，配以黑橄榄装饰。

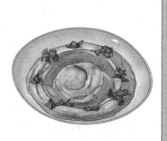

豆 腐

豆腐是中国人在 2 000 多年前发明的，质地略呈凝胶状并显结实，极易吸收其他菜的味道，是中国人非常喜爱的食品。

制作豆腐过程中需要凝固剂，不同类型的凝固剂对豆腐的质地和味道产生的作用不同。举例来说，氯化镁和海水所做的豆腐轻而精致，而石膏所做的豆腐则软而无味，泻盐做的豆腐较硬，味道较淡。过滤时间的长短也影响豆腐的质地，过滤的时间越长，豆腐越结实紧致。

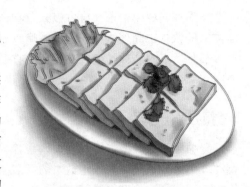

豆腐是老幼皆宜、延年益寿的美食佳品。

营养及药用功效

豆腐营养极高，含铁、镁、钾、烟酸、铜、钙、锌、磷、叶酸、维生素 B_1、蛋黄素和维生素 B_6。豆腐里的高氨基酸和蛋白质含量使之成为谷物很好的补充食品。豆腐脂肪的 78% 是不饱和脂肪酸并且不含有胆固醇。

在制作豆腐的过程中，黄豆里大部分的纤维会流失，但豆腐比烹制好的肉所含的铁多 2 ~ 3 倍，将豆腐和含有维生素 C 多的菜一起做可以帮助吸收大量的铁。

	结实的豆腐 （每 100 克）
水分	69.8%
蛋白质	15.7 克
脂肪	8.6 克
碳水化合物	4.3 克
纤维	0.1 克
热量	611.2 千焦

购买指南

豆腐通常是块状的（置于水中）或单独包装的（通常真空包装），也有豆腐干或冻豆腐出售。密封包装可以降低污染的危险并延长了豆腐的储存期。

豆制品同肉制品相比营养价值更高，所含蛋白质多，脂肪少，添加剂也少。

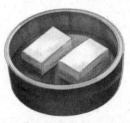

在买豆腐的时候，应确保其是新鲜和卫生的，尤其是水应洁净，所用器具也应干净。

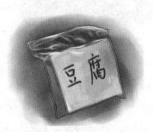

密封包装好的豆腐，相对干净卫生。不打开的话，最多可保存 90 天。

食用技巧与吃法

豆腐有许多做法，它的味道很淡，所以可以搭配其他菜和点心甚至饮料等很多食物。不同的菜可搭配不同软硬度的豆腐。

豆腐可以热食或冷食，可入汤，也可做面食、比萨饼、肉块、蛋糕、果馅饼和松饼。生豆腐磨碎后可以为沙拉和开胃品调味。

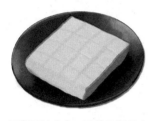

豆腐可以冷食，因其无机盐含量高、脂肪含量低备受人们的喜爱。

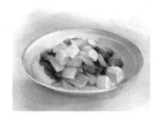

将豆腐和含维生素 C 多的菜一起做可以帮助吸收大量的铁。

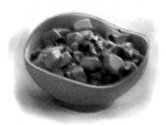

香菇烧豆腐味道清淡，口感软嫩，是补充营养的食疗佳品。

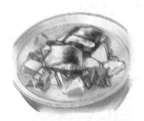

豆腐同鱼一起烹饪可提高其蛋白质利用率，提升鲜味。

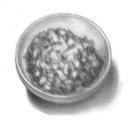

软豆腐在混合器里很容易打成液体，可以像炒蛋那样做。

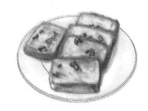

硬一点的豆腐可以炸。也可以炒、炖、煮或烤。

豆腐有着惊人的适应性，不仅可以吸收其他菜的味道，其质地也会随着其他菜而改变。豆腐可以滤干、挤压、弄碎、磨成粉或煮，豆腐越干味道越浓。豆腐的水分和质地决定了它的烹制方式，硬一些的豆腐稳定性强，比软豆腐更易切成条或块，软豆腐易碎。

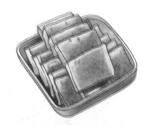

冷冻会使豆腐变厚，豆腐会充满小孔且富有弹性，而且更易吸收其他味道。

储存方式

鲜豆腐可以冷藏保存。真空包装的豆腐一旦包装被打开就必须保存好，可将之放入水中，然后用密封盒装好放在冰箱里。每隔 2 天换水的话，可以保存 1 周。

豆腐可以放入真空包装或除去水后放在密封盒内并置于冰箱中（确保盒里没有空气）保存。冷藏后的豆腐更有弹性，颜色泛黄。烹饪前应在冰箱内解冻，从而尽可能少地改变其质地并防止滋生细菌。

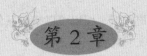

第 2 章

蔬 菜 类

菠 菜

菠菜是一年生的植物，原产于波斯。最早是被摩尔人引进到西班牙，然后在欧洲广泛传播开来，此后又传播到世界各地。

营养及药用功效

生菠菜含有大量的叶酸、维生素 A、钾和锰，也含有大量的维生素 C、铁、维生素 B_2、烟酸、维生素 B_6、钙、磷、锌、铜。菠菜有防止坏血病和贫血的功效。

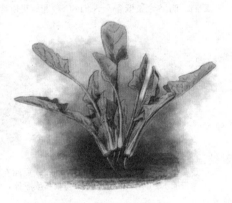

菠菜有润燥滑肠、洁肤抗老的作用。

食用技巧与吃法

最好在快要烹制时洗，这样叶子不会软。把粗一些的根剪掉或分段可以使其在烹

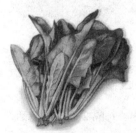

选择新鲜的菠菜时，要挑选那些叶子呈深绿色、手感柔软的，不要那种蔫的或黄叶的菠菜。

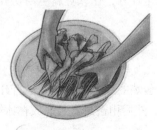

菠菜如果在出售之前没洗的话，会有许多泥沙，烹饪前必须彻底清洗。

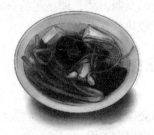

菠菜可生吃也可烹食。生菠菜做沙拉或三明治非常鲜美。如果烹制，可以单独烹制，也可以与粉丝一起做汤，还可用来涮火锅。菠菜可与牛肉、禽类和鱼等动物性食品一起做。

制时受热均匀。菠菜洗好后，简单沥干就可以烹制。可在盖上盖子的锅里烹制 1 ~ 3 分钟。蒸制可去除菠菜的苦味。为了避免氧化，应尽量用玻璃器皿或不锈钢锅和厨具。烹制时间不宜过久，否则菠菜会变成棕色。

	生菠菜 （每 100 克）
水分	91.6%
蛋白质	2.9 克
碳水化合物	3.5 克
纤维	2.6 克
热量	96.3 千焦

储存方式

菠菜只要是新鲜就能冷藏得很好，新鲜的菠菜放置于冰箱内可以保存 4 ~ 5 天，冷藏之前应用水洗 2 分钟。冷藏使得叶子很快变软，所以烹饪之前不要完全解冻。

白 菜

白菜起源于东亚，在亚洲有 30 多个品种，主要有大白菜、小白菜和芥蓝。大白菜形状与莴苣相像，最常见的品种是结球白菜，它可以长到 46 厘米长，10 厘米宽，叶子扁平。大白菜的水分比洋白菜要高，比结球甘蓝纤维少。小白菜是一种四季常青的植物，叶子光滑，颜色深绿，白色的茎肥厚，清脆并且味道柔和。它的味道结合了甘蓝和菠菜的独特味道，略带胡椒的风味，其叶和细的茎干可食。

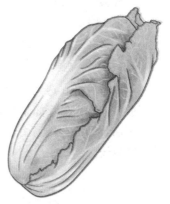

白菜营养丰富，有"百菜不如白菜"的说法。

营养及药用功效

烹制后的大白菜富含维生素 C、叶酸和钾，也含有一定量的维生素 A。烹制后的小白菜也富含钾、维生素 A、维生素 C 和叶酸，还含有维生素 B_6、钙和铁。芥蓝富含维生素 A、维生素 C、钙和铁。

	烹制后的大白菜 （每 100 克）
水分	95%
蛋白质	1.5 克
脂肪	0.2 克
碳水化合物	2.4 克
热量	54.4 千焦

食用技巧与吃法

腌渍的大白菜方法非常简单：选择新鲜而且叶子结实、紧密一点的大白菜。如果其外层叶子可能稍有枯萎，在烹饪前去除即可。将大白菜粗略剁一下，用盐腌好，然后放置几个小时，偶尔搅拌一下直至变软；彻底沥干水分，然后加入两三瓣蒜、一点姜末、葱末、米醋、酱油、糖、盐和辣椒即可。

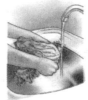

大白菜可以生吃、烹食或腌渍，吃之前洗净即可。取足够的叶子并去除底部，洗净沥干后即可烹制。

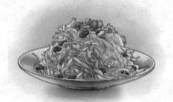

凉拌白菜心清脆可口、味道鲜美，是一道受人喜爱的菜品。

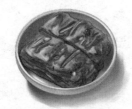

腌渍的大白菜非常美味，能增进食欲且简单易做。

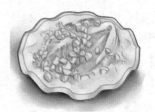

大白菜可以入汤、炖菜、做面食的馅料或炒食。

小白菜和其他蔬菜一起做味道很好。因为烹饪叶子所需时间很短，所以应把菜帮先烹熟后再放入叶子，菜帮烹饪时间也不要太长，这样才能保持其鲜脆的口感。小白菜可入汤，也可以与面包和米饭一起食用。其菜帮和叶子可以分开来烹食，菜帮可以替代芹菜，而叶子可以替代菠菜和甜菜而食用。

芥蓝可以生食也可以烹食。烹食的话可以像花椰菜那样做，只是所需时间短些。芥蓝炒食的话，味道会很不错。

储存方式

可以将其装在透气袋中，放入冰箱保存，冷藏可存放 2 周，大白菜如果马上食用的话又脆味道又好。小白菜和芥蓝极易腐烂，只能保存几天，食用前清洗最佳。

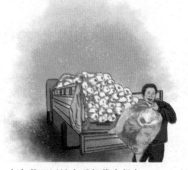

大白菜可以放在透气袋中保存。

卷 心 菜

卷心菜因有许多药用功效而备受推崇，希腊人和罗马人将它视为万能药。卷心菜有绿色、白色、红色等不同颜色。卷心菜里面的叶子比外面的叶子略白些。卷心菜的重量通常从 0.9 ~ 3 千克不等，直径在 10 ~ 20 厘米不等。卷心菜大约有 400 个品种，包括有开花的卷心菜、茎卷心菜、光叶和卷叶卷心菜。

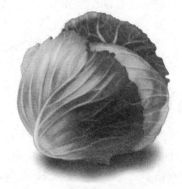

卷心菜是治疗胃溃疡的佳品。

营养及药用功效

生卷心菜富含维生素 C、维生素 B_6、叶酸和钾，烹制后的卷心菜也含有丰富的维生素 C、钾和叶酸。

卷心菜有防癌功能，对于胃溃疡也有一定的疗效，还可防治腹泻。卷心菜可以作为抗生素使用，具有抗菌消炎作用，对于咽喉肿痛、外伤肿痛、蚊虫叮咬等都有一定的作用。卷心菜还可增加食欲并防治坏血病。

	生卷心菜 （每 100 克）	烹制后的卷心菜 （每 100 克）
水分	93%	93.6%
蛋白质	1.2 克	1.0 克
碳水化合物	5.4 克	4.8 克
热量	100.5 千焦	129.8 千焦

购买指南

应选择比较重而且结实、叶子颜色纯正、有光泽并且没有虫咬、斑点、黄叶和破损的卷心菜。

食用技巧与吃法

生卷心菜切碎或剁碎后可以做成美味的凉拌菜。吃之前如果能在冰箱里放 30 分钟，则效果更佳。

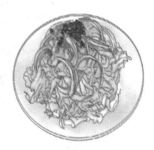

凉拌卷心菜口感香脆，卡路里含量低，适合减肥的人。

烹饪时先把水煮沸，然后放入卷心菜，如果是碎的，烹制 5 ~ 8 分钟，如果是 1/4 块大小的，烹制 10 ~ 15 分钟。烹制红卷心菜时为防止褪色，应用不锈钢刀来切，如果做沙拉，可以放点醋。

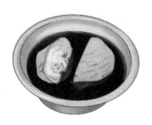

一些卷心菜里有害虫，去除这些虫子只需用盐水或醋水浸泡约 15 分钟即可。没有害虫的卷心菜去除外层叶子后可以在流水下简单冲洗。

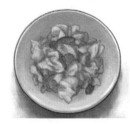

卷心菜可以生食，也可以烹制之后食用，还可以腌成泡菜，腌制后的卷心菜容易消化，而且也保存了维生素和矿物盐。

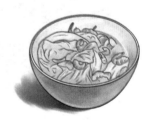

适用于卷心菜的烹制方法很多，蒸、煮、炒、做泥、做馅、入汤、炖菜和干炒等。卷心菜与萝卜、洋葱、马铃薯以及火腿肉和香肠搭配都很美味。

储存方式

卷心菜存储时间越长，味道越重，切后也是这样，所以卷心菜置于冰箱中保鲜时，应与其他菜分开来放。卷心菜可焯后冷藏，不过一旦解冻，卷心菜会有些粉质。另外，卷心菜也可以干燥储存。

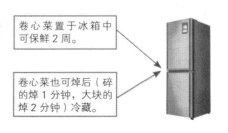

卷心菜置于冰箱中可保鲜 2 周。

卷心菜也可焯后（碎的焯 1 分钟，大块的焯 2 分钟）冷藏。

莴苣

　　莴苣原产于东亚及地中海沿岸。莴苣是一年生植物，有100多种，其外形多呈鲜幼嫩的绿色，但也有其他颜色，如紫色。莴苣的外观及味道因品种不同而有很大差异。在市场常见的莴苣有结球莴苣、叶用莴苣、长叶莴苣和嫩茎莴苣。

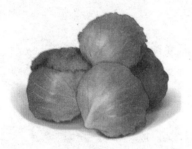

结球莴苣：外部呈幼嫩的鲜绿色，内部则因无法接受阳光照射而呈微黄色或白色，在颜色和营养价值上比其他品种差一些。

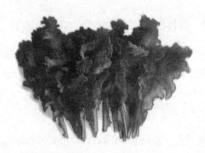

叶用莴苣：这种莴苣的叶片有一种独特的香味及口感。叶用莴苣顶端处颜色较深。这种莴苣带点榛子的香味，是种独特的莴苣。

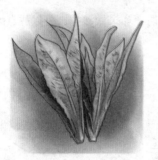

长叶莴苣：此种莴苣叶长且颜色深，相当鲜嫩。其叶脉处相当坚硬，且呈纤维状。中心处颜色呈微黄的淡绿。

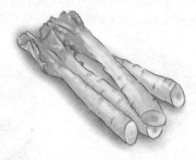

嫩茎莴苣：又称莴笋，是种带有芹菜质地及莴苣味道的混种莴苣。嫩茎莴苣可生吃或者代替芹菜来使用。

营养及药用功效

　　莴苣富含水分，属低热量食物。大多数品种含有叶酸，不同品种的莴苣维生素和矿物质含量不同。总的来说，莴苣越绿，其维生素和矿物质含量越高。莴苣可以提高食欲，有止痛、缓和、镇静和止咳的作用，还有辅助治疗失眠和抑制性兴奋的作用。

购买指南

　　首先要看莴苣中心是否叶菜浓密，是否整齐干净，然后看其外表是否有光泽，叶子是否坚硬翠绿。不要选择菜叶松软的莴苣，好的莴苣外表要是干的，边缘外侧呈褐色为最佳。

	结球莴苣 （每100克）	叶用莴苣 （每100克）	长叶莴苣 （每100克）	嫩茎莴苣 （每100克）
水分	95.9%	94%	94.9%	94.5%
蛋白质	0.6克	0.8克	1克	0.5克
脂肪	0.1克	0.2克	0.1克	0.2克
碳水化合物	1.2克	2.1克	1.4克	2.2克
热量	33.5千焦	46.0千焦	37.7千焦	54.4千焦

食用技巧与吃法

莴苣可生食也可烹食，有许多烹饪方式。

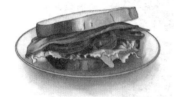

莴苣通常与蛋黄酱或调味料一起做成沙拉或者三明治。

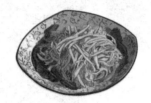

凉拌莴苣系属粤菜，制作简单，口感良好。

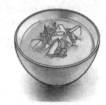

在烹饪最后加入几片莴苣，既美味又营养。

储存方式

为了防止莴苣腐烂或枯萎，应妥善保存。冷藏前应洗净，过多的水分会使莴苣很容易坏掉。

叶用莴苣可保存2～3天，结球莴苣可保存1～2周，长叶莴苣可放置35天左右。所有的莴苣都应用透气袋包好后冷藏，枯萎或蔫的莴苣可用冷水缓一下。

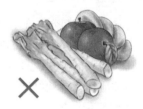

应避免将莴苣和梨、苹果、香蕉、哈密瓜、番茄等放在一起，因其释放的乙烯会使莴苣变成棕色。

菊 苣

菊苣起源于地中海地区，最初因其药用功能被古希腊人和古罗马人使用。在欧洲，从14世纪以来菊苣就被当作一种蔬菜食用。

营养及药用功效

菊苣富含叶酸、钾、维生素A、泛酸、维生素C、锌、铁、铜和钙。菊苣能合成矿物质，有利尿、健胃、滋补、增加食欲、清洁肠胃和助消化的功效。用菊苣根做的咖啡有放松的功效。

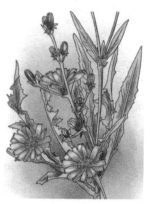

菊苣对湿热黄疸有很好的疗效。

富有营养的新鲜的菊苣,具有浅色的菜心,外面抱着结实、清脆并有光泽的叶子,叶子是卷着,并且是绿色的。

购买指南

应选择那种浅色菜心的菊苣,外面包着结实、清脆并有光泽的叶子,叶子应该是卷着并且是绿色的。

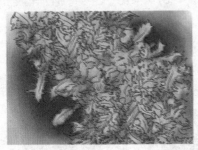

皱叶菊苣:可以长至45厘米长,绿色的带齿的叶子柔软并且有尖,形成一个圆形花饰。皱叶菊苣味道相当苦,菜心和里层的叶子呈黄或白色。

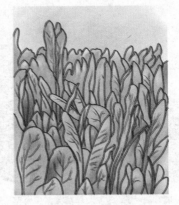

宽叶菊苣:叶子宽大,比起其他品种来说叶片不太卷,味道也不那么苦。宽叶菊苣叶子有些小齿,里面的叶子泛白并带黄边。宽叶菊苣的叶子经常受外界影响而变成棕色,尤其是菜心,所以这个菜心应该去掉。

食用技巧与吃法

除非是有机培植的,否则在处理菊苣时应将皮去掉,并除去破损的叶子和硬秆。为了保持其吸引人的外观,最好直到烹食前再清洗。烹制前应切好并调好味道,这样能保持味道并且维生素不会流失。

	菊苣（每100克）
水分	94%
蛋白质	1.2克
脂肪	0.3克
碳水化合物	3.4克
热量	71.2千焦

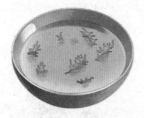

菊苣可像莴苣和菠菜一样食用并可以与它们互相替换和搭配。菊苣也可炒食或入汤,宜在烹饪过程快结束时再加入。

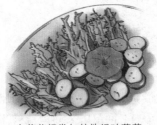

生菊苣经常与其他绿叶蔬菜一起放酸辣沙司和蛋黄酱制成沙拉食用,既有营养,又能增加食欲。

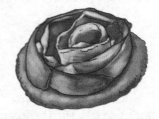

菊苣的叶子如果不太新鲜的话,可以煮后加到果馅饼和乳蛋饼里,也可以与沙司一起做。还可以做面包涂层。

储存方式

为了保证菊苣的新鲜,将之放在一个透气袋里或用湿布包起来,能保存1周。不要密封储存,否则菊苣很容易腐烂。在冷藏前,应尽可能使其干燥。枯萎的菊苣可以放入冷水里。

熏肉菊苣沙拉（人份）

　　1棵菊苣，15克奶油，1个洋葱，适量的盐和姜，1匙芹菜叶，2匙红酒醋，1匙碎葱，1匙芥末，125克熏肉，80毫克橄榄油。

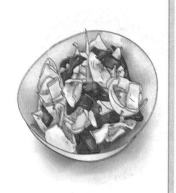

　　1.从菊苣的根部开始将破损的最外层的叶子摘掉并洗净沥干，撕成片，放在碗里。

　　2.洋葱去皮并切碎，芹菜切碎。将洋葱、芹菜和葱，菊苣放入碗中。

　　3.将熏肉除去外衣，切成小片，放在平底锅里煎成棕色。

　　4.准备酸辣沙司，将盐和醋放在小碗里，放入芥末和橄榄油，搅拌均匀，浇到沙拉上，再搅拌。

　　5.上面放在熏肉，注意不要倒入烹制时产生的油脂，再搅拌。

芝 麻 菜

　　芝麻菜是一种源自于欧洲和西亚的草本植物，与豆瓣菜、芥菜和荨麻有很近的亲缘关系。

　　芝麻菜可以长至50厘米高，其叶子柔软光滑，有锯齿，形状不规则，和蒲公英相似。

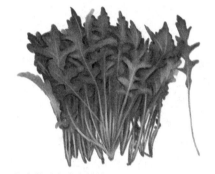

营养及药用功效

　　芝麻菜有兴奋、利尿和健胃的功能。

购买指南

芝麻菜对久咳有特效。

　　选择那些柔软而又看着新鲜的芝麻菜，绿叶应错落有致。不要那种叶子是蔫的、黄的或带斑点的芝麻菜。芝麻菜通常在开花之前选那种叶子嫩的采摘，因为芝麻菜越熟质地越粗，味道也越浓烈。

	芝麻菜 （每100克）
水分	92%
蛋白质	0.3克
脂肪	0.1克
碳水化合物	0.4克

食用技巧与吃法

　　去除根和纤维茎。因其生长于沙和土里，故应彻底清洗叶子。为了保持芝麻菜鲜亮的外观，不要用水浸泡。

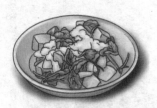

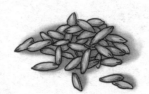

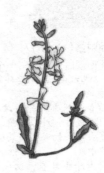

芝麻菜通常在开花之前采摘，在挑选刚刚采摘的芝麻菜时，最好选那种叶子嫩的。

芝麻菜可以与肉汤、沙拉、马铃薯和面粉等一起做成非常漂亮且颇具风味的菜。

芝麻菜的种子可以用来做成味道很浓的芥末。

储存方式

即使是放在冰箱里，如果储存不当，芝麻菜还是很容易腐烂。冷藏前，用湿纸将其根部包好然后放入透气袋里，这样可以保存 2 ~ 3 天，但应尽快食用。芝麻菜也可以放在水里养着，只是每天需换水。

马 齿 苋

马齿苋是一种常见的、四季常青、极易生长的植物。马齿苋大约有 40 多个品种，被当作蔬菜和药物来种植已有 3 500 年的历史。

马齿苋的植株通常有 5 ~ 10 厘米高，茎和叶的水分充盈。马齿苋通常在开花之前收获，其叶子形状像耳朵一样，颜色黄绿，味道酸而且微辣。

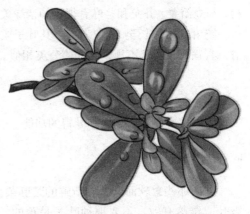

马齿苋，又名五行草，以其叶青，梗赤，花黄，根白，子黑也。

营养及药用功效

马齿苋含有丰富的钾、锰和维生素 A，也富含维生素 C、钙和铁，还含有黏液和抗氧化剂。马齿苋有降压、防治心脏病、利尿、消肿、清肠和镇痛的功效。

购买指南

购买时应选择茎和叶子都还较结实的马齿苋。

	马齿苋 （每 100 克）
水分	93%
蛋白质	1.6 克
脂肪	0.1 克
碳水化合物	3.6 克
热量	71.2 千焦

食用技巧与吃法

马齿苋生食、烹食均可，柔软的茎可像菠菜一样烹制。不过如果对它强烈的味道不太习惯的话，就不要用太多。马齿苋茎顶部的叶子很柔软，可以像豆瓣菜一样烹食，可用来做汤或用于做沙司、蛋黄酱和炖菜。马齿苋和碎萝卜或马铃薯泥一起做，味道很好，也可以和洋葱或番茄一起烹饪，其茎和叶可用醋腌泡食用。

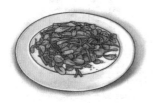

凉拌马齿苋具有很高的营养价值和药用价值，有"天然抗生素"之称。

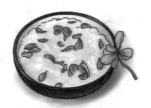

马齿苋粥对人体有很好的滋养作用，可以很好地改善皮肤的颜色，使肌肤散发健康的光泽。

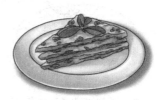

马齿苋有清热解毒，除尘杀菌，的功效，和营养丰富的鸡蛋组合，味道独特。

蒲 公 英

蒲公英在许多国家和地区都是一种常见植物。近几个世纪以来，蒲公英因其药性和美味在欧洲尤其受欢迎。

蒲公英开小花，茎很长。人工种植的蒲公英叶子呈白色并夹杂着一点苦味，野生蒲公英长着嫩绿油亮的叶子，比人工种植的要小一些，味道也更苦一些。

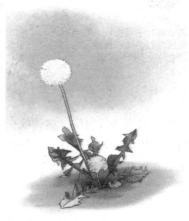

蒲公英能改善消化不良。

营养及药用功效

生蒲公英叶富含维生素 A、维生素 C 及钾，也含有铁、钙、维生素 B_2、维生素 B_1、镁、维生素 B_6、叶酸及铜。

蒲公英具有滋补效用并可以作为一种解充血药使用，还有增强食欲和防坏血病的作用。蒲公英自古就被用来减轻疼痛、缓解溃疡和肝炎，还可以导致轻微的腹泻。另外，其根里包含着一种对肝和胆囊有利的物质，叶子有利尿的功效。

	生蒲公英叶（每 60 克）
水分	85.6%
蛋白质	1.6 克
碳水化合物	5.3 克
热量	108.8 千焦

购买指南

在选择蒲公英时，应选择叶子新鲜的那种，上面最好还带着根，这样保存的时间可以稍长一些。避免挑选那些叶子干枯发蔫的蒲公英。

食用技巧与吃法

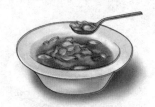

腌泡的蒲公英花蕾，具有提神醒脑的功效。

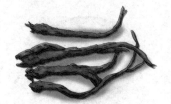

蒲公英的根可以吃，也可以用来替代咖啡。

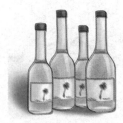

蒲公英的花可以做酒。

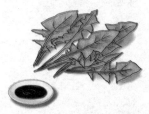

蒲公英叶子可生吃，其苦味与味道强烈的油和醋相混合时会产生一种不错的味道。

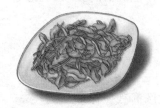

蒲公英不仅可生吃，也可烹食。蒲公英炒肉丝具有补中益气解毒的功效。

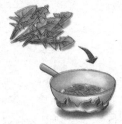

用沸水焯蒲公英 1 ～ 2 分钟，然后再烹饪可减少一些苦味。

储存方式

将其放在透气袋中，然后放在冰箱里，这样可以保存 5 天，蒲公英在新鲜时味道最好，所以最好做完即食。蒲公英可以洗 2 分钟后放在冰箱里冷冻保存，但解冻后也会蔫，所以在烹饪之前不要完全解冻。

芥　菜

芥菜是庞大的卷心菜家族中最古老和最坚硬的一员，欧洲种植芥菜只是为了得到芥子，只有中国把它培养成了叶用蔬菜，并有极其丰富的品种和变种。

芥菜耐寒，能够经受低至 1℃ 的低温，芥菜的叶子光滑，呈深绿色，有着强烈的芥菜味道。

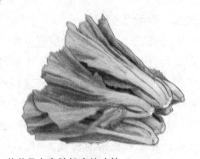

芥菜具有宣肺豁痰的功效。

营养及药用功效

芥菜富含维生素 A 和维生素 C，还含有钾和叶酸。烹制后随着水分减少，维生素 A 和维生素 C 的比重还会增加。

	生芥菜 （每 100 克）	烹制后的芥菜 （每 100 克）
水分	90.5%	92%
蛋白质	1.6 克	1.4 克
脂肪	0.2 克	0.2 克
碳水化合物	7.1 克	6.1 克
热量	129.8 千焦	113.0 千焦

食用技巧与吃法

沙拉里放一点芥菜，会有一些辣味，应避免用得过多，因为其质地粗糙而且味道浓重。为了去掉一些味道，可以在烹饪前用开水焯一下。芥菜和大麦、黑米、荞麦、马铃薯及豆类都可以搭配，和沙司、面包糊一起做味道也相当不错。芥菜可用蒸、煮或炒等方式烹饪。

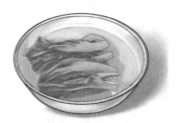

芥菜腌制后味道鲜美，可以增进食欲，促进胃肠消化功能。

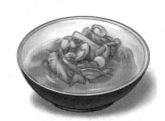

做汤时加入芥菜可以使菜肴略带微辣。

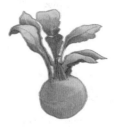

芥菜疙瘩含有食物纤维，可以促进胃肠蠕动。

储存方式

直接放入透气袋后置于冰箱内可保存几天，而且其味道没有新鲜食用时那么苦。焯 2 ~ 3 分钟或叶子变软后可以冷藏保存。

甜 菜

甜菜表面光滑，肉质通常呈深红色，也有白色的。甜菜的叶子可食用。较早食用甜菜的是古罗马人，他们食用的是红色和白色甜菜的根部。16 世纪，英国人和德国人开始食用所谓的花园甜菜，而白色甜菜根则是给牲畜食用。

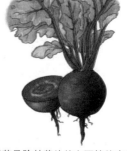

营养及药用功效

甜菜富含钾和维生素 A，也是维生素 C、镁和维生

甜菜是除甘蔗外的主要糖的来源。

素 B₂ 的重要来源。甜菜还含有铁、铜、钙、维生素 B₁、维生素 B₆、叶酸、锌和烟酸。甜菜叶含有丰富的钾、叶酸、镁、维生素 C 和铁。

甜菜很容易消化，有助于提高食欲，还能缓解头痛，甜菜还有预防感冒和贫血的作用。

	烹制后的甜菜 （每 10 克）	烹制后的甜菜叶 （每 10 克）
水分	89%	90.9%
蛋白质	2.6 克	1.1 克
脂肪	0.2 克	0.1 克
碳水化合物	5.5 克	6.7 克
热量	113.0 千焦	129.8 千焦

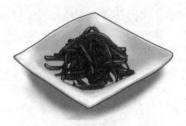

凉拌甜菜根工艺简单，将甜菜去皮切条后可自由调味。

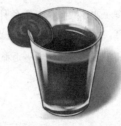

甜菜根汁液中含有丰富的亚硝酸盐物质，具有降低血压和预防老年痴呆症等功效。

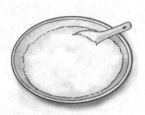

通过渗出法提糖和用碳酸法澄清，甜菜直接生产白糖，不生产原糖。

食用技巧与吃法

甜菜可以煎炒、凉拌、腌制食用。用流水冲洗甜菜，但不要搓伤。细细刮洗，将最好的整个连皮烹制，将根留 2.5 ~ 5 厘米长。根据甜菜的大小不同，蒸煮时间需 30 ~ 60 分钟不等。煮熟的甜菜皮易剥落。

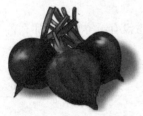

购买时应选择结实的、表面光滑并呈深红色、没有斑点和伤痕的甜菜。

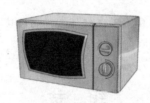

用烤箱烘烤可以保存甜菜的味道和色泽。

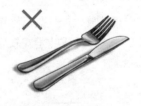

用刀或叉接触甜菜，会使甜菜"淌汁"并且在烹制时褪色。

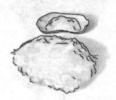

碱性调味料，像苏打会使得甜菜变成紫色。

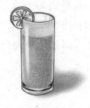

加点柠檬汁或醋有助于保持甜菜的颜色。

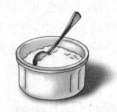

盐会使甜菜变白，所以只能在烹制的最后时刻放盐。

储存方式

鲜甜菜一般带有根和叶（或者 5 ~ 8 厘米的茎），甜菜在湿度为 90% ~ 95% 的冰箱中或阴凉处（18℃）可保存 2 ~ 4 周。甜菜埋在土里或放在地下室中的话可以储存得更久一些，但不宜放得太久，否则会变硬。未洗过的甜菜叶子直接放到透气性好的袋子里冷藏可保存 3 ~ 5 天。生甜菜不宜冷冻储存，否则融化后会变软。

值得一试的佳肴

罗宋汤（8 人份）

4 个生甜菜，2 汤匙油，100 克大白菜，2 升水，1 个胡萝卜，适量的盐和姜，1 棵芹菜，2 汤匙番茄酱，1 个洋葱，1 汤匙柠檬汁，1 头大蒜，125 克酸奶油，少许芫荽。

1. 甜菜去皮洗净，切成小块。把大白菜切成条状，把胡萝卜去皮洗净，芹菜洗净后切成条。将洋葱和大蒜去皮切碎，芫荽切碎。
2. 用焙盘把油加热后烹制芹菜，直至其变软并且透明，放入甜菜，胡萝卜，芹菜、水、盐和姜一起煮沸。盖上盖并用中火焖 45 分钟，然后放入大白菜、大蒜和番茄酱，再煮 30 分钟。
3. 放入柠檬汁和芫荽调味。
4. 用一勺酸奶油来装饰。

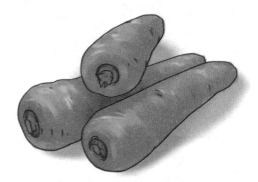

胡 萝 卜

胡萝卜是一种根类蔬菜，起源于中东和中亚，有着 1 000 多年的种植历史。胡萝卜的祖先是紫色并接近黑色的，黄色胡萝卜是杂交的品种。直至文艺复兴时期，胡萝卜的食用才普及。19 世纪中叶法国农业学家培育出了橘色的胡萝卜。胡萝卜约有近 100 个品种，色泽因品种不同而有橘色、白色或黑色。

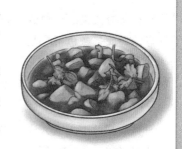

胡萝卜具有益肝明目，增强体抗力的功效。

营养及药用功效

生胡萝卜富含维生素 A 和钾，此外，还含有维生素 C、维生素 B$_6$、维生素 B$_1$、叶酸和镁。烹制后的胡萝卜含有大量的维生素 A、维生素 B$_6$、铜、叶酸和镁。细嚼能最大限度地吸收胡萝卜里的营养成分。胡萝卜有许多为人称道的治疗作用，比如清洁肠胃、利尿、防止痢疾、解毒和防止心绞痛等。胡萝卜有助于保持良好的视力，胡萝卜的汁液尤其利肝，生胡萝卜还可以缓解烧伤。适量食用一些胡萝卜子可以利尿、开胃，缓解疝气和痛经。

	生胡萝卜（每 100 克）	烹制后的胡萝卜（每 100 克）
水分	87.8%	87.4%
蛋白质	0.9 克	1.2 克
脂肪	0.1 克	0.1 克
碳水化合物	3.2 克	10.5 克
热量	180.0 千焦	188.4 千焦

购买指南

应选择结实、颜色鲜亮的胡萝卜，胡萝卜通常被去除茎和叶来卖，这部分通常是在收获时去掉的，这样能减少水分流失。如果购买的是带茎和叶的，也应该选择结实而且颜色鲜亮的，不要购买开花的或受潮的胡萝卜。

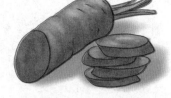

所有的烹饪方式都适用于胡萝卜，但为了最大限度地保留其味道和营养价值，应避免烹制过度。

食用技巧与吃法

鲜嫩的胡萝卜无需去皮，洗后轻刮即可，老的胡萝卜才需去皮。茎呈绿色的话，说明胡萝卜曾被露在阳光下，这部分通常有点苦，应去除。

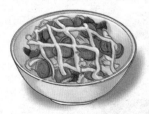

生胡萝卜可直接食用或加入其他蔬菜或水果来做沙拉。

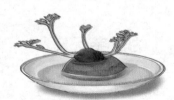

胡萝卜靠近根部的地方富含矿物质，烹饪时加入油脂或同肉类，可以更好地吸收维生素 A。

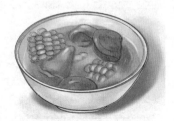

胡萝卜单独或与其他菜一起烹饪都可以做成美味的菜肴。

储存方式

胡萝卜极易保存，置于冰箱可存放 1～3 周（新鲜胡萝卜可存放 2 周）。可将胡萝卜放入透气塑料袋或纸袋中以防止受潮。气温越低，胡萝卜就能储存得越久。储存胡萝卜最好的办法是将之直接埋入土里，这样可以保存 6 个月，如果温度适中，胡萝卜埋好后可过冬，直到用时才取出。

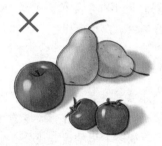

不要将胡萝卜和能释放大量乙烯的蔬菜或水果像番茄、苹果和梨混放在一起，这种气体易加速胡萝卜成熟并使其带苦味。

值得一试的佳肴

胡萝卜炖牛肉

500 克牛肉，50 克奶油，50 克嫩豆荚，2 个洋葱，30 克枸杞子，适量的面粉、胡椒粉和盐，2 个中等大小的胡萝卜，3 个中等大小的马铃薯。

1. 将牛肉切成 3 厘米左右的块，撒上盐与胡椒粉，再加入面粉搅拌。

2. 将胡萝卜切成 1 厘米见方的小块，马铃薯切片，豆荚切成 3 厘米的段，洋葱切片，备用。

3. 将奶油放入锅内熬热，放入牛肉块炒至呈茶色，然后放入少许洋葱片一起炒。

4. 锅内放入 4 碗热水，加入枸杞，煮至沸腾，然后用文火煮 2 小时。

5. 在煮枸杞的同时，按先后次序分别加入胡萝卜、马铃薯、豆荚和洋葱。

6. 放盐，再煮 20 分钟，并用 3 匙面粉调成糊状加入汤里，使汤变得黏稠。

7. 离火之前，再放一次调味品，可根据个人口味加入各种调味品。

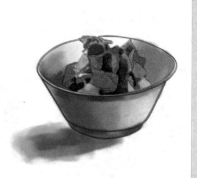

白 萝 卜

白萝卜是一种根用蔬菜，起源于地中海东部地区，公元前 500 年左右传入中国。白萝卜肉质呈白色，口感清脆，味道柔和，许多品种都略带甜味。

营养及药用功效

生白萝卜富含维生素 C 和钾，有开胃、杀菌、利尿、防毒、退烧、缓解咳嗽和鼻出血的功效，还有利肝和防治胆囊疾病的作用。

购买指南

选择结实、光泽好、无斑点和破损的白萝卜，不要购买个头太大的白萝卜，因其纤维过多，质地松弛，味道寡淡。

食用技巧与吃法

白萝卜可生食也可烹食。可做成开胃

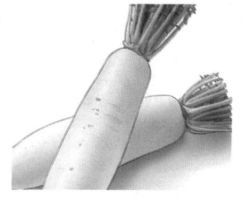

白萝卜可以促进胃肠蠕动，起到排毒养颜的作用。

	生白萝卜（每 45 克）
水分	94.5%
蛋白质	0.3 克
脂肪	0.5 克
碳水化合物	1.8 克
热量	33.5 千焦

菜或者用于沙拉和三明治，也可做成下酒菜食用。可以切碎撒到酸辣沙司里，也可以和蔬菜、禽肉以及海产品一块烹制。

烹制时，将白萝卜表层薄薄的皮去掉，然后根据烹饪需要，切成各种形状。烹制时间不能过长，否则白萝卜会软而无味。

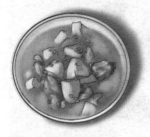

烹制后的白萝卜排骨味道柔和，有滋补脾胃的效果。

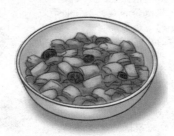

白萝卜叶子可像菠菜一样烹食，嫩萝卜被用来做沙拉或汤。

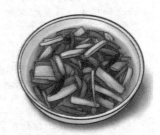

盐腌的白萝卜酸脆爽口，食用之后可以增强机体的免疫力。

储存方式

白萝卜是一种极容易腐烂的蔬菜，所以应装入有孔的塑料袋置于冰箱。生食的话，购买后不应放置超过 3 ~ 4 天，烹制后的白萝卜可保存 1 星期左右。

茄 子

茄子起源于印度，在亚洲的种植历史已有 2 500 年。茄子在中世纪前传入非洲，在 14 世纪时又被引进意大利。茄子最初的品种非常苦，后来出现了许多改良品种。

在北美和欧洲最常见的茄子呈深紫色，外形椭圆，像个大鸭梨。其他的几个品种通常被认为是亚洲品种。茄子薄而光滑的皮呈深紫色、淡紫色、奶油色、白色、绿色或橘色不等，茄子可食用，有些品种的皮比较苦。茄子淡黄色的肉像海绵一样，有棕色的、小而可食用的子。

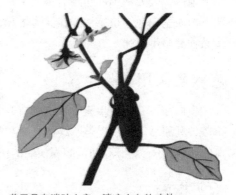

茄子具有消肿止痛、清凉止血的功效。

营养及药用功效

茄子富含钾，也含有叶酸、铜、维生素 B_6 和锰。茄子有利尿和止痛的功效，也可导致轻微的腹泻。

	生茄子（每 100 克）
水分	92%
蛋白质	1.2 克
碳水化合物	6.3 克
热量	113.0 千焦

购买指南

购买时，不要选择那些带斑点或外皮干枯的茄子，一般这种茄子都熟过了头而且味道苦涩。可用手轻压一下来判断茄子是否成熟，如果有压痕，就是已成熟，如果茄身回弹，证明茄子未熟。

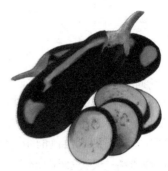

食用技巧与吃法

冷食热食皆可，茄子可做馅和砂锅菜，采用烘烤、油炸、红烧、串烧等方式做菜均可。另外，茄子也常与番茄、大蒜、橄榄油一起做蔬菜杂烩或茄合等。茄子可以用煮、蒸、烘烤等方式烹饪，也可以用微波炉烹制。

购买时应选择比较重、结实、表皮颜色均匀而光滑的茄子。

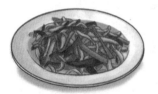

素炒茄子营养丰富，食用之后有减肥的效果。

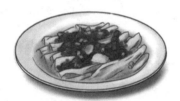

蒜泥茄子具有延缓衰老的作用，还可以降低胆固醇。

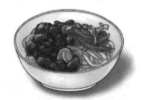

茄丁面里的茄丁嫩松软口，是让人大快朵颐的佳肴。

茄子切开后会很快褪色，所以切开后宜立即烹制或放些柠檬汁。一般大的茄子可切上几个口，然后撒点盐放置1 ~ 2个小时以减少水分并消除苦味。

茄子可以用煮、蒸、炒、烘烤或油炸等方式烹饪。用烤箱烹制茄子时，将整个的或带皮的茄子切成两半，并在上面划几个口以使烹其制均匀并有助于散发蒸汽。180℃的温度下可烘焙15 ~ 25分钟，带馅的话，一般需烹制35 ~ 60分钟，撕成条或切成块的则需15 ~ 20分钟。根据个人的不同口味，可先用橄榄油和调味品刷在茄子上。

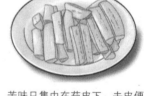

苦味只集中在茄皮下，去皮便可去除茄子的苦味。在水里浸15分钟也可去除苦味。

储存方式

茄子极易腐烂，应妥善储存。茄子对温度变化比较敏感，所以茄子不适宜冷冻保存。茄子可以用透气的袋子盛装并置于冰箱，这样可保存1周左右。焯过或蒸过的茄子放入冰箱可储存6 ~ 8个月。

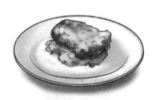

茄子极易吸油，可在茄子外面裹上一层面粉、鸡蛋或面包屑，这样就不会太吸油。

甜 椒

甜椒原产于拉丁美洲，其种植历史可追溯到公元前 5 000 年。甜椒的适应能力极强，在世界各地都有广泛种植。甜椒肉质新鲜，浆果内含白色的子。其植株可长至90 厘米高。根据大小、形状、颜色和味道，可以将甜椒分为很多品种。

绿色甜椒会在完全熟之前被采摘。在植株上成熟的甜椒更甜更香，红的和橘色的甜椒最甜。

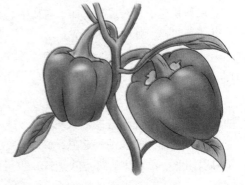

甜椒具有明目、提高免疫力的作用。

营养及药用功效

红色和绿色的甜椒富含维生素 C、维生素 A、维生素 B_6、叶酸和钾。甜椒生食与烹制的营养成分几乎相同。不同品种的甜椒营养成分比例稍有些差异。甜椒有许多作用如健胃、利尿和防腐等。对某些人来说，甜椒也许不易消化，去皮可有助于消化。

	甜椒 （每 100 克）
水分	92.2%
蛋白质	0.9 克
脂肪	0.2 克
碳水化合物	6.4 克
热量	113.0 千焦

购买指南

应选择结实、有光泽、肥厚、没有斑点或软点、颜色纯正并且肉质有弹性的甜椒。

食用技巧与吃法

甜椒既可生食又可烹食。在西方，生食的话，甜椒可作为开胃品或沙拉食用，也可用来做汤、炖菜，还可以做煎蛋卷、点心、比萨饼等食物。腌泡汁也会用到甜椒，

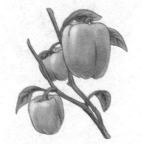

甜椒颜色亮丽，非常适于配菜。

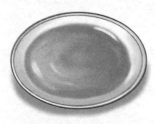

红甜椒酱汁具有促进消化和抗癌防癌的作用。

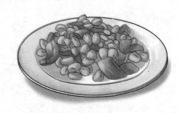

甜椒炒玉米做法简单，味道独特，还有明目的效果。

吞拿鱼也常和甜椒搭配食用，葡萄牙和墨西哥的烹饪中经常使用很多甜椒。甜椒可以同豆腐、鸡肉、兔肉、火腿、鸡蛋搭配烹饪，还可以用来做馅。

甜椒可切成条、丝或片，烹制甜椒之前应将根去掉，仔细刮子并去除白色叶脉。在去核之前用水焯一下可缩短烹制时间。

去皮的话，可将甜椒置于烤箱烘烤 10 ~ 12 分钟，直至皮变黑或膨胀起来，盖上湿布然后放到透气袋里或者用铝箔包起来。待凉了以后，用刀去皮，在流水下冲洗。

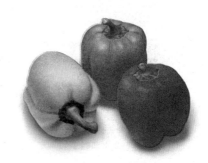

彩椒是甜椒的一种，以其鲜艳的色彩得名。彩椒可以补血，也可以消除疲劳。

黄 瓜

黄瓜是起源于南亚的一年生草本植物，和南瓜、甜瓜同属一科，有近 40 个品种。黄瓜是由航海家带到中亚、近东和印度的，在埃及、希腊和罗马都极受欢迎。

营养及药用功效

黄瓜中含有钾、维生素 C 和叶酸，有防止口角炎、降血糖和抗癌的作用，还有清热解渴、利尿清肿的功效。另外，黄瓜还能有效对抗皮肤老化并减少皱纹，有美容的功效。

购买指南

购买时选择色泽好、结实、无擦伤或发黄的黄瓜，中等大小的黄瓜要好过大黄瓜。

食用技巧与吃法

大多数时候，黄瓜可以像南瓜一样使用，两者可以互相替代使用。如果黄瓜较老，应去子食用。黄瓜无需去皮，尤其是无蜡层的新鲜的小黄瓜，一些菜谱建议将黄瓜腌渍并沥干以去除潮气和苦味，沥干会使瓜肉变软而且无味，但易于消化，并且可以减少黄瓜的水分。

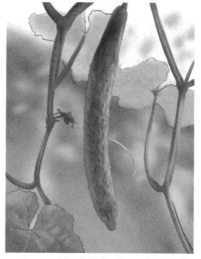

黄瓜是多水分、低脂肪、低糖的减肥佳蔬。

	黄瓜（每100克）
水分	96%
蛋白质	0.5 克
碳水化合物	2.9 克
热量	54.4 千焦

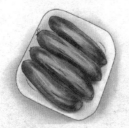

小黄瓜生吃健康又美味。

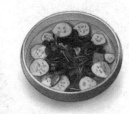

黄瓜西红柿凉汤味道清淡，营养丰富，而且还解腻开胃。

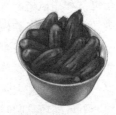

腌渍的黄瓜鲜脆爽口，可以达到减肥的效果。

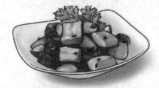

黄瓜可切碎与各种调味料调拌食用，也可生食。

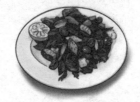

做希腊沙拉、薄荷沙拉时，黄瓜更是不可缺少。

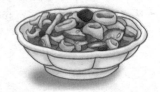

黄瓜与海产品一起烹制，鱿鱼炒黄瓜味道鲜美。

储存方式

　　黄瓜冷藏可保存 3 ~ 5 天，切开的黄瓜应包好，以免散味。冷冻并不适合黄瓜，因为黄瓜在低温环境下会变软。

番　茄

　　番茄产自于墨西哥和中美洲地区。16世纪，意大利人对番茄越来越青睐，并将其命名为"金苹果"。

　　番茄共有约 1 000 个不同的品种，包括樱桃番茄、李子番茄以及其他为了能长期保存而改变基因的生物工程品种。品种不同的番茄形状各异，有圆的和椭圆的，大小不一，直径从 2.5 ~ 12.5 厘米不等。番茄的味道取决于很多因素，包括采摘时间、酸度、果肉中糖分与水分的比例以及外皮和果肉的质地。

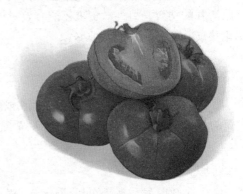

番茄具有养阴凉血、美容养颜的功效。

营养及药用功效

　　番茄含有丰富的维生素 C、钾、叶酸和维生素 A。绿色番茄非常酸并含有毒物质茄碱，只有烹制后其毒性才能被去除。番茄有利尿功能并能降低胆固醇，还能健胃、防治坏血病和排毒。

购买指南

应选择那些结实、光滑、色泽纯正、没有褶皱或裂痕和伤疤、气味芳香、富有弹性的番茄。

	生番茄（每100克）	烹制后的番茄（每100克）
水分	93.8%	92.2%
蛋白质	0.8克	1.1克
碳水化合物	4.6克	5.8克
热量	87.9千焦	113.0千焦

食用技巧与吃法

番茄有很多做法，可做馅、做汤或沙司、煎蛋卷、酱或腌泡汁，也可以做西班牙番茄冻汤、蔬菜杂烩、比萨饼。番茄和大蒜、葱、孜然芹等调味品一起做味道不错，也可以用来与橄榄、姜和茄子一块儿烹饪。对鲥鱼、沙丁鱼、吞拿鱼、牛肉、鸡肉、小牛肉、鸡蛋来说，番茄是个好配菜。

烹制番茄时加一勺糖或蜂蜜就不会太酸。品种不同，放糖多少也不一样。用旺火长时间烹制会使番茄不易消化，可用文火慢慢烹制。

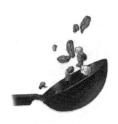

避免用铝锅来烹制番茄，否则会使菜里有股金属味道，而且对身体也有害。

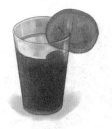

番茄汁是美容佳品，食用可以有效清除体内的垃圾。

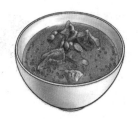

番茄牛肉汤口感微酸，香味浓郁，是开胃健脾的佳品。

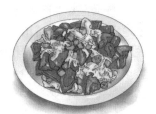

西红柿炒鸡蛋工艺简单，营养互补，是家庭中的普通菜肴。

储存方式

番茄在室温下避光可保存1周，熟透了的番茄置于冰箱可存放2～3天，取出后可放置30分钟再烹饪，做之前洗净。

在10℃以下的环境中番茄成熟速度会变慢。绿番茄在避光条件下可存放几周。

番茄冻之前，可放一勺盐和糖。冷冻的番茄果肉会分层，融化时，汁液会流失，所以只能用来烹饪，但最好在其彻底融化前烹

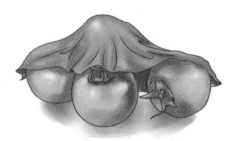

绿色番茄在室温下会慢慢变熟，为了加速其成熟，可用纸或者布盖好。

制。整个的冻番茄可焯30～60秒后再用冷水简单地冲一下再去皮。

值得一试的佳肴

番茄焖明虾

750 克明虾，125 克洋葱，50 克芹菜，75 克青椒，750 克番茄，75 克食油，15 克蒜瓣，5 克干辣椒，适量盐和胡椒粉。

1. 将明虾煮熟洗净，剥去外壳，除去杂质并切成段。

2. 将番茄、洋葱、蒜瓣、芹菜和青椒洗净切成末，干辣椒洗净切成段，备用。

3. 把锅烧热后倒入油，待油烧至六成热时，放入葱，蒜炒至微黄。

4. 放入番茄、芹菜和青椒炒至五成熟，放入胡椒粉和干辣椒炒透。

5. 将适量清汤倒入锅中并煮沸，加入盐调味，放入明虾段，用文火焖数分钟即可。

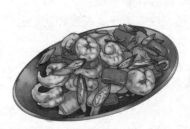

冬 瓜

冬瓜主要生长在亚洲的热带和亚热带地区，是那里人们的一种重要蔬菜。冬瓜长在藤蔓上，通常呈圆形或椭圆形，类似西瓜。冬瓜直径 15 ~ 25 厘米，长 20 ~ 35 厘米，某些品种可重达 13.5 千克。在成熟之前，冬瓜浅绿色的外皮会变厚并长出白色绒毛，绒毛在收获后继续长。冬瓜肉质结实，味道甜美。

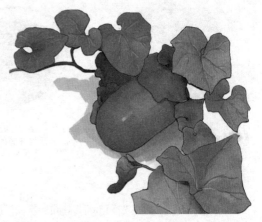

冬瓜具有清热化痰的疗效。

营养及药用功效

冬瓜含有多种维生素和微量元素，可调节人体代谢平衡。冬瓜有利尿、消肿、养胃生津的作用，还有抗衰老和润泽肌肤的作用。

购买指南

大冬瓜经常切开后出售，故应选择结实并且没有伤痕的。

	烹制后的冬瓜（每100克）
水分	96%
蛋白质	0.5 克
碳水化合物	2.9 克

食用技巧与吃法

冬瓜最主要的做法是干炒和做汤。冬瓜可做凉拌菜，还可做罐头。冬瓜的嫩叶和花子也可烘烤或干炸食用。将冬瓜去皮去子，切成均匀的块，这样可以烹制均匀，味道更佳。

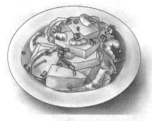

海米冬瓜味道鲜美，具有清热解毒的功效。

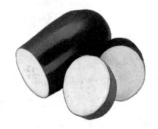

购买切开出售的冬瓜时，应选择新鲜结实的。

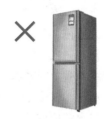

冬瓜不宜冷藏，否则会变软，影响食用效果。

储存方式

将整个的冬瓜置于干燥和阴凉处，避光保存，可存放几周。冬瓜在温度达 –2 ~ 1℃，湿度 70% ~ 75% 的环境下可存放 6 个月之久。

苦 瓜

苦瓜起源于印度，主要生长于热带和亚热带地区，在亚洲已被食用了几个世纪。起初人们主要是使用苦瓜的药用性能。

苦瓜是一年生爬行植物，其藤蔓会攀到其他植物或物体上，其植株可长至 7 ~ 10 米长。苦瓜外形像黄瓜，外皮发皱，果肉像梨一样肥厚，肉质较干，子多呈白色。苦瓜的苦味来自其所含的奎宁，熟透时最苦。苦瓜的色泽可以表明其成熟程度，熟透的苦瓜是黄色或橘色的。

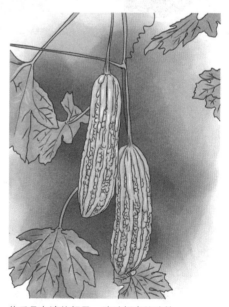

营养及药用功效

苦瓜含有一种具有抗氧化作用的物质，这种物质可以强化毛细血管，促进血液循环，预防动脉硬化。

苦瓜具有清热解暑、消肿解毒的功效。

购买指南

选择结实、无霉斑的苦瓜，深绿色的苦瓜苦味相对淡些。

	苦瓜 （每100克）
水分	94%
蛋白质	1克
碳水化合物	3.7克
热量	71.2千焦

食用技巧与吃法

因为味苦，苦瓜的用途较受限制。苦瓜经常与猪肉、洋葱、姜等一起烹饪，做汤时也经常用到苦瓜。在印度，吃饭前，人们经常先吃苦瓜，可单独吃也可与马铃薯一起佐以孜然和姜黄食用。

去皮后切成两块，去除黏附的白色物质和子。将肉切成等长的块，这样烹制时才能保证调味和受热都均匀，烹饪前用水焯可去除些苦味。腌苦瓜时用盐腌渍约30分钟后冷水冲洗即可，腌制的苦瓜不需去皮。

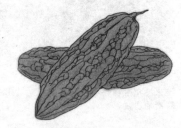

苦瓜须适量食用，过量食用苦瓜容易引起恶心、呕吐等。

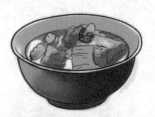

苦瓜瘦肉汤能清心开胃，特别适合夏天食用。

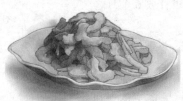

凉拌苦瓜有清热泻火的功能，可以消暑解乏，除去心烦燥热。

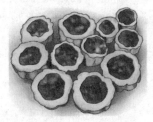

苦瓜酿肉有益气消痱的作用，是夏天的必备之选。

储存方式

苦瓜极易腐烂，且不能密封保存。苦瓜用透气袋包好后置于冰箱可保存1周，苦瓜不宜冷冻。

南 瓜

南瓜是一种一年生的植物，起源于中美洲的墨西哥和危地马拉，人类食用南瓜已有10 000年左右的历史。南瓜品种繁多，大致可分成夏南瓜和冬南瓜两类。夏南瓜在果实还很嫩即花开后2～7天时就被采摘，它的皮和子极软并可以食用。夏南瓜

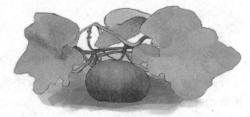

南瓜具有润肺化痰、利尿养颜的食疗作用。

包括弯颈南瓜、直颈南瓜和面饼锅南瓜几个品种。冬南瓜只在熟透时采摘，不同品种的冬南瓜形状、色泽、大小和味道也大不相同。比起夏南瓜来，冬南瓜肉质略干且呈橘色，富含纤维，味道很甜，煮后呈乳脂状。其著名的品种有白脱奶南瓜、笋瓜、头巾南瓜和橡子南瓜，此外，还有圆柱形的香蕉南瓜。

	烹制后的夏南瓜（每100克）	烹制后的冬南瓜（每100克）
水分	93.7%	89%
蛋白质	0.9克	0.9克
碳水化合物	4.3克	8.8克
热量	83.7千焦	163.3千焦

营养及药用功效

烹制后的冬南瓜比夏南瓜含有更多的碳水化合物，热量也更高。南瓜含有丰富的钾、维生素A、维生素C、叶酸和铜。南瓜能有效防止高血压和糖尿病，还有抗癌和防中毒的功效。另外，南瓜也有美容的作用。

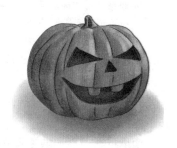
除食用外，南瓜在西方还被用做万圣节的装饰品。

购买指南

过大的南瓜多纤维，过小的则无味。判别冬南瓜是否成熟的方法很简单，未熟的南瓜皮发亮，熟过头的南瓜会多毛而且多纤维。结实完好、皮无光泽等特点表明南瓜是熟透时摘的。不要购买有裂缝或带斑点的南瓜，另外，带茎的南瓜水分流失较少。

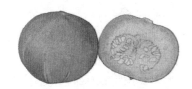
购买夏南瓜时，选择结实、表皮光滑而无结疤的，色泽暗淡的南瓜不新鲜，暴露于冷空气下的南瓜则易带斑点。

食用技巧与吃法

南瓜可以同其他蔬菜和肉类一起炖或炒，南瓜汁里放入大蒜、洋葱和番茄味道会更鲜美。南瓜也可以用来裹面糊或面包屑炸着吃，还可做汤。

夏南瓜生食或烹食皆可，单独烹食或腌渍味道都不错。冬南瓜经常用来做汤或炖菜，与马铃薯泥一起烹制味道很鲜美。冬南瓜味道温和，可用多种调味料来调味，另外许多菜肴中的红薯都可用冬南瓜来代替。

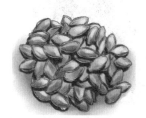
南瓜瓜子滋补又养生，能对寄生虫起到麻醉的作用。

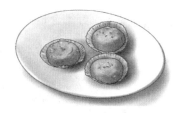
南瓜饼外脆里酥，食用之后能够起到帮助消化的作用。

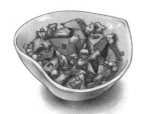
南瓜和肉类一起炒，味道鲜美。肉酱南瓜能够促进新陈代谢。

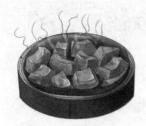

蒸是烹制南瓜最好的办法。品种不同的南瓜烹制时间从15 ～ 40分钟不等。

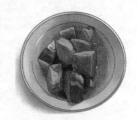

煮制并不特别适宜南瓜，因为煮会使南瓜味道寡淡而且水分增加。

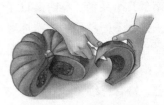

熟透的南瓜应去皮去子，也应尽量去除水分，否则需烹制较长时间。

冬南瓜烹饪前应洗净去皮，用勺舀出子和长丝。切好的冬南瓜很容易去皮，不过南瓜有时可带皮烹煮。

在烹饪夏南瓜前，应洗净并将两头切掉。夏南瓜可整个烹制，也可以剁碎、切块、切条或切丝。

南瓜可煮、蒸、烘烤或用微波炉或高压锅烹制。为了保留南瓜的味道，煮的过程中，可将南瓜切成1.2 ～ 1.8厘米的块，放少许水烹制10 ～ 15分钟直至南瓜变软。南瓜可带皮整个煮制，用叉在上面戳几个洞，浸入水里煮1个小时即可。

储存方式

不同品种的冬南瓜可保存1周至6个月不等。28 ～ 33℃的温度、60%的湿度和良好的通风是最好的条件。将南瓜表面的土去掉后可连根储存，也可以切好或烹制后冷藏。生南瓜包在塑料袋置于冰箱可保存1 ～ 2天。

竹 笋

竹子是一种生长于热带地区的植物，原产于亚洲，竹笋是竹子的嫩芽，食用历史已有几千年。竹子有200多个品种，所有竹笋都可食用，通常竹笋一长出土就可以收获。

营养及药用功效

竹笋含有钾、维生素 B_1 及维生素 C，纤维含量也比较高。竹笋有消渴化痰的功效，其还是一种较好的减肥食品。

食用技巧与吃法

总的来说，竹笋在中国和亚洲其他国家都非常受

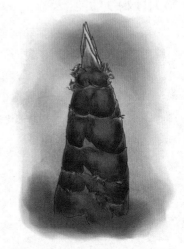

竹笋被称为"菜中珍品"，能够有效预防大肠癌。

欢迎，竹笋可以与肉或鱼一起煮、炒或炖制，竹笋可做成传统菜肴，也可以做成西式开胃品食用。

可将竹笋切成细条、块和片，用盐水烹制50分钟直至其变软，然后按菜谱来做。新鲜的竹笋上有一层软而尖的毛，焯之前须去掉。

	罐装竹笋 （每100克）
水分	94%
蛋白质	1.8 克
脂肪	0.4 克
碳水化合物	3.2 克
热量	79.5 千焦

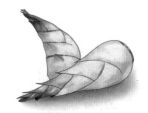

竹笋含有毒物质，不能生食，但烹饪后其毒性会自动消除。

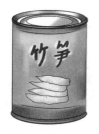

罐装竹笋可以直接吃，也可以与肉或鱼一起煮、炒或炖制。

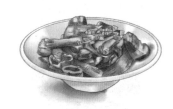

竹笋红烧肉是备受人们喜爱的传统菜肴。

储存方式

罐装竹笋如果没吃完，应将剩余的部分用清水浸泡，然后放在密封罐里，置于冰箱保存，每一两天需换一次水。新鲜的竹笋可用纸袋密封保存于阴凉通风处，可放几天。或者放冰箱保存几天。

蕨 菜

蕨菜有数千种，多分布在稀疏针阔交林，生长于向阳地块。蕨菜只有少数可食用。荚果蕨、鹿角蕨菜与肉桂蕨都可食用。凤尾蕨长有羽状复叶，比荚果蕨味道苦。还有一种鸵鸟蕨菜，每株上可采摘 3～5 棵。

营养及药用功效

新鲜的蕨菜含有钾、维生素 C、烟酸和铁等，还含有蕨素等营养成分。对症疾、脱肛等病有很好的效用。

购买指南

新鲜的蕨菜只有在春季才能见到。一些品种的蕨

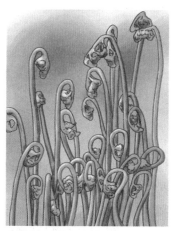

蕨菜有"山茶之王"的美誉。

菜会引起中毒，所以在购买时应谨慎挑选。

食用技巧与吃法

蕨菜根和一小部分茎都可食用，叶子已舒展开的蕨菜不应再食用。蕨菜可以冷食也可热食。

除去蕨菜的鳞苞，应搓洗或放在袋中摇晃，烹制之前洗净沥干。蕨菜不宜烹制过久，也不要加发酵粉，否则会影响颜色，烹制时可以在水里加一点盐。把握好烹制时间，理想时间是 5 ~ 7 分钟，如果水颜色变深是正常的。蕨菜也可蒸或炖 5 ~ 10 分钟，直至变软。

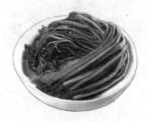

蕨菜只有在春季是新鲜的。也有冷冻或者罐装的。

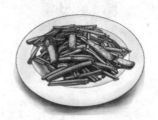

蕨菜通常炒食，蕨菜炒肉味道鲜美，营养丰富。

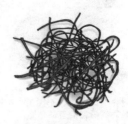

干的野生蕨菜，吃前要用开水泡，最好头晚就泡，第二天就可用了。

储存方式

蕨菜易腐烂，购回后应尽快冷藏。放进冰箱前先用纸巾包好并放入塑料袋里，这样可以保存 1 ~ 2 天。如果焯 1 ~ 2 分钟再冷藏，效果会更好，但焯后需立即放入冷水里然后彻底沥干再放入冰箱。蕨菜可以冷冻保存。

西 蓝 花

西蓝花与花椰菜有很近的亲缘关系。西蓝花起源于意大利南部，种植历史悠久，是被罗马人从野生甘蓝培育成现在的样子的。

营养及药用功效

烹制后的西蓝花含有维生素 C、钾、叶酸、维生素 A、镁、泛酸、铁和磷。此外，西蓝花还含有胡萝卜素。西蓝花可以有效降低乳腺癌、直肠癌、胃癌、心脏病和中风的发病率，还有杀菌和防止感染的功效。

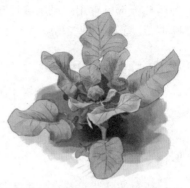

西蓝花的平均营养价值及防病作用名列第一。

购买指南

应选择颜色均匀并且结实的西蓝花。开花的西蓝花其外层叶子应呈深绿色并且茎应结实。叶子枯萎、变黄变硬或脱落都说明西蓝花是不新鲜的。

	烹制后的西蓝花（每100克）
水分	90.6%
蛋白质	2.9克
碳水化合物	5.1克
热量	117.2千焦

食用技巧与吃法

西蓝花可生食也可烹食，生食的话可单独吃也可以和下酒菜、开胃品一起食用。西蓝花还可用于汤、炖菜、煎蛋卷和蛋奶酥等食品中，西蓝花清炒或同其他蔬菜或肉类一起烹饪都很美味。

西蓝花可整个烹制，如果太大的话可将其掰成等份。西蓝花可以用流水冲洗，然后浸泡在盐水或醋水里以去掉小虫。西蓝花的茎比较难熟些，可去皮或切片，在茎上划几个口可以使其熟得更快些。煮、蒸、炸或用微波炉烹制皆可，蒸或煮的话需用10～15分钟，烹制时加点糖有助保持色泽。

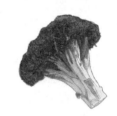

购买时，选择颜色均匀并且结实的西蓝花。

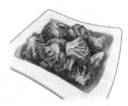

生食西蓝花，只放些调味酱，味道就很鲜美。

储存方式

西蓝花在冰箱中可以保存5天。焯后可冷藏，在5.5℃的条件下可保存1年。

芹 菜

芹菜是一种产自于地中海地区的四季常青的植物。芹菜的食用历史十分悠久，古希腊人曾利用芹菜制成芹菜酒，罗马时代，芹菜被用做调味品。芹菜有几个品种，秆的颜色有绿色也有白色。

营养及药用功效

芹菜富含钾、维生素C、叶酸和维生素 B_6。芹菜有提高食欲、预防坏血病、利尿、健胃、杀菌和防风湿

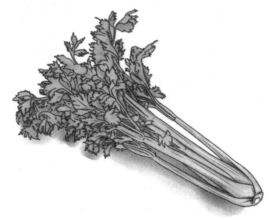

芹菜性微寒，味甘苦，能降血压、降血脂，还能促进排便。

病等作用，芹菜还富含铁，对缺铁性贫血有一定的效果。芹菜能通过降低激素的水平来降血压，其精华还有抵抗癌症和促进伤口愈合的功效。芹菜子有许多药用特性，可用于治伤风、流感、失眠、消化不良和关节炎。

	生芹菜 （每100克）	烹制后的芹菜 （每100克）
水分	95%	94%
蛋白质	0.8 克	0.8 克
碳水化合物	9.2 克	2.3 克
纤维	0.7 克	0.6 克
热量	62.8 千焦	71.2 千焦

购买指南

应选择茎的颜色鲜亮、结实而且较脆的芹菜，如果带叶，叶子应是鲜绿色。避免茎变蔫或损坏的芹菜和带疤、黄叶的芹菜。

应购买茎的颜色鲜亮、结实而且较脆的芹菜，叶子应是鲜绿色。

食用技巧与吃法

芹菜可以烹食也可以生食。生芹菜经常用作开胃品，也可以单独或者与奶酪、海鲜、禽、蛋一起烹饪，还经常用来做沙拉和三明治。烹制后的芹菜可以和许多食物，如汤、沙司、面食、豆腐、乳蛋饼、煎蛋卷和米饭等搭配。芹菜可以与许多其他蔬菜一起烹饪、也可以与白奶油酱或融化的奶油一起做。

没有必要扔掉芹菜叶，因为芹菜叶可以剁碎也可原样烹制。芹菜子会有些苦并且有很浓的芹菜味，芹菜子可整个用水煮或弄碎来做馅，还可用于制作薄脆饼干等。

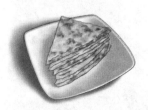

芹菜鸡蛋饼味道清香，有平肝健胃的功效。

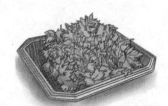

新鲜的或是干的芹菜叶都可以食用，营养比茎高出许多倍。

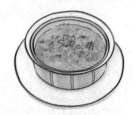

芹菜粥有"去伏热，利大小肠"的功效。

芹菜很容易处理，可将表面粗硬的纤维去掉，烹饪前先将芹菜放热水中焯一下。

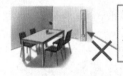

芹菜水分大，易枯萎，不宜在室温下放置太久。

储存方式

芹菜浸于盐水里可保存好几天。已去皮和切好的芹菜不宜泡在水中，否则营养物质易流失。芹菜可以不洗，可保存较长时间。连根储存于0℃、潮湿的地方，用透气袋装好。

芹菜用透气袋或湿布包好后置于密封盒里，置于冰箱可保存1周。

炒芹菜（6 人份）

6 棵中等大小的芹菜，适量的盐和姜末，30 毫升橄榄油，250 毫升鸡汤，15 克无盐奶油，125 毫升干白葡萄酒，1 片月桂树叶，切碎的芹菜叶，1 瓣切细的蒜。

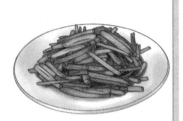

1. 将锅预热至 175℃。
2. 去掉菜外层的粗纤维，由根部向上将芹菜心切 15 厘米左右，然后用冷水洗净。
3. 在盐里焯 10 分钟，沥干。
4. 用一个防火的带盖的焙盘，将橄榄油和奶油加热。再加入月桂树叶。放入洋葱和大蒜，烹至变软，随后加入沥干的芹菜心蒸上几分钟，然后用姜和盐调味。
5. 加入鸡汤和葡萄酒，然后煮沸，在炉上烘约 45 分钟直至其变软。
6. 取出芹菜，切成等长的块，然后用热盘盛起。
7. 把焙盘放在炉上，倒掉烹汁，根据需要浇上沙司并用芹菜装饰即可食用。

马 铃 薯

马铃薯原产于玻利维亚和秘鲁的安第斯地区，已经种植了 4 000 ~ 7 000 年，16 世纪初，马铃薯被传入到欧洲，直到 18 世纪，马铃薯的种植在北欧才广泛开展起来。如今，马铃薯在世界大多数地区都有种植。

在 3 000 多种马铃薯中，人类食用的只有 100 多种。这些品种不仅形状、颜色、大小不同，而且味道和淀粉含量也不同。

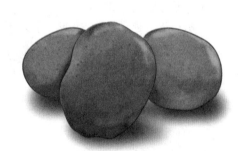

马铃薯是粮食作物中维生素含量最全的。

营养及药用功效

马铃薯的水分含量约占其总组成量的 79.4%，马铃薯富含钾、维生素 C、维生素 B6、铜、烟酸、镁、叶酸、铁和泛酸等营养成分。放置时间越长，马铃薯里的维生素 C 流失越多。

马铃薯有许多药性，可以用来解决中暑、发烧和皮肤裂

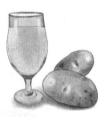

马铃薯生汁可以起到止痉挛、利尿、镇静、愈合伤口的作用。

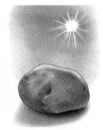

马铃薯暴露于太阳下，会导致毒性的茄碱含量大大增加。

口等问题。暴露于光照或太阳下可以促使马铃薯变成绿色或黑色，这样马铃薯味道会变苦，而且有毒性的茄碱含量会大大增加。一点茄碱就会引起胃痛、头痛和腹泻，如果多的话会影响神经系统。即使经过烹饪，茄碱也不会减少，所以绿的、有芽和洞的地方都应去除，因为茄碱会集中在这些地方。

购买时，选择结实、没有损坏也没有发芽或呈绿色的马铃薯。

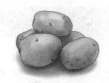

洗净的马铃薯因表层保护物质被去掉而更易受细菌侵入。

购买指南

选择结实、没有损坏也没有发芽或呈绿色的马铃薯，洗净的马铃薯因表层保护物质被去掉而更易受细菌侵入，所以最好

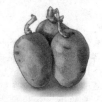

有芽的马铃薯毒性物质茄碱含量较高。

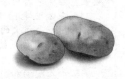

绿色马铃薯因没有避光措施，毒性会相应增加。

不要买。如果买洗过的马铃薯，注意不要带绿色的，因其经常散着卖，没有避光措施，毒性会相应增加。

食用技巧与吃法

马铃薯可以用许多办法来烹饪，煮、蒸、炒、烘、炸或碾碎做成泥都可以。除了可以和肉、禽和鱼一块烹饪以外，马铃薯还可以同各种蔬菜一起做成许多菜肴，人们经常用它来做汤或炖菜。

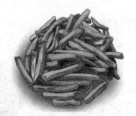

马铃薯薯条是近年来马铃薯普遍的烹饪方式。

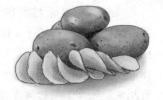

马铃薯薯片口感酥脆、营养丰富，尤其受到欧美人的喜爱。

为了防止马铃薯的肉接触空气而变色，马铃薯一切完就应烹制或者马上放入冷水，这样烹制时不会碎（烹制时用新鲜的水）。

马铃薯也可烘烤食用。以下方法会使烤箱烘烤的马铃薯更美味。

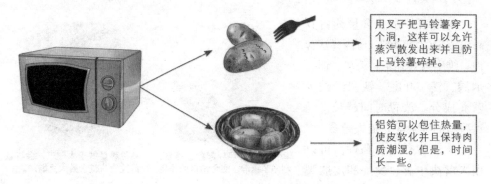

用叉子把马铃薯穿几个洞，这样可以允许蒸汽散发出来并且防止马铃薯碎掉。

铝箔可以包住热量，使皮软化并且保持肉质潮湿。但是，时间长一些。

	生马铃薯 （每100克）	烘（整个） （每100克）	煮（整个） （每100克）	煮（去皮） （每100克）	干炸马铃薯 （每100克）
蛋白质	2.1 克	2.3 克	1.9 克	1.7 克	4.0 克
脂肪	0.1 克	0.1 克	0.1 克	0.1 克	10.6 克
碳水化合物	18 克	25.2 克	20.1 克	20 克	39.6 克
纤维	1.5 克	2.3 克	1.5 克	1.4 克	—
热量	330.7 千焦	456.3 千焦	364.2 千焦	360.0 千焦	1 318.6 千焦
维生素 C	19 毫克	13 毫克	13 毫克	7 毫克	11 毫克

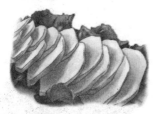

马铃薯含有大量不能消化的淀粉，所以马铃薯必须烹食，烹制后其淀粉会转化成糖。

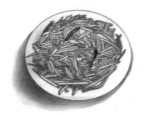

马铃薯，又名土豆。清炒土豆丝是工艺简单，普通大众的家庭小菜，有健脾益气之效。

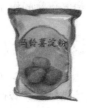

马铃薯淀粉用途很广泛，通常被用做面食或在烹饪菜肴时加入。

马铃薯条湿度越小，越适宜用来油炸食用。

炸薯片的话，把马铃薯切成厚度相同的几片，但别超过 1.2 厘米厚，否则会很油腻。将马铃薯去皮后在水中洗净并拍干，可以防止油溅起来，还可以保持生脆的口感。

储存方式

在不高于 4℃ 的环境下马铃薯可以放置将近 9 个月。应置于一个凉爽、阴暗、干燥、通风良好的地方，温度控制在 6 ～ 10℃度之间，这样马铃薯可以保存约 2 个月。温度越高，马铃薯的储存期越短，在室温下储存会促使其发芽和脱水。

芋 头

芋头生长于热带和温带地区，原产于东南亚，芋头的种植历史可以追溯到 4 000 ～ 7 000 年前。芋头有 100 多个品种，一些是椭圆形的，像红薯一样，另一些是圆的。芋头植株能长至 1.8 米高，叶子非常大。芋头呈球状，有一层厚厚的、深色并带环状的表皮，上面凹凸不平并有许多毛。芋头肉有白色的、奶油色或紫灰色的，还有的是粉色或棕色。芋头的淀粉含量高，味道香甜。

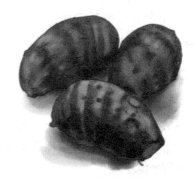

芋头含氟量高，具有保护牙齿的作用。

营养及药用功效

芋头中含有多种矿物质和微量元素，如钙、铁、磷、钾、钠、铜等，其中氟的含量较高，还含有镁、锌、维生素B₁等成分。芋头可以保护牙齿，能有效降血压和降胆固醇。另外，芋头还能增强人体的免疫功能，并能预防和辅助治疗癌症。芋头还有益胃宽肠、中气化痰的作用。

	烹制后的芋头（每100克）
水分	64%
蛋白质	0.4 克
脂肪	0.2 克
碳水化合物	34.5 克
热量	594.4 千焦

食用技巧与吃法

芋头必须烹食，因其含有不可消化的淀粉和草酸钙盐晶体，草酸钙盐晶体是一种只能在烹制过程中才能中和的有苦味和刺激性的物质。烹制的时候，芋头的肉会变成灰色或紫红色。芋头趁热食用味道很好，而冷却后其肉质会有变化。在汤和炖菜里放入芋头可以使汤变浓，而且它会吸收其他菜的味道。

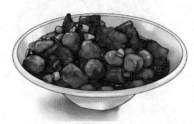

芋头炸排骨味道鲜美，还能够增强人体免疫力，是防治癌瘤的药膳主食。

适合芋头的烹饪方式有很多，可以煮、蒸或炒食。在西式烹饪中，芋头可以像马铃薯一样烹饪，用油炸或与沙司一起做味道都不错。芋头可切成片与糖浆一起制成点心来食用。亚洲烹饪里经常用到芋头制成的芋头粉。

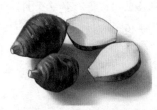

在芋头上划一个小口就能看出其肉质和汁液有多新鲜，但最好的办法是将之一切为二。

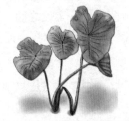

芋头叶可以像菠菜一样烹制或在烘焙时用来包裹其他食品。

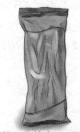

芋头粉既是粮食，又是蔬菜，是老幼皆宜的素食之宝。

储存方式

芋头对温度要求较高，一般应放置于阴凉干燥而且通风的地方。因为芋头很容易变软，所以购买后应尽快食用。芋头叶可以放在冰箱中保存，用湿布擦净后可在冰箱里保存几天。

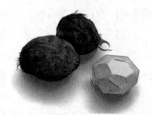

芋头的黏汁会刺激皮肤，去皮时最好是戴上手套在冷水下进行。

山 药

山药是世界上被食用最多的食物之一，在许多国家都是主要食物。山药属于一个有600多个品种的大家族，其中山药的品种有200多个。山药主要产于非洲、亚洲和美国的热带和亚热带地区，中国山药是唯一一种长在温带地区的品种。

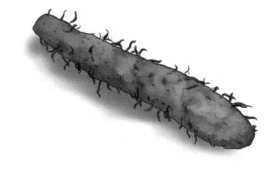

营养及药用功效

山药富含钾，也含有维生素 C、维生素 B_6、维生素 B_1、叶酸、镁、磷和铜。山药可以有效防止动脉硬化，能增强人体免疫力并延缓细胞衰老。山药还有健脾止泻、滋养肌肤的功效。山药的某些品种含有医学用的类固醇，这种物质被用做避孕药物。

山药具有补中益气、消渴生津的功效。

	山药 （每100克）
水分	70%
蛋白质	1.5 克
脂肪	0.1 克
纤维	3.9 克
热量	485.6 千焦

食用技巧与吃法

像马铃薯一样，山药含有大量只有经过烹制才能转化成糖的不可消化的淀粉，因此，山药一般烹制食用。烹饪之前应先去皮，切成块，然后在盐水里焯 10 ~ 20 分钟。最小的山药可带皮烹制。

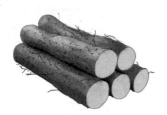

购买时，选择结实、没发霉、没有软点和斑点的山药。

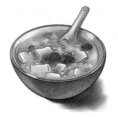

山药粥能保持血管弹性，是美容养颜的佳品。

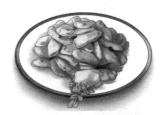

炸山药是味道非常可口的一种小吃。

储存方式

山药对温度要求极为严格，温度越高，山药越易腐坏，而且注意不要用塑料袋盛装，否则极易发霉。山药应放在阴暗、凉爽、干燥且通风良好的地方。

红 薯

有观点认为红薯是一种长于墨西哥和南美洲北部的杂交植物。人类食用红薯始于史前时期，16世纪，红薯被移植到菲律宾，然后又被引进到非洲、印度、南亚和印尼等地。如今，在许多亚洲和拉美国家，红薯仍是主要食物。

红薯约有400余个品种，大致可分成两大类，一类肉质干而结实，几乎呈粉状，另一类在烹制时肉质会变湿变软。

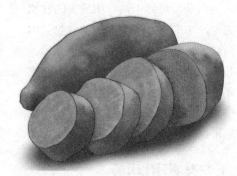

红薯被联合国誉为最健康的食品，具有益气养血、健脾强肾的功效。

营养及药用功效

红薯富含维生素A、钾、维生素C、维生素B6、维生素B2、铜、泛酸和叶酸。红薯颜色越深，维生素A含量越高，红薯同马铃薯的碳水化合物含量差不多。红薯可以促消化，能有效防止便秘，对预防结肠癌有一定的作用。此外，红薯还有助于保持血管弹性。

烤或煮（不带皮）的红薯 （每100克）	
水分	73%
蛋白质	1.6克
碳水化合物	24.3克
热量	439.5千焦

食用技巧与吃法

红薯有多种烹制方法，可用来做蛋糕、甜饼等，也可与肉类等烹制菜肴。

红薯可以用微波炉带皮烹制，可用叉子在上面打几个孔，然后用纸巾包好，用最高档温度烹制5～7分钟，烹制到一半的时候，将之翻个个儿，烤好后冷却几分钟再食用。

用烤箱烹制的话，不需去皮，扎几个孔以防止其在烤制时散开，然后烘焙

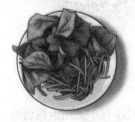

红薯叶被称为"蔬菜皇后"，能够促进新陈代谢。

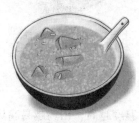

红薯粥味道香甜、营养丰富，具有促进肠胃蠕动的作用。

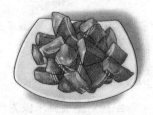

拔丝地瓜色泽金黄、香甜可口，是儿童喜爱的佳品。

45 ~ 60 分钟直至其变软。煮红薯需 20 ~ 30 分钟，煮时最好不去皮，因皮会自动脱落，而且带皮煮可以保持其中的各种维生素。

储存方式

红薯比马铃薯更加容易变质，应将之放于阴凉、通风良好的地方可保存 7 ~ 10 天。在温度过高的环境下易长芽或发霉，某些品种的红薯还会有渣。生红薯不宜冷藏，但烹制好的红薯可以在冰箱里放置 1 周，冷却后冷藏也可以。

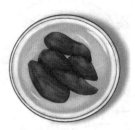

为了防止其肉质接触空气变色，红薯去皮后应放入冷水里（应整个放入）。

荸 荠

荸荠是一种可食用的水中植物的根，原产于中国南部。在中国，荸荠的种植历史已有几个世纪，主要被用做药材。荸荠的种植首先由中国传到了印度，然后又传至马达加斯加。现在欧洲也有小规模种植。

荸荠生长于湖水、河流和沼泽里，其生长需要大量的水分。荸荠外形像栗子，膨大的顶部盖有一小簇像盖子一样的东西，盖有一层米色外皮。如果不及时收割，荸荠会发芽。荸荠有一层棕色的壳，肉脆汁多，烹制好的荸荠会有一种香甜的气味。

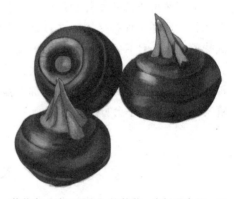

荸荠有"地下雪梨"的美誉，在饭后食用，可达到治疗呃逆，消除积食的效果。

营养及药用功效

荸荠富含钾、镁、维生素 C 和磷，罐装的荸荠富含钾和铁。对牙齿骨骼发育有很大好处。

	生荸荠 （每 100 克）	罐装荸荠 （每 100 克）
水分	74%	86%
蛋白质	1.5 克	1.1 克
脂肪	0.2 克	0.1 克
碳水化合物	24 克	12 克
热量	4 447.9 千焦	209.3 千焦

食用技巧与吃法

荸荠烹制之前或之后去皮都可以。如果烹制后去皮，能减少浪费，用较锋利的刀可以很容易地将荸荠的皮去掉。烹制会使得荸荠肉变成与皮肤相近的米色。为了防止去皮的荸荠

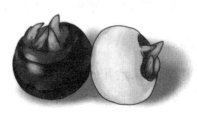

水中的布氏姜片虫会残留于荸荠，生吃荸荠易引起肠黏膜感染，所以荸荠不易生吃。

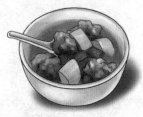

荸荠肉丸汤不仅清香爽口，还有开胃消食和退烧的功效。

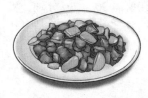

荸荠与肉类一起烹饪，味道不错，而且还有益于牙齿骨骼的发育。

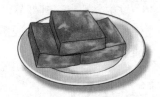

马蹄糕以糖水拌和荸荠粉蒸制而成，具有软、滑、爽、韧的特点。

褪色，可将其浸入水中并加些柠檬汁。

如要将熟的荸荠去皮，可在每个荸荠上较平的位置刻上"×"的形状，然后将其放入沸水4～5分钟，拿出来后即可去皮，棕色的薄膜也应去掉。

储存方式

鲜荸荠可以洒些水然后用保鲜盒装好，放入冰箱，这样可保存2周。这种方法会使荸荠的味道变淡，但不会影响其鲜脆的口感。

冷藏可以使荸荠泥分层，将其稍稍融化后搅拌一下即可恢复原状。冷藏前加1匙黄油或蜂蜜，融化后就不会分层。

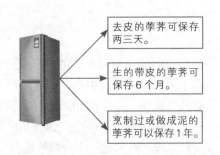

去皮的荸荠可保存两三天。

生的带皮的荸荠可保存6个月。

烹制过或做成泥的荸荠可以保存1年。

大 蒜

大蒜产自于中亚，已有5 000年的种植历史，数千年来人们公认大蒜具有许多治疗功能，包括防治瘟疫。大蒜因其味道驻留时间长和导致发汗而出名，但这也使得大蒜在某些地区不受欢迎。大蒜的球茎包含12～16片蒜瓣，整个蒜头和每一颗蒜瓣上都包着一层像纸一样的薄薄的白皮。大蒜有近30个品种，其中最常见的是白蒜、粉蒜和紫皮蒜（只是皮有颜色）。

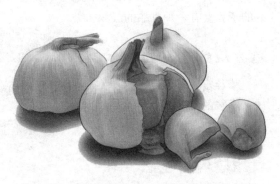

大蒜被称为"天然药物之王"，具有杀菌护肝的功效。

营养及药用功效

大蒜被当作蔬菜大量食用的话，能够提供大量的硒。但有些人消化不了大蒜，还可能对之过敏而引起皮疹或发炎。大蒜一直被认为是一种价值很高的万用药，有利尿、解毒、止痉挛、治风湿、杀菌和去污作用。它还能用来缓解许多其他疾病，比如疝气、支气管炎、痛风、高血压和消化道疾病等。医学研究证实了大蒜含有蒜素，其对于心血管系统有益。研究显示，每天食用 7 ~ 28 个新鲜的蒜瓣会产生有益作用。但如果将蒜素提炼出来做片剂，就会破坏这种物质，因为其不能保存超过 24 小时。

	大蒜 （每 9 克）
水分	59%
蛋白质	0.6 克
脂肪	0.1 克
碳水化合物	0.3 克
纤维	0.1 克
热量	54.4 千焦

购买指南

选择那些坚硬而结实、外皮包得很紧、还没有开花和污点的蒜，表面应完好无损。大蒜可以切成片、做成粉末、切碎或捣成糊状，这些办法都很实用，但最好的办法还是食用鲜蒜。

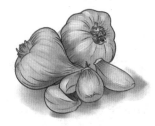

紫皮蒜可调味也可治疗炎症、预防感冒，堪称"金不换"。

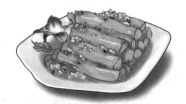

蒜香茄子除了美味可口、营养丰富之外，还有降低血压、降低血脂的功效。

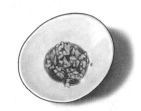

无论在西式烹饪还是中式烹饪中，生切或捣碎的大蒜都是一种重要的调味料。

食用技巧与吃法

将蒜用刀拍几下后会比较容易去皮。可将中间的绿芯扔掉，因其很难被消化而且难以去味。

蒜的味道只有在弄碎和剁碎时才会被释放出来。在烹饪快结束时加蒜味道最浓。煮得越久，味道越淡。如使用的大蒜有种榛子的味道并且没有呛的蒜味的话，可不去皮或切碎。烹炒时注意不要让蒜变成棕色，这样会破坏其味道，并且大蒜本身和锅中其他食物也会变苦。

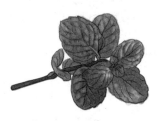

吃蒜后，要去除口腔里的味道，可嚼一些薄荷，欧芹和咖啡也可达到同样的效果。

储存方式

大蒜要长时间储存的话，室温应保持在 0℃左右，湿度应低于 60%。大蒜被编在一起，能保存几个月。去皮后，大蒜可以保存 2 个多月。鲜白蒜通常可以保存 6 个多月。

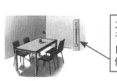

大蒜在室温下干燥并且通风良好的地方可储存几个月。

大蒜不必冷藏，不然冰箱里会到处是它的味道。

洋 葱

洋葱起源于中亚和巴勒斯坦，在埃及已种植了约5 000年。中世纪以来，洋葱就是一种主要的调味品和蔬菜。

洋葱是两年生植物，但被作为一年生植物来种植。当洋葱表层叶子开始发黄或枯萎时，鳞茎已完全成熟并变干。可根据形状、大小和味道的不同，来决定鲜食、半干食用还是干食。

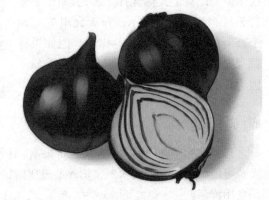

洋葱性温、味辛甘，具有明显降血压的作用。

营养及药用功效

洋葱含钾、维生素 C、叶酸和维生素 B$_6$，熟洋葱和生洋葱都含有维生素和矿物质。洋葱有很多疗效，能防止坏血病的发生，可以利尿、消炎、促进食欲、祛痰，还可用来治疗感冒、肠胃病、胆结石、疟疾和风湿病。洋葱还有杀菌消炎的功效，吃生洋葱还可以预防感冒。另外，洋葱还可以抗衰老以及防止骨质疏松。

	洋葱 （每100克）
水分	89.7%
蛋白质	1.2 克
碳水化合物	8.6 克
热量	159.1 千焦

购买指南

在选购干洋葱时，应选择干而光滑、皮脆、颈短并且没有发芽或发霉的洋葱。

食用技巧与吃法

洋葱的用途极广，可以生食也可以烹食。洋葱还可用做干酪涂层、炸、炒、酿馅或和奶油一起烹饪。

准备洋葱的过程比较单调，切洋葱时眼泪直流的原因是因为洋葱细胞所释放的含硫物质遇空气就会产生一种新的分子炳基硫，这种物质会刺激眼睛流泪。为了剥皮能容易些，先将根部切掉，切得好的洋葱烹制时比较容易熟，味道也不那么浓。越结实的洋葱，越容易刺激流泪。切之前将洋葱置于冰箱1个小时或冷冻15分钟，用一把锋利的刀，切时尽可能离远些，可以减少对眼睛的刺激。

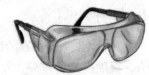

戴个护目镜或者眼镜以避免眼睛直接接触刺激性物质。

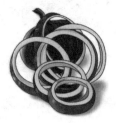

洋葱是许多西式菜肴，像洋葱乳蛋饼、比萨饼、洋葱汤的主要调味品。

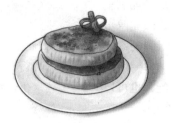

洋葱土豆饼工艺简单，好吃又好看，还有润肠健脾、散瘀解毒的功效。

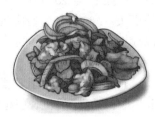

洋葱可以与肉类或蔬菜搭配，洋葱蛋炒肉不仅能味道鲜美，营养价值也很高。

为了剥皮能容易些，先将根部切掉。避免在烹饪之前很久就准备洋葱，因为切的时候葱汁会被台面或砧板所吸收。不要用食品加工机将洋葱绞碎或打成泥。在烹制过程中，洋葱会变甜并变软。放点油脂将洋葱蒸一下直到变软但不褪色，其味道会更佳。

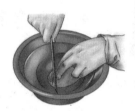

在冷水里切洋葱，也可减少刺激性。

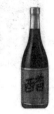

切洋葱之后，涂些醋或者柠檬汁，可以去除手上的味道。

储存方式

放在篮子里置于阴凉干燥的地方是保存洋葱的好办法。但是，不要放在冰箱里，因其味道很容易影响其他食物。另外，不要将洋葱和马铃薯放在一起，它们会相互吸潮气，从而腐烂和发芽。

韭　葱

韭葱起源于中亚地区，最初由古埃及人培育，后由古罗马人带到英国。韭葱在欧洲有时被比作"穷人的芦笋"，威尔士人称之为"国家级植物"。韭葱植株会长至 50～90 厘米高，通常在根的直径达 2.5 厘米左右时即可采摘。

营养及药用功效

韭葱富含叶酸、铁、钾、维生素 C、维生素 B_6、镁、钙和铜。韭葱能除菌、利尿、防关节炎，对于消化系统也有清洁作用。

食用技巧与吃法

韭葱宜简单烹饪，如果烹饪时间过长，它容易变软。为了保证烹饪时受热均匀，最好买长度接近的韭葱。整棵的韭

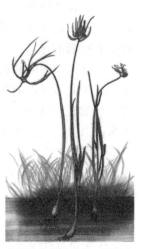

韭葱具有增进食欲、降低血脂的作用。

葱可以煮 15 ～ 20 分钟，如果是炖制就需要 25 ～ 35 分钟。切成条状的韭葱可以炒 3 ～ 5 分钟，也可以焖上 10 ～ 15 分钟。

韭葱宜与火腿和乳酪搭配，也可以和柠檬、罗勒、百里香一起烹饪。

	生韭葱 （每 100 克）
水分	83%
蛋白质	1.5 克
碳水化合物	14 克
热量	255.3 千焦

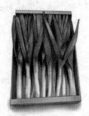
购买时，应选择那些挺拔、结实、完好无损的韭葱。

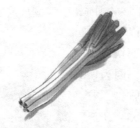
韭葱可生食也可烹食。烹制方式与其他蔬菜基本一样。

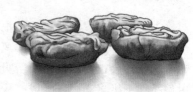
韭葱饼香酥松脆，制作简单，有很高的营养价值。

储存方式

韭葱置于冰箱中可保存 2 天，放在湿度为 90% ～ 95% 的阴凉处能保存 1 ～ 3 个月。韭葱可以冷冻保存，但解冻后其质地和味道会发生变化。韭葱冷冻前可整只用水冲洗 2 分钟，冷冻的韭葱可保存 3 个月，不用解冻，直接烹饪味道最好。

平　菇

平菇是种植最广泛和使用最多的蘑菇，它们在世界各地都有种植。平菇在被悉心控制的环境中生长，生产者将菌丝体撒播（由构成蘑菇繁殖体的单细胞孢子产生的非常细的丝）到已经发酵灭菌的天然肥料或用干草、稻草、树皮、玉米穗以及石膏和钾做的人造肥料上。平菇的白色肉质菌盖直径可达 10 厘米，秆也呈白色，有 5 厘米长。

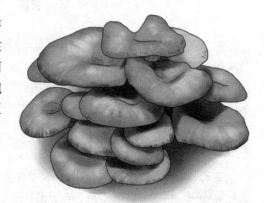
平菇性味具有追风散寒、舒筋活络的功效。

营养及药用功效

平菇富含钾和维生素 B$_2$。平菇有抑制肿瘤的作用，可以抗癌，还能抗病毒、改善人体新陈代谢、增强体质、降低血胆固醇并防止尿道结石，另外，平菇对肝炎、胃溃疡和慢性胃炎都有一定的疗效。

	生平菇 （每9克）
水分	19%
蛋白质	3.0 克
脂肪	0.2 克
碳水化合物	0.3 克
热量	58.6 千焦

购买指南

市场上出售的平菇有新鲜的、罐装的和干燥的。购买新鲜平菇要选那些完好无缺、光滑、圆润、坚实而多肉的，不要选那些起皱、带黏液、带斑点或菌盖已裂开的，这些都是不新鲜的标志。

超市会卖预先切好的平菇，由于它们已经被快速漂白并存放在维生素 C 的盐溶液中，所以通常可以保存 90 天。用这种方法处理过的平菇的味道和营养价值介于新鲜平菇和罐装平菇之间。

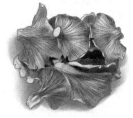

干平菇最好买密封包装的。

食用技巧与吃法

平菇可以生吃或烹饪食用，加入开胃菜、沙拉或配以蘸汁都非常可口。平菇常同肉类搭配食用，配洋葱和米饭味道尤佳。汤、蘑菇酱、馅料、炖菜、炒菜等很多菜肴中都会用到平菇。

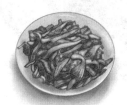
平菇可以和肉类搭配，平菇炒肉是工艺简单的美味佳肴。

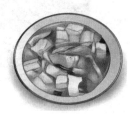
平菇豆腐汤清淡可口，也是治疗更年期综合征的佳品。

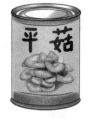
罐装平菇是用热风干燥、真空冷冻干燥等新技术制成的。

食用新鲜平菇前可以用水冲洗或将它们在醋里蘸一下，这样可以使平菇保持新鲜。

清洗平菇，如果需要的话可以用一把软刷清洗（可以买到专门用于清洗平菇的刷子）。不要浸泡，因为平菇会吸收很多水分。

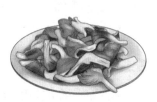
生吃切开的平菇，可将柠檬汁、醋、沙拉、调味品或其他能防止平菇变成棕色的酸性溶液喷洒在平菇上面。

储存方式

将平菇放在纸袋或包在湿布里，放在冰箱里储存，这样可以保存 1 周。切记平菇不应放在密封的塑料袋里。

蚝油焖平菇（4人份）

500克新鲜平菇，1汤匙蚝油，1汤匙绍酒，少许葱丝、姜丝，30克蒜片，适量的盐、淀粉和鸡粉。

1. 把平菇洗净，撕成大片，放在沸水中烫透，取出后挤干水分。

2. 在锅内倒油并烧热，将葱丝、姜丝、蒜片及蚝油依次放入锅内，煸炒至有香味时倒入绍酒，放鸡粉和适量水，再将平菇倒入并加盐，待平菇入味后勾入淀粉制成的芡汁即成。

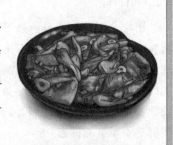

香 菇

香菇是长在木头上的可食用蘑菇，原产于亚洲，人们了解这种菇已经有至少2 000年了。香菇是一种十分重要的烹饪原料，仅次于平菇。干燥以后，美味的白色菇肉有一点酸，同时也带有更浓的香味。在西方国家，香菇主要以干菇形式出售。

营养及药用功效

香菇富含钾和多种微量元素及对人体有益的营养成分。亚洲人认为香菇有很多药用功效，可用来治疗高血压、流感、肿瘤、胃溃疡、糖尿病、贫血和胆结石。

食用技巧与吃法

用湿布、纸巾或用软刷清洗香菇，也可将香菇放在流水下快速清洗。可以将干香菇切碎或切成薄片单独烹饪，因为它们很硬而且很有弹性。烹饪可以使香菇的香味散发出来。香菇炒或炸（轻敷上油）需5～7分钟，也可以把它们放在盖得很紧的锅里加一点水煮15分钟或放在180℃的烘箱里烘15～20分钟。

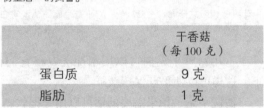

香菇是世界上第二大食用菌，有"山珍"之称，还有"植物皇后"的美誉。

	干香菇 （每100克）
蛋白质	9克
脂肪	1克
热量	1 226.5千焦

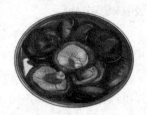

新鲜香菇不要长时间浸泡，它们吸水后会造成营养流失。

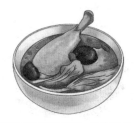

香菇鸡汤口感细腻，还有补血、增强抵抗力的作用。

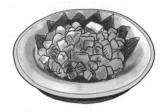

香菇干贝豆腐味道香浓稠滑，营养价值高，还有减肥的功效。

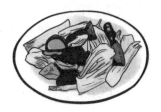

香菇油菜清淡可口，是解躁去火、健脾开胃的佳品。

储存方式

洗过的香菇放在纸袋里放入冰箱可以保存1周左右。

牛肝菌

牛肝菌是多肉的可食用菌类，原产于温带，多生长在常青森林或落叶树林里。牛肝菌多肉的长秆可以高达25厘米，并且又厚又硬。顶部是多肉的光滑而柔软的菌盖，有黄色、红色、褐色、粉色、白色和灰色。牛肝菌有几十个品种，包括大牛肝菌、彩色滑帽菌等。牛肝菌味道鲜美，很早就被人类食用，大部分牛肝菌都会被害虫卵侵害。

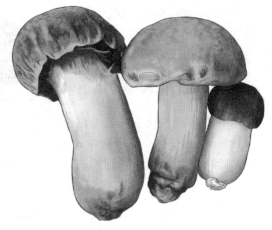

牛肝菌是一种世界性著名的食用菌，具有清热解烦、舒筋和血的功效。

营养剂药用功效

牛肝菌富含钾和维生素 B_2，有消热养血、促进消化的作用，还能有效抑制肿瘤，降血脂、抗癌和防治心脑血管疾病。

	生牛肝菌 （每100克）
水分	90%
蛋白质	2 克
碳水化合物	0.3 克
热量	37.7 千焦

食用技巧与吃法

熟过头或被虫蛀的牛肝菌根部通常要去除或刷洗。如果菇很黏就将菌盖下面的细须去除。干牛肝菌必须要在热水里浸泡 20 分钟使其吸收水分，浸泡用的水过滤后可以使用。通常情况下，菇龄小的干牛肝菌味道更可口。

牛肝菌在烹饪中可与其他蘑菇互换。牛肝菌不要和味道很浓的配料一起使用，否则它的味道会被盖住。

牛肝菌可以炒或炸 5 ~ 7 分钟，也可以放在盖得很紧的锅里加一点水煮，锅可以放在炉子上煮 15 分钟或放在 180℃的烘箱里烘 15 ~ 20 分钟。

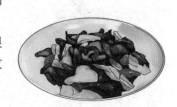

储存方式

牛肝菌易变质，因此要尽快食用。牛肝菌放在冰箱里可以保存几天。

素炒牛肝菌口感新鲜，有很高的营养价值。切记不能加葱，以免中毒。

木 耳

木耳生长在一些树木的树干上。木耳柄很短，肉呈半透明的褐色或浅褐色，质地为凝胶状而且较坚硬，味道较淡。木耳在亚洲特别受欢迎。

营养及药用功效

木耳能帮助消化系统将无法消化的异物溶解，能有效预防缺铁性贫血、血栓、动脉硬化和冠心病，还具有防癌作用。

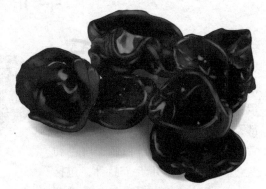

木耳营养丰富，被誉为"菌中之冠"。

	木耳 （每 100 克）
水分	93%
蛋白质	0.5 克
碳水化合物	7 克
热量	104.7 千焦

食用技巧与吃法

新鲜木耳需要用冷水快速清洗以去掉黏性部分。干木耳要在温水里泡 10 分钟，将水排掉，换水，再浸泡 10 ~ 15 分钟。泡好的木耳会膨胀到原来的 5 倍。

储存方式

木耳一般以干品储存，干木耳须放于密闭容器中，置于干燥阴凉处即可。

木耳应放在冰箱里冷藏保存，也可冷冻。将它们放在纸袋或盖有干净布的盘子里，木耳可保存 1 个月。

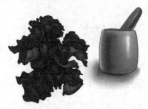

木耳散具有治疗溃烂诸疮和雪崩的药理作用。

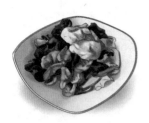

木须肉制作简单、原料易得，此菜清香可口，营养价值极高。

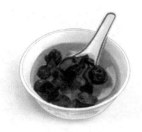

红枣木耳羹香甜可口，还可以改善胃肠的功能。

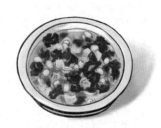

莲子木耳汤营养价值极高，还有润肺止咳、美容养颜的功效。

海 带

海带是一种具有扁平光滑叶片的大海藻，叶片又宽又厚。最受喜爱的阔叶品种麻海带可以长至0.9～3米。人们从古时起就开始食用海带了，如今，在亚洲、大西洋和太平洋沿岸地区，海带都被广泛食用。

营养及药用功效

海带富含钙、铁、钾和大量的碘。海带可用来治疗痛风，海带根的提取物是治疗高血压的传统药物。海带中的褐藻酸钠盐，有预防白血病与骨痛病的作用。食用海带可减少放射性元素锶90在肠内的吸收，海带具有降血压、降血脂等的功效，还可以使头发富有光泽并调节内分泌。

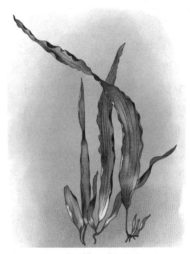

海带含有大量碘质，有"碱性食物之冠"的美誉。

食用技巧与吃法

如果煮海带超过10分钟，无机镁、硫黄酸和钙就会流失到水里，破坏肉汤的味道，也溶解了可以使汤变黏的碳水化合物。

海带也可以加入很多菜肴，和蔬菜一起烹制特别美味，蔬菜会因为加入海带而熟得更快些。海带还可以用来沏海带茶，这是一种很受欢迎的饮料。

	干海带（每100克）
蛋白质	6克
脂肪	1克
碳水化合物	56克

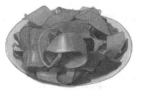

海带有预防白血病和骨痛病的功效，还有防寒瘦身的作用。

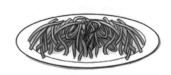

凉拌海带丝营养美味，沁香爽口，还可以增强免疫力。

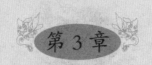

第3章

水果干果类

苹果

苹果是最古老、最普遍的水果之一，最早种植于亚洲西南部。苹果根据外形、味道、质地、营养价值、收获季节、功用、保质期可分为许多种类。

苹果花为白色或粉色，气味芳香，可用于装饰。苹果根据外形、味道、质地、营养价值、收获季节、功用、保质期可分为许多种类，不同种类的苹果其果肉的甜度、脆性和酸度都有所不同。

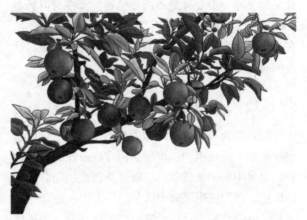

苹果有"世界第一水果"和"记忆之果"之称。

	苹果 （每100克）
水分	84%
蛋白质	0.2 克
纤维	2.2 克
碳水化合物	13.4 克
热量	247.0 千焦

营养及药用功效

苹果含丰富的维生素 C 和纤维，有杀菌和保护呼吸系统的作用，还有生津止渴和益气的功效。

购买指南

购买时要准确地判断苹果的质量是很难的，因为许多苹果是因为打蜡抛光而变得富有光泽，可以轻弹苹果梗检查成熟程度，声音缓和表明苹果刚好成熟，空洞的声音是苹果熟过头了的迹象。应选择硬的、色泽发亮并且没有伤痕的苹果。人们根据苹果的大小、形状、质量来分级，没有任何缺点的苹果是最贵的，但如果用来烹制就没有必要买这种太贵的。

食用技巧与吃法

可生食或煮熟食用，也可做成果干、果酱、果子冻等，苹果在很多甜食中都会用到。

在生食或烹制之前最好在冷水中把苹果擦净。果肉如果暴露于空气中的话会被氧化而变黑。为防止氧化，要赶快食用或根据特定用途烹制。

煮苹果时可加足量的水用文火煮。为了提高速度，可以把苹果切成片状后再用微波炉加热2分钟。根据苹果的种类决定是否加糖和其他种类的水果。

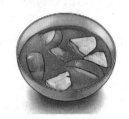

苹果煮熟后，所含的多酚类天然抗氧化物质含量会大幅增加，能达到降低血糖、抗炎杀菌的效果。

储存方式

苹果可以放在塑料袋或冰箱中，这样可保存几周。如果要长期保存则应把它放置于避光、低温（1～4℃）、湿度高的地方。为了保持湿度，可以将熟过头的和有损伤的苹果同完好的苹果分开，用塑料膜包裹。未熟透的苹果可以放在室温下以进一步成熟，但是要注意经常检查。

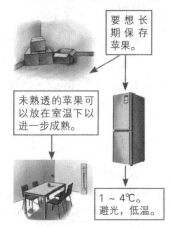

要想长期保存苹果。

未熟透的苹果可以放在室温下以进一步成熟。

1～4℃。避光，低温。

梨　子

梨起源于中亚地区，早在史前时期，就已有野生品种。梨有3 000年左右的种植历史，在古印度、古希腊、古罗马和古中国，梨是最受欢迎的水果之一。梨主要生长在亚热带地区，有上百个品种，有些近似圆形，但大多数是椭圆形的，尾部是陷进去的。梨皮呈黄色、棕色、红色或绿色，可以食用。梨的果肉通常又软又薄，有些品种的梨子在接近中心的地方有沙砾样的口感，其果肉呈白色或奶酪色，口感很不错。不同品种的梨子含汁量、软度和脆性都不同。

营养及药用功效

梨富含钾、纤维、镁和铜。还含有铁和维生素C等。梨有利尿和解热的作用，对胃肠功能有益。

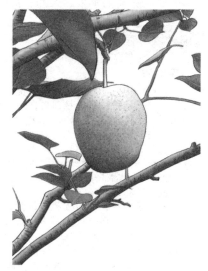

梨有"百果之宗"之称，因其鲜嫩多汁，又被称为"天然矿泉水"。

梨可以清心润肺、清喉降火并可以有效预防痛风、风湿病和关节炎。另外，梨对中风不语也有很好的疗效，还能起到利大小便的作用。

鲜梨 （每100克）	
水分	84%
蛋白质	0.4克
脂肪	0.4克
碳水化合物	15克
热量	247.0千焦

购买指南

购买时应选择没有碰伤和发霉，光滑并且富有弹性的梨。

食用技巧与吃法

梨通常作为水果生吃，也可用来制作果酱、果醋或用来酿酒。梨肉暴露在空气中时会氧化并变为棕色，为防止变色，切后要马上烹饪或用柠檬、橘子汁或酒精浸泡。

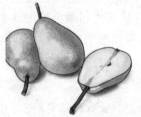 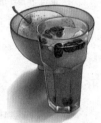

梨肉暴露在空气中时会氧化并变为棕色。

梨水清香多汁，具有润肺止咳的功效。

储存方式

没熟透的梨放在室温下会继续成熟，成熟后放在冰箱里可保存几天，有些在成熟过程中不变色，而是仍然呈绿色。轻压一下，皮轻轻陷下的梨就可以吃了。梨子一旦熟透了，要尽快食用，以防止其变质。

不要将梨挤在一起放置，也不要放在密封的口袋或容器里，因为它们产生的气体会加快变质的速度，此外，也不要将其与味重的苹果、大蒜、番茄和大白菜放在一起。

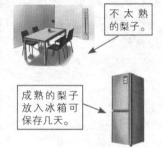

不太熟的梨子。

成熟的梨子放入冰箱可保存几天。

值得一试的佳肴

八宝梨罐

1 000克梨，100克糯米，50克红枣，30克核桃仁（去皮），30克橘饼，25克桂圆肉，50克莲子，30克葡萄干，适量葵花子仁，150克白糖，5克桂花酱，20克猪油。

1. 将梨削去外皮，在有柄的一头切下1/4作为盖，再挖去梨核，把梨削成罐形，厚约1厘米。用沸水烫一下，沥干水。

2. 将江米淘洗干净，放入碗内，加入少许水，上笼蒸至八成熟时取出。

3. 红枣去核，连同核桃仁、橘饼、桂圆肉切成1厘米见方的丁，用沸水汆过后捞出，沥去水分，装入盆内，加入蒸过的糯米，再放入莲子、葡萄干、葵花子仁、白糖、桂花酱、猪油拌均匀成八宝馅备用。

4. 将馅装入梨罐内，盖上盖，摆入盘内，上笼屉蒸熟取出。

5. 炒勺内加入75克清水，放入白糖略煮，再放入少许桂花酱拌匀，浇在梨上即成。

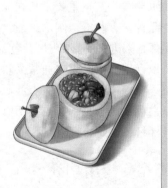

桃　子

桃子原产于中国，中国自远古时期就开始培植桃子了。

桃树可长到 5～8 米高，桃肉多汁、味甜，气味芳香。桃仁可食用，但不可多食，因为它包含一种酸性物质。

营养及药用功效

桃子适宜低血钾和缺铁性贫血者食用。

购买指南

摘得太早的青色桃子不会继续成熟，摘下来后糖分也不会再增加，所以也不会太甜。

食用技巧与吃法

桃子通常生吃，也可以加入水果沙拉中，还可以做成冰激凌。

法国著名厨师爱斯科菲尔曾以桃子为主要原料创制了一款经典美食，其配方是半个桃子加一铲子香草冰激凌，附以覆盆子汤。熟透的桃子可以做成冰冻熟糖渍水果，为防止变色可加入柠檬汁。桃子还可以制成桃干或者罐头。桃子很容易腐烂，甚至在没成熟时也很容易腐败，因此最好适量购买。

桃肉很容易因与空气接触而氧化变成褐色。为防止这种情况，去皮后要及时食用或烹制。

储存方式

桃子包得太紧容易变坏。室温下桃子可以保存 3～4 天，放在冰箱中可以稍微延长保存期。桃子从冰箱中拿出后放一会儿再食用味道更好。

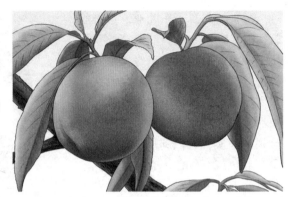
桃子素有"寿桃"和"仙桃"的美称，因其肉质甜美，又被称为"天下第一果"。

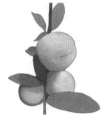
未成熟的桃子不宜食用。

	鲜桃 （每 100 克）
水分	88%
蛋白质	0.7 克
碳水化合物	11 克
热量	180.0 千焦

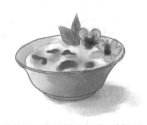
桃花粥以新鲜桃花瓣为原料制作而成，有消肿通便的功效，还能够美容养颜。

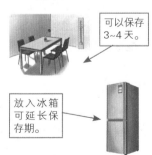
可以保存 3～4 天。

放入冰箱可延长保存期。

81

樱桃

樱桃树起源于东北亚，自史前就在很多地区广泛种植，与杏、李子、桃子和苹果有很近的亲缘关系。樱桃树植株可长到 1.5 米，花朵为白色，果实呈圆形，果汁丰富。樱桃可分为甜樱桃和酸樱桃两种，甜樱桃甜且果肉厚实，近似圆形，有薄皮，呈暗红色或亮红色，有时是黄色，品种有 500 个左右。酸樱桃的果皮一般呈暗红色，有约 250 个品种。野生樱桃要小些，且颜色更深。

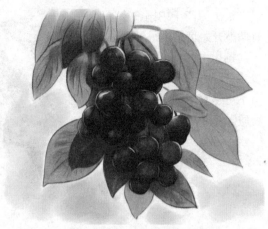

樱桃味甘、平涩，具有益气养颜的功效。

营养及药用功效

酸樱桃钾含量很高，还含有丰富的纤维和维生素 A。野生樱桃可以治疗风湿，且可以使人放松身心。樱桃茎还有利尿作用。此外，樱桃还有健脑益智、润泽肌肤的功效。

	甜樱桃 （每 100 克）	酸樱桃 （每 100 克）
水分	81%	86%
蛋白质	1.2 克	1 克
碳水化合物	17 克	12 克
热量	301.4 千焦	209.3 千焦

购买指南

挑选完全成熟的樱桃，不要挑选泛白且坚硬的樱桃。

食用技巧与吃法

樱桃要洗干净，但不要在水里泡太久。可以用尖刀切成两半，将子除去。

樱桃生吃很可口，新鲜的樱桃可用来制作沙拉、冰激凌和酸奶。樱桃也可以烧、糖腌或用酒精浸软后食用。罐装的樱桃常作为配料，也可酿成酒，还可和肉类一起烹饪食用。

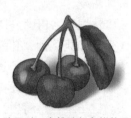

购买时，应挑选颜色鲜艳且果肉结实饱满的新鲜樱桃。

储存方式

樱桃在室温下容易变坏，放在冰箱里则可储存好几天。不要将樱桃和气味重的食物放在一起以免味道受到影响，放在保鲜袋里可防止其变干。樱桃也可以冷冻保存。

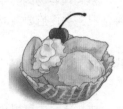

新鲜的樱桃可以用来制作冰激凌。

葡 萄

葡萄是一种浆果，是世界上最古老、分布最广的水果之一，葡萄果实基本呈圆形，一般成簇生长，有黄绿色、红色、黑蓝色或紫色。果肉外有层薄皮，皮外有薄霜，有些品种无子。葡萄既可做水果生食，也可酿酒或制作葡萄干。此外，还可用做装饰。

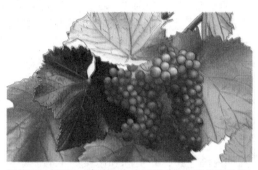

葡萄因颜色鲜艳、味道鲜美，而且具有很高的营养价值，被人们称为"水晶明珠"。

营养及药用功效

葡萄富含镁、维生素 C 和铁，有一定的药用价值，是重要的供能食物和滋补品。

	美国葡萄 （每 100 克）
水分	81%
蛋白质	0.7 克
脂肪	0.3 克
碳水化合物	0.2 克
纤维	0.9 克
热量	263.7 千焦

购买指南

买结实、没有破损、颜色鲜艳的葡萄，最好外面有白霜，并与茎连接紧密的。不要购买发软、有破损或者茎发白的，这代表它不够新鲜。

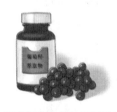

葡萄籽萃取物具有极强的抗氧化能力，能够有效改善静脉曲张，还能够预防心脏病的再发。

食用技巧与吃法

葡萄在种植过程中喷洒了化学物质，因此要仔细清洗，但要与自然生成的白霜区别开来。用剪刀将小串连茎一起取下，否则茎会干，单个葡萄会变皱。

葡萄可生吃，也可以用来制作水果沙拉等甜品，鲜榨的和发酵现制的葡萄汁都广受人们喜爱。

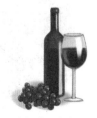

葡萄酒营养成分丰富，能够维持和调节人体的生理机能。

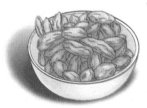

葡萄干中钙铁含量丰富，有助于缓解疲劳，还能够消除肥胖。

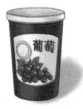

葡萄果酱可用于涂抹于面包或吐司上食用。

储存方式

葡萄用纸巾包好放在带孔的塑料袋里，放入冰箱可以保存数日。尽管葡萄属于不太耐冻的水果，但用来泡酒却是上好的材料，用葡萄泡的酒甘甜中带微酸，相当清爽可口。

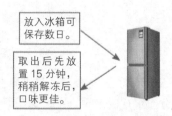

放入冰箱可保存数日。

取出后先放置15分钟，稍稍解冻后，口味更佳。

草 莓

草莓主要生产于温带和热带，有些在欧洲和亚洲生长，北美洲和南美洲也有。草莓植株很矮，藤蔓贴在地面上。草莓的果实表面有黄点，这是它的种子。根据大小、颜色、味道不同，草莓可分为大约600个不同种类。现在广泛种植的草莓，其祖先是野生草莓，它们个头小，果汁丰富，很有营养。

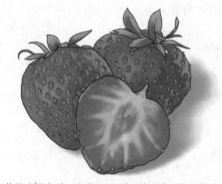

草莓水嫩多汁、酸甜可口，有"水果皇后"的美誉，也被称为"春天第一果"。

营养及药用功效

草莓富含维生素C、铁和镁。草莓有滋养功效，可用于美容或皮肤保养。草莓还可以用来治疗腹泻，草莓根可以制作治腹泻的茶。有些人吃草莓时，会有过敏反应，表现为出疹子，通常很快会消失。

	草莓（每100克）
水分	92%
蛋白质	0.6克
脂肪	0.4克
碳水化合物	5.2克
纤维	1.6克
热量	125.6千焦

购买指南

在买草莓时，选那种结实、颜色鲜艳的，草莓一般是亮红色的，暗红色则表示熟过头了。新鲜草莓非常甜，有很多种食用方法。但是新鲜草莓很易被碰坏，很小的撞击也会让它受伤变坏，还会污染其他的草莓。

食用技巧与吃法

洗草莓时应防止其浆汁流失，也不要把草莓浸在冷水里，因为草莓会吸水而影响味道。

草莓可以切成片或整个吃。熟透的草莓非常甜，可

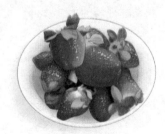

买草莓时，选那种结实、颜色鲜艳的。

以和酸奶或冰激凌搭配食用，与巧克力一起吃也不错。草莓也可以加入橘汁或水果沙拉中，还可以用来制比萨饼、布丁和蛋糕，也可以装饰奶酪。

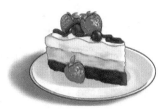

草莓巧克力蛋糕味道鲜美，营养丰富。

储存方式

草莓是很"娇贵"的，不要把它们放在阳光或在室温下太久。为保证其新鲜度，在储存前先选出好的草莓。草莓整个吃的话营养价值很高，而切成片后暴露到空气中，维生素C会流失。不吃的话不要洗，放在宽松的袋中并放在冰箱里保存，要将坏的挑出来。洗过的草莓要放些糖才能保存得久些，糖还可以保持草莓鲜艳的颜色。果汁或柠檬汁以减少维生素C的流失。

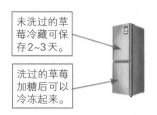

未洗过的草莓冷藏可保存2~3天。

洗过的草莓加糖后可以冷冻起来。

值得一试的佳肴

草莓黄瓜

500克黄瓜，200克草莓，100克白糖，5克白醋，适量的精盐、味精和清水。

1. 将黄瓜用清水洗净，切成块状，放入小盆内，用盐腌10分钟后用凉水稍微漂洗一下，挤干水分后盛装在盘内。

2. 用凉开水将白糖溶化，把草莓去蒂，洗净、控干、碾碎，淋入糖水、白醋，加味精拌匀，放入冰箱冷冻，食用时取出，浇在黄瓜块上。

覆盆子

覆盆子，又称树莓，最早起源于东亚地区。从18世纪开始，覆盆子的饮食文化逐渐在欧洲兴起，到了19世纪，覆盆子越来越多地受到关注，各个国家开始普遍种植。覆盆子果实大多呈红色，也有黑色、黄色、橘色、琥珀色甚至白色。覆盆子果肉甜中带酸，香气浓郁。

营养及药用功效

覆盆子果实含有相当丰富的

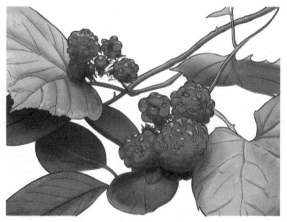

覆盆子果实酸甜可口，有"黄金水果"的美誉，还有补肝益肾、明目乌发的功效。

维生素 A、维生素 C、钙、钾、镁等营养元素以及大量纤维。覆盆子能有效缓解心绞痛等心血管疾病，但有时会造成轻微的腹泻。另外，用覆盆子叶制成的茶还有调经养颜以及收敛止血的效果。

	覆盆子 （每 100 克）
水分	87%
蛋白质	0.9 克
纤维	4.7 克
热量	209.3 千焦

购买指南

购买时尽量选择梗上带毛并且表面有光泽的果实。最简单的购买要领是：确定挑的果实在采摘之前还没有熟透。

食用技巧与吃法

覆盆子一旦吸收水分就会变软，影响口感，所以一般不需要清洗。如果必须清洗的话，最好迅速并小心地完成。轻轻摇晃可以赶出里面可能隐藏的小虫。

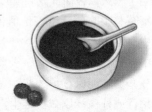

覆盆子汁常用作冰激凌及果汁冰糕的调味料，很受欢迎。

储存方式

覆盆子应避免长时间直接暴露于阳光下或放在接近室温的地方。把覆盆子放在冰箱里可保存 1 ~ 2 天。在包装袋里加一点白糖或者在熬好的覆盆子浓汁里加少量柠檬汁，均有助于延长其保存期限，还有助于保持色泽。另外，覆盆子也可以浸泡在糖浆或白兰地酒里进行贮藏。

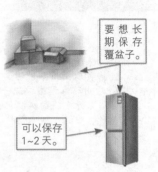

要想长期保存覆盆子。

可以保存 1~2 天。

金 橘

金橘原产于中国，一般 2 ~ 5 厘米长，外皮细薄柔软，可食用。金橘味道甘甜，果肉通常被均匀地分成 5 瓣或者 6 瓣，每瓣包含较大的子。

营养及药用功效

金橘富含对人体有益的维生素 C、大量丰富的钾元素以及少量的铜。一般来说，对柑橘类水果的外皮有过敏症状的人，接触金橘的果皮也可能会产生过敏反应。

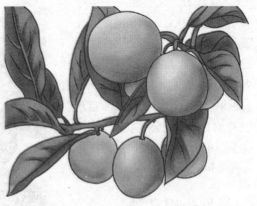

金橘，又称金桔，因香气足，素有"一树金桔十里香"之称。

购买指南

在选购金橘的时候，挑选质地坚实饱满、有光泽的果实。果皮表面有裂口或者其他瑕疵的果实应尽量避免。另外，质地柔软的果实通常很容易腐烂，也不应列入选择范围。

	金橘（每100克）
水分	82%
蛋白质	1.1克
碳水化合物	16克
纤维	3.7克
热量	263.7千焦

食用技巧与吃法

金橘在食用之前必须彻底清洗，可以放入沸水中煮20秒钟，果实发白以后取出，置于冷水中进行冷却以便其果皮完全软化。

在食用前用手指来回轻轻捏几下，可将金橘外皮所含的精油成分释放出来。金橘生吃不需要剥皮，味道香甜可口。可以做果酱、橘子酱和糖浆或糖渍、醋渍、泡酒。金橘还可和鱼肉、家禽肉、鸭肉和羊肉一起烹饪。

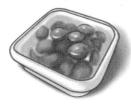

在西式烹饪中，金橘通常用水来煮，也可以配合其他菜肴做成填馅、沙拉等。

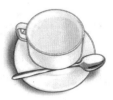

蜂蜜金橘茶味道酸甜可口，还有化痰消食、解郁醒酒的功效。

储存方式

金橘的果皮较薄，易腐烂。常温5～6天。冰箱可达3周左右。

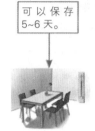

可以保存5~6天。

可以保存3周左右。

柚 子

柚子一般呈球形或梨形，最重可达到6千克。柚子表皮厚实并且不容易剥落，香味浓郁，颜色呈绿色、黄色或者粉红色。柚子一般汁液较少。果肉美味可口，或甘甜爽口，或酸性十足，有的有种子，有的没有。

营养及药用功效

柚子不仅还有丰富的维生素C，也含有大量的钾元素。柚子具有健胃的功效，是广泛受到推崇的开胃、促进消化的优质营养保健水果。另外，

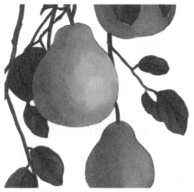

柚子性寒、味甘，营养丰富，耐于储存，有"天然的水果罐头"的美誉。

柚子还有降血糖和降胆固醇的作用，对预防孕妇贫血症状的发生和促进胎儿发育也有不错的效果。

	柚子 （每100克）
水分	89%
蛋白质	0.7克
脂肪	0.6克
碳水化合物	9.6克
热量	154.9千焦

购买指南

在选购柚子的时候，挑选质地相对坚实饱满的，有重量感的比较好。不要购买手感过软、果皮颜色暗淡无光泽的及用手指稍稍按压以后特别容易凹陷的。

食用技巧与吃法

柚子通常剥皮后直接食用，也可以糖渍或煮食，有时也可以剥皮去膜，加到水果沙拉或者蔬菜沙拉里调味。

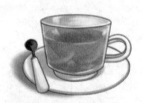
蜂蜜柚子茶清香可口，综合了蜂蜜的排毒作用和柚子的美白作用，具有美容养颜的功效。

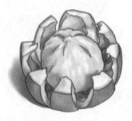
柚子皮青涩中稍带苦味，用来做菜味道独特。晒干的柚子皮还可以用来治疗冻疮。

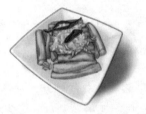
柚子粒拌丝瓜简单易做，酸甜可口，能够治疗消化不良等症状，是儿童喜爱的佳品。

储存方式

冷藏的柚子有1周的保鲜期，而在室温下放置的话通常可以保存数日。

另外，柚子冰冻之后汁液仍然甘甜爽口，外皮也仍然芳香浓郁。

柠 檬

柠檬树起源于南亚地区，在亚洲已经有2 500年的种植历史。11世纪阿拉伯人将柠檬传入西班牙，十字军将其传入欧洲其他地方。15世纪，西欧人开始将柠檬用于烹饪。

不同品种的柠檬，其大小和酸度也各不同，外皮的厚度和粗劣度也不相同。柠檬熟时只有一点酸，而市场上的柠檬大多未熟时就已摘下，然后放置1～4个月使其慢慢熟透。

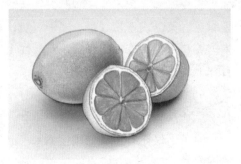
柠檬味酸，适合肝虚的孕妇食用，有"宜母子"或"宜母果"的美誉。

营养及药用功效

柠檬富含维生素 C，还含有钾和叶酸。柠檬含有 6% ~ 10% 的柠檬酸，酸味非常重，柠檬酸可以驱走害虫，是天然的杀菌剂。另外，柠檬还具有许多药用价值，可以利尿并缓解风湿和肠道疾病，还可用于治疗坏血病。

	柠檬（每 100 克）
水分	89%
蛋白质	1 克
脂肪	0.3 克
碳水化合物	6.9 克
纤维	2.1 克
热量	121.4 千焦

购买指南

购买柠檬时尽量挑选比较硬的，不要购买绿色的，也不要挑选金黄色的，绿色的柠檬通常比较酸，金黄色的则可能已不新鲜了。也不要买发皱的、过硬或过软的，另外，皮粗糙的一般皮厚肉少，也不要购买。

食用技巧与吃法

在西式烹饪中，柠檬有很多种用法，可作为装饰也可作为原料。柠檬可以代替盐，还可防止水果和蔬菜变色。柠檬可以给汤、蔬菜、蛋糕、冰激凌调味，还可用于制作果酱。柠檬可以代替醋，为牛肉、猪肉和鱼等调味。它还可以作为调味品加到茶中。柠檬还可以干化或糖渍食用，也可以为酱和甜点调味。

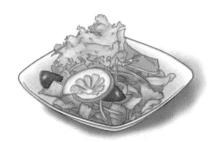

柠檬蔬菜沙拉酸甜美味，营养价值高，还能达到美容瘦身的效果。

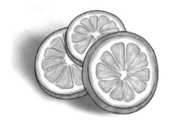

柠檬片富含维生素，泡水食用能够达到祛痰的效果，还能够提神醒脑。

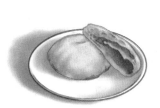

柠檬饼味道清新，是结合柠檬的传统做法推出的创新做法。

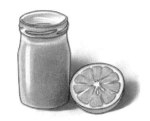

柠檬果酱味道清香，能够使菜品味道更佳。

储存方式

柠檬在常温下可放置 1 周，要想储存更久，可放在冰箱里。

柠檬果肉和柠檬调味品可以冷藏，糖渍或干化的柠檬可以放置于密封袋里，为远离害虫，应放在干冷的地方。

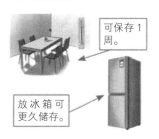

可保存 1 周。

放冰箱可更久储存。

香　蕉

香蕉是一种生产在热带和亚热带地区的水果，起源于马来西亚。香蕉树植株可长到3～8米，每棵树可长出一串果实，长1年才能采摘。香蕉有很多种，香蕉皮呈黄色、紫色或粉红色，不可食用，香蕉的味道和果肉的品质取决于品种。香蕉一般呈绿色时就会摘下，因为不在树上成熟的香蕉味道更好。

营养及药用功效

香蕉富含维生素B和钾，还是维生素C、镁的重要来源。随着香蕉的成熟，其所含糖分会发生转变，香蕉在完全成熟之前糖分是很难消化的，在成熟的过程中会转变为葡萄糖和麦芽糖等，这几种糖很容易吸收。这就解释了为什么绿香蕉不易消化，而太熟的香蕉又太甜而且腻。香蕉可以预防高血压和中风，能起到保护血管的作用。另外，香蕉还有润肠通便、清热解毒和助消化的作用。香蕉也可以润泽皮肤，有利于消除手足皲裂症状。

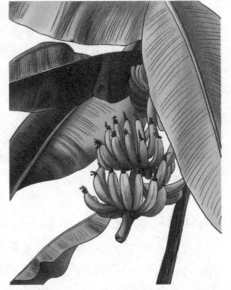

香蕉清香爽口、亦食亦药，有"圣果""智慧之果""绿色象牙"之美誉。

	香蕉 （每100克）
水分	74%
蛋白质	1克
脂肪	0.5克
碳水化合物	23克
热量	385.1千焦

购买指南

香蕉的成熟度可以根据皮的颜色来判断，全熟时有一点黑色或棕色的点，而没有绿色。红香蕉变黑时就代表其已经完全成熟了，选未损坏且不要太硬的。除非是烧着吃，否则也要避免用油炸全绿或很软的香蕉。香蕉可以切成片，制成零食。

食用技巧与吃法

香蕉可剥皮直接食用，也可以做成菜肴，可烤、煎、油炸或拔丝，也可用其他方式烹饪。用香蕉制作派或蛋糕时可以不

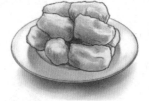

炸香蕉口感香甜，外酥里嫩，而且工艺简单，是大家喜爱的甜点。

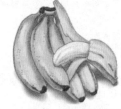

一旦剥了皮，香蕉很易变色，因此要临吃前再剥皮。

放糖，因为香蕉中的淀粉在一定时间内会转变为糖。香蕉
也可以晒干食用。

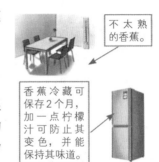

不太熟的香蕉。

香蕉冷藏可保存2个月，加一点柠檬汁可防止其变色，并能保持其味道。

储存方式

香蕉是对温度很敏感的水果，它们不能承受剧烈的温度变化或 –2 ℃以下的低温。香蕉可放在室温下，太熟的香蕉只能放在冰箱里，但皮会变黑，不过不影响味道。为保持味道，应直到食用前再从冰箱中取出。

菠 萝

菠萝原产于美洲。菠萝的植株可长至90厘米高，通常在种植后18 ~ 20个月就可以收获。菠萝皮很厚，呈鳞片状，通常是黄色、绿色或红棕色的。菠萝没有子，果肉呈黄色，味甜，果汁含量丰富，接近果实根部的部分更甜、更嫩并且颜色较深。

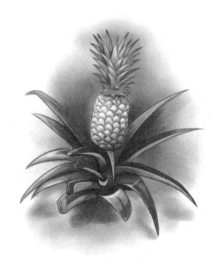

营养及药用功效

菠萝含维生素 C、钾、镁和叶酸。菠萝有利尿、促进肠胃蠕动和麻醉的作用。菠萝含菠萝蛋白酶，这种物质可以阻止凝胶聚集，可用来使牛奶变酸或软化其他水果，但这种特点在烹饪中会被减弱。

菠萝味甘、微酸，性微寒，具有清热解暑、养颜瘦身的功效。

购买指南

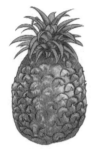

挑选比较重的菠萝，叶子最好比较绿。

挑选比较重的菠萝，叶子最好比较绿，不要买有霉点或外皮呈绿色的菠萝。用手拍拍菠萝，闷闷的声音代表刚熟，空空的声音则代表没什么水分，散发出很浓重的味道代表菠萝已经开始发酵。眼深、有软点或黄叶都表明菠萝已经不新鲜了。菠萝的质量与收获的季节有关，菠萝通常在最成熟时摘下，一旦摘下了，糖分就不会增加，因此也不会再变甜了。

	菠萝（每100 克）
水分	87%
蛋白质	0.4 克
脂肪	0.5 克
碳水化合物	12 克
纤维	0.5 克
热量	209.3 千焦

食用技巧与吃法

可用不同的方法为菠萝去皮。可将菠萝的头和尾都去掉，用直刀把皮剥去，用刀尖将鳞片和表面的眼去掉，把果肉切成片或小块，熟透的菠萝不用去芯。也可以去掉两端，再对半切开菠萝，用刀将皮削去，按需要可把芯去掉再切成块。也可以只把菠萝顶去掉，将皮削去，再切成块。

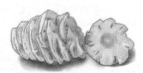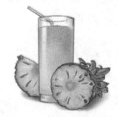

菠萝以切片食用最好。可以用专门的菠萝削皮器，会浪费一些果肉，可以把菠萝放在一个深盘子里来收集削皮和切菠萝时流失的菠萝汁。

菠萝汁口感良好，易于吸收，是很好的食用菠萝的方法。

柿 子

柿子树，原产于中国，是一种阔叶类植物。柿子属于寒季水果，即使到了冬天，果实也不会自动脱落。

柿子主要被分成两类，一类是亚洲柿子，另一类是美洲柿子。在亚洲柿子中，共同点最多的两个品种分别是"哈齐雅"和"富有"，"哈齐雅"在还没有成熟的时候果肉较涩，而且不可以食用；而"富有"无论肉质较硬的时候还是熟透了之后都可以食用。

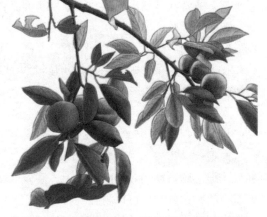

柿子味干涩、性寒、无毒，有"事事如意"的美誉，具有润肺化痰、健脾去燥的功效。

营养及药用功效

柿子含有多种对人体有益的营养物质，包括丰富的维生素A、大量钾元素、维生素C以及微量铜元素。柿子还含碘，对于因缺碘引起的甲状腺肿大的治疗有益。另外，柿子还有防止心脏血管硬化的功效。

	柿子 （每 100 克）
水分	80%
蛋白质	0.6 克
脂肪	0.2 克
碳水化合物	19 克
纤维	1.6 克
热量	293.0 千焦

购买指南

外观色泽优劣并不能够作为果实是否成熟的参考。购买时挑选外观完整、没有任何损坏的果实，颜色偏绿甚至偏黄的果实绝对不要列入选择范围内。

食用技巧与吃法

柿子生吃相当美味，还可以用来做柿子泥，也可修饰冰激凌、蛋糕、果露等甜品。柿子可以晒干后做成柿饼、制罐头或者果酱。

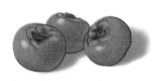
新鲜成熟的柿子，从树上摘下来就可以直接吃。

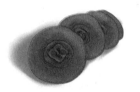
柿饼是经过干燥制作而成的干果，味道清新且长久不变质。

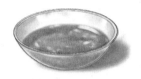
柿子果酱是由柿子、麦芽糖、细砂糖和柠檬制作而成。

储存方式

柿子应放在冰箱里保存，既可以直接冷冻，也可做成柿泥以后再冷冻。另外，在柿泥里面加入 1/2 汤匙的柠檬汁可以防止变色。

柿子可以直接冷冻。

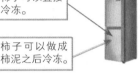
柿子可以做成柿泥之后冷冻。

猕 猴 桃

猕猴桃原产于中国，最初被西方国家称为"中国的醋栗"。猕猴桃的外形与鸡蛋相似，长约 7.5 厘米，重量介于 28 ~ 56 克。其果肉呈现出如翡翠一般的艳绿色，肉质香甜多汁，稍带一点酸味。在果实中心淡黄色的核周围，有一个漂亮的圆圈，里面都是颗粒非常小的黑色种子。猕猴桃毛茸茸的表皮通常呈褐色，而且质地非常细薄。

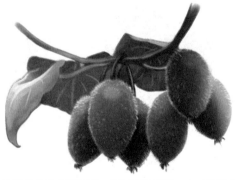
猕猴桃性味甘酸而寒，可以解热健脾，有"保健佳果""超级水果"的美誉。

营养及药用功效

猕猴桃富含维生素 C 和钾元素，同时还含有大量的镁、磷、铁以及维生素 A。与甜橙和柠檬相比，猕猴桃所含的维生素 C 成分是前两种水果的 2 倍，因此常常被用来对抗坏血病。不仅如此，猕猴桃还能稳定情绪、降胆固醇、帮助消化、

	猕猴桃（每 100 克）
水分	83%
蛋白质	1 克
脂肪	0.1 克
碳水化合物	13.5 克
纤维	3.4 克
热量	255.3 千焦

预防便秘，还有止渴利尿和保护心脏的作用。

购买指南

在选购时，注意挑选表面完整无缺、没有任何瑕疵的果实。熟了的猕猴桃肉质会比较软嫩，用手指轻按会有一点下陷。不要购买质地太软或表面有划伤、裂痕等任何损坏的果实。另外，果实的大小对其质量丝毫没有影响。

食用技巧与吃法

猕猴桃可剥皮直接食用。西式烹饪中常常用到猕猴桃，猕猴桃切片以后，可用于制作谷类食品（麦片粥）、优格、冰激凌、果汁冰糕以及水果沙拉等。

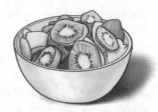

猕猴桃最突出特性的就是对食物的嫩化作用。如果将尚未成熟的猕猴桃剥皮以后放置在室外，它们甚至能够使自身的质地变嫩。尽管如此，这一特性在水果沙拉的使用中并没有发挥很大的作用，因为它会让其他的水果迅速软化。另外，猕猴桃可以防止凝胶快速凝固，还可以使牛奶变酸。猕猴桃酱汁可以配合烹饪一些肉类菜品，还可以跟其他的食物一块

在沙拉中，猕猴桃能起到很好的装饰作用。注意在制作沙拉时，应在所有工序结束后放入猕猴桃。

儿制作其他酱汁和汤。

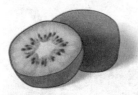

猕猴桃可剥皮直接食用，还可以切成两半，用勺子将果肉挖出来食用。

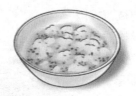

用水煮猕猴桃的时候，为了保持其色泽和口感，煮的时间越短越好。

猕猴桃汁酸甜可口，营养丰富。注意榨汁时，不要将种子磨碎，否则果汁里会略带苦味。

储存方式

猕猴桃在采摘之前已经成熟，不过质地仍然比较硬。猕猴桃如果被放置在室温条件下成熟的话，其肉质会变得更加甘甜可口。

将猕猴桃置于室温条件下，直到用手指轻轻按压其表面有轻微下陷时果实就差不多成熟了。为加快猕猴桃成熟的过程，可将它们单独放在一个纸袋里或拿一个苹果或者一只香蕉一起放在纸袋里。一般已经成熟的猕猴桃放在冰箱里只能保鲜数日，而对于尚未成熟的猕猴桃来说，在冰箱里放 2 ~ 3 个星期都不成问题。

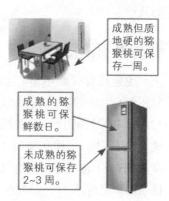

成熟但质地硬的猕猴桃可保存一周。

成熟的猕猴桃可保鲜数日。

未成熟的猕猴桃可保存2~3周。

值得一试的佳肴

猕猴桃鸡柳

半个切块的猕猴桃，60 克鸡胸肉，70 克红色甜椒，70 克大葱，2 小匙植物油，少许米酒、盐，苏打粉、黑胡椒。

1. 将鸡胸肉切片，用米酒、盐、苏打粉、黑胡椒腌渍 15 分钟左右。
2. 锅内倒入植物油，待油热后放鸡胸肉炒至八成熟。
3. 加入猕猴桃块、红色甜椒和葱条炒一会儿即可。

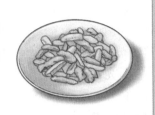

石　榴

石榴原产于波斯，种植历史已经超过了 4 000 年。石榴大多生长在热带以及亚热带气候的国家和地区。通常石榴树能够适应不同的气候条件和不同的土壤类型。石榴的直径一般在 7.5 厘米左右，果皮比较厚，有韧性，通常呈鲜艳的红色或偏黄色。不同品种的石榴子颜色不同，有深红色、暗粉色和淡粉色。石榴子汁液丰富，口感清爽，酸甜可口。

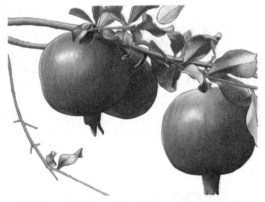

石榴性温、味甘酸涩，有很高的史料价值，有"天浆果"之称，古人称其为"天下之奇树，果中之极品"。

营养及药用功效

石榴含有丰富的钾元素，同时还为人体提供了大量的维生素 C、石榴酸、钠和烟酸。石榴独特的酸味来自于其内部所含的多种有机酸，其中包括一定含量的柠檬酸。

石榴有抗氧化的作用，能有效预防心血管疾病，抗癌和抗衰老的作用也十分明显。另外，石榴还有杀菌和止血的功效。

	石榴 （每 100 克）
水分	81%
蛋白质	1 克
脂肪	0.3 克
碳水化合物	17 克
纤维	0.2 克
热量	284.6 千焦

购买指南

选购石榴应挑选体型较大、表皮完好无损、颜色鲜艳、稍稍带有一点棕色的果实。

食用技巧与吃法

石榴子通常可生吃。在大多数热带国家，石榴子还是绝佳的调味品。它们被广泛应用在水果沙拉、混合沙拉、汤、酱汁、奶酪、蔬菜、禽肉以及海鲜的制作中。

首先在石榴的表皮上将其以 4 等份切割，然后轻轻地将皮撬开。另外，也可以先在石榴表面挖一个小洞，插一根吸管进去，将里面的汁吸出来饮用。还可以先把石榴放在桌面来回滚动几下，轻轻挤压令果汁从子里面流出来。果汁里面常常混着碎果皮，果皮中的隔膜含有单宁酸，因此果汁的味道会比较苦。另外，由于石榴汁相当容易弄脏衣服，拿的时候要特别小心。

石榴不仅果实鲜美，叶子也具有极高的药用价值。石榴叶子具有止泻杀虫的功效。

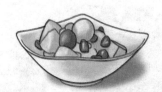

石榴是绝佳的调味品，经常用在水果沙拉中，也被广泛用在蔬菜、禽肉以及海鲜的制作中。

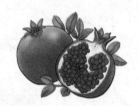

伊朗是世界上最大的石榴出口国。有"吃石榴，表示像石榴粒一样多福"的说法。

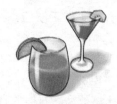

欧洲通常把石榴做成石榴糖浆销售，石榴糖浆被用来制作各种饮料、鸡尾酒以及冰激凌。

储存方式

石榴在室温条件下一般可以保鲜数日，如果放在冰箱里可储存 2 ~ 3 个星期。石榴非常耐冻，在进行冷冻时，只需将里面的子挖出来，用保鲜膜包好即可。

无 花 果

无花果有着悠久的食用历史，从原始时期开始便以其丰富的营养价值以及药用价值闻名遐迩。无花果总共有 150 多个品种，从颜色上有白色、青色、棕色、红色或者紫色，有些特别的品种甚至几乎呈黑色。其中最常在市场上见到的品种包括以下几种：

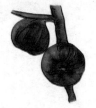

黑无花果：味道甘甜，而且相当干，不容易腐烂。

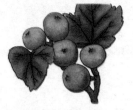

青无花果：此品种果皮比较薄，果肉多汁爽口。

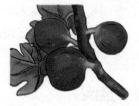

紫无花果：汁液最丰富，味道最甘甜，相对较干，最易腐烂。

营养及药用功效

新鲜的无花果含有大量钾元素和纤维，其营养价值相当高。不过，干无花果所含的营养成分更加集中。除了丰富的钾元素，干无花果还含有镁、铁和铜以及其他各种对人体有益的元素比如钙、钠、磷、锌、维生素 B_2、维生素 B_1、烟酸、维生素 B_6 等。无花果具有利尿以及通便的功效，还能降血脂、降血压并预防冠心病。此外，无花果还有防癌、抗癌和利咽消肿的作用，干无花果还有滋补养颜的功效。

	干无花果 （每100克）
水分	28%
蛋白质	3克
脂肪	1.2克
碳水化合物	65克
纤维	9.3克
热量	1 067.4 千焦

购买指南

新鲜的无花果坚实饱满、质地柔软，顶端的蒂结实。干无花果气味清新怡人，质地柔软。

食用技巧与吃法

在食用新鲜无花果之前，应尽量小心翼翼地清洗一次。由于无花果极易腐烂，对新鲜果实最常见的处理方式就是晒干或者贮藏。制作干果既可以借助人工方式进行加工，也可以直接将其放置在太阳下晒。为了增加无花果的重量及水分，有时会将无花果跟白糖混合进行烘烤或将其直接浸泡在水里。

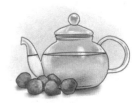

无花果茶是炒至半焦的无花果加适量白糖，用沸水冲泡饮用的，能够有效治疗消化不良。

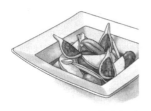

无花果可以用于制作水果沙拉，也可以用来制作各种开胃菜，还可以跟奶酪和火腿混合烹饪。

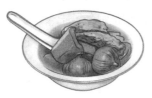

无花果胡萝卜瘦肉汤营养丰富，味道鲜美。无花果跟兔肉、家禽肉以及其他野味搭配也能够烹饪出相当可口的菜肴。

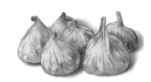

干无花果既可以直接食用，也可以泡水、泡果汁甚至泡酒，还可以跟杏仁等坚果混合制作填充馅料。

储存方法

新鲜无花果特别容易腐烂，放入冰箱可以保存 1～2 天。为避免受到其他食物气味的影响，要先将无花果用保鲜膜包好再放入冰箱。干无花果应放在凉爽、干燥并且远离飞虫侵扰的地方。

西 瓜

西瓜是一年一结的水果，适宜在温暖条件下生长。西瓜属于甜瓜的一个品种，其发源地被普遍认为是非洲地区。早在远古时期，西瓜已经在全世界被广泛种植和贩卖。西瓜的水分占内部所有营养成分的 92 % ~ 95%。西瓜的主要出产国包括中国、俄罗斯以及土耳其等。

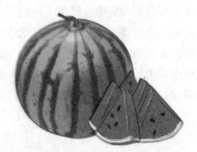

西瓜味甘、性寒，因可以解暑止渴、清热利尿，中医称其为"白虎汤"。

营养及药用功效

西瓜含有对人体非常有益的维生素 C 和 钾等营养元素，西瓜对于人体有降血压、止渴利尿以及解毒的功效。另外，西瓜还有润泽肌肤和美容的作用。

	西瓜 （每 100 克）
水分	92%
蛋白质	0.6 克
碳水化合物	7 克
热量	129.8 千焦

购买指南

首先要挑选饱满、结实、有重量感的西瓜，表皮看起来应比较光滑并且有光泽。一般熟了的西瓜表面有一处发白甚至几乎呈黄色的地方，这是西瓜成熟的标志。用手掌轻拍西瓜表面，如果发出砰砰声则可以马上食用。

食用技巧与吃法

吃西瓜最常使用的方法就是直接鲜食，可以将其切成薄片或者切四等份，也可以切成一块一块的，或者不用切，直接拿勺子把果肉挖成一个一个的球。去了子的西瓜可以用于制作水果沙拉，或者加工以后制成果酱，尚未成熟的西瓜可以像夏季西葫芦一样烹饪。

西瓜子其实是可以食用的，人们常常把做好的烤瓜子和咸味瓜子当作零食食用。西瓜子还可以磨成粉末（和谷类麦片差不多）用于制作面包。西瓜皮也可以食用，通

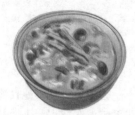

西瓜粳米红枣粥不仅营养丰富，还能够降低血压。

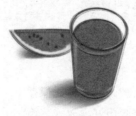

西瓜去子之后，可以用来制作美味可口的西瓜汁。

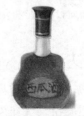

西瓜的汁还能够用来制作酒，工艺简单、味道独特。

常用调味汁或醋进行浸泡，也可以用糖煮制。

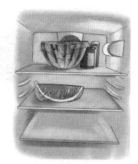

储存方式

西瓜虽然是不太耐冻的水果，但也应放入冰箱进行冷藏，将西瓜冷藏保存不仅能够延长新鲜西瓜的保存期限、防止水分流失而影响口感，还可以使西瓜吃起来更加爽口。为了避免切开的西瓜沾染上冰箱内其他食品的气味，在放入冰箱前应先用保鲜膜仔细将露在空气中的果肉部分包裹好。由于西瓜的保鲜期十分有限，即使冷藏处理也应尽快食用。

切开的西瓜应用保鲜膜包裹后放入冰箱储藏。

荔 枝

荔枝原产于中国南部，在中国的种植历史已经超过了 2 000 年，如今，荔枝在中国仍然被当作新年吉祥好运的兆头。荔枝出产国还包括印度、泰国、南非、澳大利亚等。

营养及药用功效

鲜荔枝富含维生素 C 和钾元素，还含有多种对人体有益的营养物质，包括铜和镁等。荔枝有补脑健身、增进食欲、益脾开胃、增强免疫力的功效，还能促进血液循环并润泽皮肤。荔枝还对大脑组织有补养作用，不仅能够益智补脑，还能明显改善失眠、健忘的症状。

购买指南

在选购新鲜荔枝的时候，尽量挑选果皮红润、没有裂口和裂痕的果实。

食用技巧与吃法

新鲜的荔枝非常美味，可单独食用也可用于制作水果沙拉。

在剥皮时要注意，尽量不要伤到里面的果肉。用水煮的话尽量不要煮得太久，否则其鲜美的味道会流失。如果同其他配料一起进行料理的话，荔枝应该最后放。

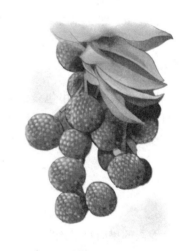

荔枝性平、味甘，具有生津止渴、补脾益血的功效，有"岭南果王"和"果中珍品"的美誉。

	荔枝 （每 100 克）
水分	82%
蛋白质	0.8 克
脂肪	0.4 克
碳水化合物	16.5 克
纤维	0.5 克
热量	276.3 千焦

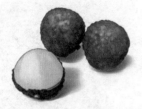

荔枝色泽鲜紫，香气扑鼻，可生吃，非常美味。

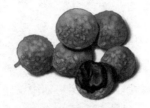

荔枝干肉厚核小，味道香甜，还有养心益肾的功效。

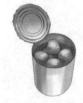

荔枝罐头延长了荔枝的保存时间，还有补肺和脾之效。

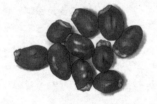

荔枝核研磨之后，以酒调服，可以有效治疗胃痛。

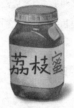

荔枝蜜既有荔枝的果酸味，也有蜂蜜的清润，可以益血生津。

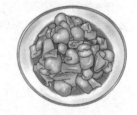

荔枝炒丝瓜营养丰富。荔枝还可以跟肉类搭配来做菜。

储存方式

将荔枝用一张纸巾包裹起来，放入一个带孔的塑料袋里面，然后放在冰箱里，这样通常可保存数星期。不过，荔枝越新鲜的时候食用口感越棒。荔枝可以带壳冷藏保存。

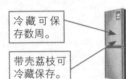

冷藏可保存数周。

带壳荔枝可冷藏保存。

龙 眼

龙眼的果肉呈半透明状，晶莹洁白，甘甜爽口，口感上稍微比荔枝差一些。龙眼的果核呈褐色，不可食用，龙眼是由于核的中间有一个形似眼睛的白点而得名的。

营养及药用功效

龙眼含有极其丰富的维生素 C 和钾，此外还含有大量的镁和铜，有补气养血之功效，对于治疗虚劳羸弱、失眠、健忘效果显著。

购买指南

在选购龙眼的时候，最好是挑选外壳完整无裂痕而且色泽明亮的。

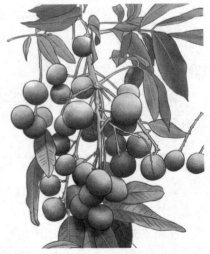

龙眼味道甘美，素有"北国明珠"的美誉。

食用技巧与吃法

龙眼生吃味道鲜甜可口，也可以用于制作水果沙拉、粥、蔬菜以及酱汁等，煮食或者用油旺火翻炒都是不错的烹饪方法。龙眼可以果浆的形式装罐，也可以晒干以后经过加工再做成罐头。龙眼还可干制，从外观上看，龙眼干与葡萄干非常相似。

	龙眼 （每100克）
水分	83%
蛋白质	1.3 克
脂肪	0.1 克
碳水化合物	15 克
纤维	0.4 克

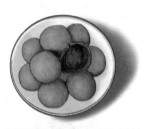
龙眼干也称桂圆干，是可以长久保存的滋补品。

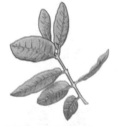
龙眼的叶子微苦，具有清热解毒的功效，还能预防感冒。

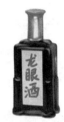
龙眼酒风味独特、怡人醇香，还具有补心益气的功效。

煮龙眼的时间不可以过长，否则影响其味道。在剥壳的时候，可以先由梗的部分开始将龙眼的壳剖开。

储存方式

储存时先用纸巾将龙眼包起来，吸去多余的水分，然后将其放入一个带孔的塑料袋，包好后放入冰箱保存，这样可保存 2～3 个星期。

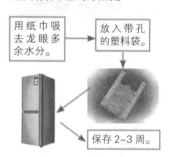
用纸巾吸去龙眼多余水分。 放入带孔的塑料袋。 保存 2~3 周。

木 瓜

木瓜原产于美国中部地区，种类繁多。木瓜在热带以及亚热带地区尤其是巴西、墨西哥、印度尼西亚和印度被广泛种植。木瓜长度在 10～50 厘米不等，重量从几十克到几千克以上都有。

营养及药用功效

木瓜中维生素 C 含量极为丰富，钾、钙、磷等的含量也很丰富。木瓜有降血脂、抗癌、

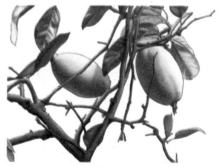
木瓜味酸、性温，可以治疗关节肿痛、面黑粉刺，有"百益果王"的美誉。

101

美容等功效。

	木瓜 （每 100 克）
水分	89%
蛋白质	0.6 克
脂肪	0.1 克
碳水化合物	9 克
纤维	0.9 克
热量	163.3 千焦

购买指南

在选购木瓜的时候应注意，手指按压上去有轻微凹陷的果实就是绝佳之选。表面有黑点或者霉点通常会影响到果实的味道，质地过硬、还完全处于青涩状态的果实也不要购买。另外，质地太柔软、表面有瘀青的果实也不要列入选择范围之内。

食用技巧与吃法

吃木瓜的时候可以把里面的果肉挖出来，一勺一勺地细细品尝，可以加糖也可以洒一点酸橙汁。

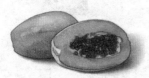

购买木瓜时，选择果皮几乎完全变成橘色的果实。

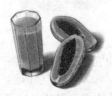

木瓜可生吃，也可做成果汁。木瓜汁具有健脾消食的作用。

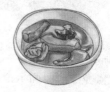

木瓜排骨汤口感嫩滑，营养丰富，是美容养颜的佳品。

榴　莲

榴莲植株与猢狲面包树（又名猴面包树）、可可树、棉树都有着相当近的亲缘关系。榴莲在成熟的时候散发出来的气味相当难闻，但是其入口后的独特的味道还是得到了许多人的喜爱。

营养及药用功效

榴莲富含钾元素和维生素 C。榴莲能增进食欲并促进肠胃蠕动。

购买指南

为了尽量避免腐烂的可能性，应挑选果实表面完整，无缺口、裂痕或者疤痕的果实。通常成熟程度较好的榴莲其外壳偏黄。

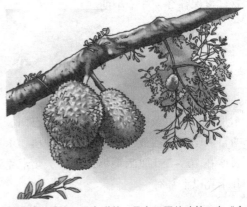

榴莲味道香浓、果实甜美，具有开胃的功效，有"金枕头""水果之王"的美誉。

食用技巧与吃法

　　在食用榴莲的时候，只要用手在裂口处轻轻地掰开即可，非常简单方便。取一把比较锋利的菜刀，沿着榴莲外壳的凹槽将其剖开，用勺子挖出果肉，并取出里面的子。

　　一旦习惯了榴莲发出的难闻的气味，很多人都承认，榴莲肉实际上是很美味的。一般榴莲都是作为水果生食，只需要用勺子掏出来食用即可。榴莲用于烹饪的话可以跟糯米搭配食用，还可以跟馅饼一起食用。

	榴莲 （每 100 克）
水分	81.1%
脂肪	0.8 克
碳水化合物	15 克
纤维	1.6 克
热量	399.1 千焦

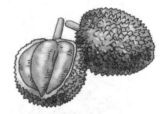

榴莲破壳即食，味道独特。

储存方式

　　榴莲一般在室温条件下可以成熟，不过，一旦成熟之后它的外壳就会开始出现裂缝，为了防止果肉很快腐烂，应立即食用或者放入冰箱里面冷藏。冷藏的时候要将榴莲肉包装好，放在冰箱内远离其他食物的地方。用盐水泡的方法贮藏榴莲可以保存大约 1 年以上的时间，而且在 1 年内可以随时食用。

枇 杷

　　枇杷原产于中国和日本，多生长在亚热带国家。早春时节，枇杷树会结满果实。枇杷果实的表皮极薄，呈黄色，可食用，常常有一层柔软的绒毛覆盖。枇杷果肉很少，颜色接近奶油色或橙色，有的坚实饱满，有的柔软细腻。枇杷的果实多汁，口感清爽，微微带酸同时又不乏甘甜可口。但在还没有完全成熟之前，枇杷果实的味道很酸。

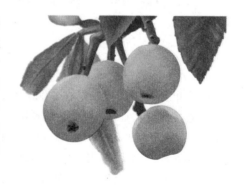

枇杷不仅味道鲜美、营养丰富，还有生津润肺、清热健胃的功效。

营养及药用功效

　　枇杷含丰富的钾元素和维生素 A。枇杷有利尿、滋补和强身健体的特殊功效，对促进消化、解暑、润肺止咳、预防感冒都有较好的作用。

购买指南

　　在挑选枇杷的时候，肉质柔软、果皮光滑的果实就是最佳的选择。有些枇杷的果皮表面带有褐色的斑点，这样的果实的味道通常比没有斑点的果实更加鲜美可口。

	枇杷 （每100克）
水分	87%
蛋白质	0.4 克
脂肪	0.2 克
碳水化合物	12 克
热量	196.7 千焦

食用技巧与吃法

不管带皮或不带皮、生食还是煮食，枇杷的味道都同样鲜美可口。在西式烹饪中，枇杷可以被用来制作水果沙拉、派、果冻以及果酱。除此之外，它还可以制酒或者做糖渍枇杷，也可以加工成罐头。另外，枇杷也可以和银耳搭配食用，枇杷银耳汤中的枇杷可从罐头枇杷中获取。

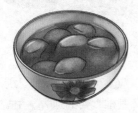

枇杷的味道鲜美可口，水煮常常呈现出独特的味道。

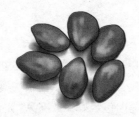

核完整的和磨成粉的枇杷核，都可做成香料或调味品食用。

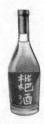

枇杷酒由鲜果去核后发酵而成，可以增强视力。

储存方式

由于枇杷被采摘下来的时候已经成熟，因此最好尽快食用。

芒　果

芒果原产于印度，早在 6 000 多年以前就开始被种植。一个芒果的平均长度为 10 厘米左右，重量介于 255 ~ 1 400 克。芒果的果皮细薄光滑，多呈偏青绿色、浅黄色或者浅红色，并常常带有淡紫色、淡粉色、橙黄色或者鲜红色，果肉一般呈橘色或者橘黄色。芒果富含纤维成分，其果肉多汁甘甜、爽滑细腻、芳香浓郁。

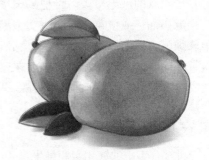

芒果酸甜可口，有"热带果王"的美誉。

营养及药用功效

芒果不仅含有非常丰富的维生素 A 和维生素 C，还含有大量钾元素，除此之外，芒果还能为人体提供一定的铜。芒果皮对口腔和皮肤均有刺激性，常常会导致人体出现过敏反应。未成熟的芒果有时会造成轻微腹泻。

	芒果 （每100克）
水分	82%
蛋白质	0.5克
脂肪	0.3克
碳水化合物	17克
热量	238.6千焦

购买指南

成熟的芒果会散发出甜美的迷人芳香，手指按压上去还会有轻微的凹陷。已经熟透了的果实，表面会出现少许黑色的斑点。总的来说，在购买芒果的时候应尽量挑选软硬适中的果实。

食用技巧与吃法

芒果可以去掉皮生吃，也可以用于烹饪菜肴，在西式烹饪中芒果常与其他水果混合制作水果沙拉。芒果还可以用来制作果酱、果冻、糖渍芒果以及芒果汁等。另外，芒果还可以被当作蔬菜使用，以配合各种肉类或者鱼类烹制佳肴。

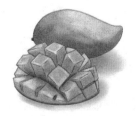 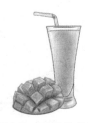 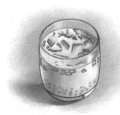

芒果可以去掉皮生吃，果肉多汁美味，还有生津止渴的功效。　芒果汁是一种强效的抗氧化剂，对清洁血液非常有益。　芒果西米露是老少皆宜的家常菜，还有祛痰止咳的功效。

储存方式

芒果属于比较耐储存的水果。尚未成熟的芒果放在室温条件下即可熟透，放入纸袋中可加快其成熟。熟透的果实在冰箱里通常可以保鲜1～2周。

值得一试的佳肴

芒果鸡肉（4人份）

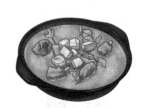

1只鸡（约1500克），25克鸡精，1个洋葱，搓碎的肉桂粉末，2个芒果，搓碎的芫荽末，30毫升黄油，45毫升花生油，适量的胡椒粉和食盐，少许碎柠檬皮。

1. 将鸡肉切块，与适量食盐、胡椒粉混合拌匀备用。把洋葱剁碎，芒果去皮以后切成两半，去核，再将芒果肉切片。

2. 取一个炒锅，倒入1汤匙食用油，在火上将黄油融化。把鸡肉下锅翻炒10分钟，直至所有鸡块转为褐色取出备用，注意保温。

3. 取一个防火的砂锅，将余下的油加热，倒入洋葱末翻炒几分钟直至洋葱变软，呈透明状。加入芒果切片，双面轮流进行油煎。

4. 将鸡块、鸡精、柠檬皮、肉桂末以及芫荽末统统倒入砂锅，搅拌均匀以后，盖上盖子焖上45分钟即可。

枣

枣树原产于中东,适宜在温暖的气候下生长。未成熟的枣的果肉常常呈青色,待完全成熟以后逐渐变成金色甚至棕色。枣中心细小的核实际上是一个角状的蛋白。枣最主要的3个品种分别是软肉枣、半干肉枣和干肉枣。

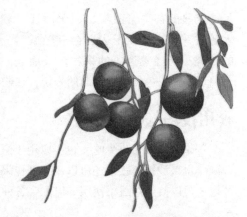

枣中维生素含量较高,有"天然维生素丸"的美誉。

营养及药用功效

枣所含糖分相当高,并且富含蛋白质、抗坏血酸、维生素C、钙和铁等营养成分,因此枣属于营养价值非常高的水果。枣能提高人体免疫力,抑制癌细胞发展,还可以降胆固醇、防治骨质疏松和贫血,此外,枣还有益心润肺、益气生津、养血安神、益智健脑的作用,是上好的滋补养颜佳品。

	枣 (每100克)
水分	24%
蛋白质	1.9克
脂肪	0.5克
碳水化合物	33.1克
纤维	2.3克
热量	1 134.4 千焦

购买指南

挑选饱满、肉质松软、色泽鲜艳的枣,将那些颜色暗淡或者看起来被晒得干瘪、已经发霉甚至发酵的果实挑出去。

食用技巧与吃法

枣不仅仅可以作为新鲜水果单独食用,也可以用来制作风味各异的菜肴。如果要使干枣再度充满水分,只需将它们浸泡在水里数小时直到完全浸透即可。由

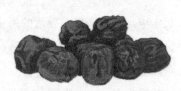

干枣富含钾元素,同时还含有大量对人体有益的铁、镁、铜、烟酸、维生素B$_6$。枣具有保健强身的作用。

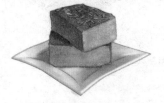

在北美洲,人们常用枣来制作甜味食品,比如蛋糕、曲奇等。

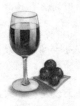

在阿拉伯国家,人们还将枣用于制作烈性酒。

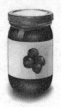

在印度,人们通常用枣来制作酸辣酱进行调味。

于枣所含糖分较高，本身的味道已经很甜，因此制作菜肴的时候需要考虑少加或完全不加白糖。

储存方式

将枣储存在密封容器中，置于阴暗、凉爽而且干燥的地方可防止枣的水分流失而导致变干。由于品种不同，枣的保存期限一般从 6 ~ 12 个月不等。新鲜的枣可以放在冰箱里冷藏，这样可以存放至少 2 周。为防止被其他食物的气味所影响，应将枣用保鲜膜仔细包装好后再进行冷藏。

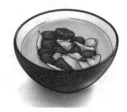

参枣汤发挥了枣和人参的营养功效，可以治疗贫血。

椰 子

椰子被认为原产于东南亚和马来西亚诸岛。椰子树可以长至 30 米高，果实通常会长 5 ~ 6 串，每一串含有 12 个椰子。椰子外有一层纤维性外皮（果皮），大约有 5 ~ 15 厘米厚，外皮下面是坚硬的褐色外壳，里面是一层果肉，再往里面的空腔内充满了乳白色的液体，其被称为椰子水。

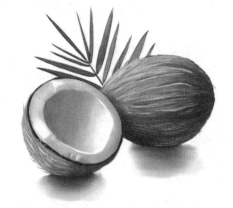

椰子汁液较多，营养丰富，有"宝树"的美誉。

营养及药用功效

椰子的营养价值在于它的果肉是新鲜的还是干燥的，或是椰子汁还是椰子水。新鲜椰子富含钾，纤维含量也很高，还含有铜、铁、镁、叶酸、锌和磷。椰肉的含油量很高，对补充营养和美容都有好处，椰子还有使人放松、利尿和补益脾胃的功效。未加糖的干椰肉富含钾、铜、镁，

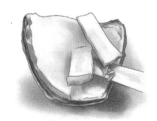

椰肉有补益脾胃的功效。

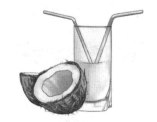

椰子汁营养极为丰富，还有生津止渴的功效。

	未加工 （每 50 克）	加糖、搓碎的干果肉 （每 50 克）	不加糖、搓碎的干果肉 （每 50 克）	椰子汁 （每 50 克）
蛋白质	1.7 克	16.8 克	7.6 克	4.5 克
脂肪	16.1 克	23.8 克	2.7 克	3.5 克
碳水化合物	12.2 克	2.6 克	4.6 克	48.2 克
纤维	1.8 克	0.5 克	9.4 克	2.8 千焦

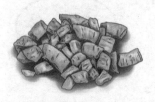

干椰肉能健脾开胃，还可用作配料或调味品加入菜肴中。

红豆椰汁糕同时具有椰子的香味和红豆的香甜，口味醇香。

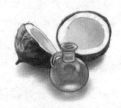

从椰肉中提取的椰子油，可做烹饪用油或做成椰子黄油。

也含有纤维、铁、锌、磷、维生素 B6 和泛酸。椰子水可缓解肠道病痛。

购买指南

要选含有椰子水并且没有裂开的椰子（这很容易鉴别，只需摇一摇果实），椰子要带有完好坚硬的"眼"。椰子有整个出售的，也有干燥后弄碎或切成薄片出售或烘烤后出售的，还有的制成罐装椰子汁出售的。

食用技巧与吃法

先用一个尖头工具在外壳顶部的柔软区域（椰子的"眼"）穿一个孔。把外壳里的汁液倒入容器中，然后慢慢把椰子翻转过来在椰子自上而下 1/3 处（椰子"眼"之下）用铁锤或工具刀用力击打，把外壳分成两半，取出白色的果肉。在椰眼被刺穿、液体被倒出后，将椰子在 80℃ 烤箱里放 30 分钟外壳就会裂开，果肉就很容易取出。

储存方式

外壳没有打开的椰子在室温下可存放 2 ~ 4 个月。一旦打开，它可以在冰箱里冷藏 1 周，冷冻可以保存 9 个月。新鲜的椰子和椰子汁要放在冰箱里保存。干椰子要放在凉爽、干燥的地方并要防风防虫。

值得一试的佳肴

椰汁虾（4 人份）

500 克虾，1 个柠檬，1 个洋葱，2 头大蒜，1 个红色或绿色甜椒，10 毫升花生油，1 茶匙姜末，1 茶匙咖喱粉，1 茶匙姜黄根，250 毫升椰子汁，1/2 茶匙盐。

1. 将柠檬洗净切片。
2. 清洗虾，去不去壳皆可。
3. 洋葱去皮后切碎，大蒜切碎。将甜椒平分为两半，去子，稍微切碎。
4. 在煎锅中把油加热，炒洋葱、大蒜和生姜，不要使洋葱变成褐色。加入甜椒，姜黄根粉和咖喱粉，把混合物再炒 1 分钟。加入虾，大约炒 3 分钟直到虾变色。倒入椰子汁，不要盖锅盖，煨 3~5 分钟，不断翻动，直到汤汁变浓。

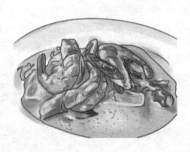

鳄 梨

鳄梨，又叫牛油果、油梨、樟梨、酪梨，原产于中美洲或南美洲。鳄梨果肉呈黄绿色，肉质厚实，质地呈黄油状，味道像坚果。

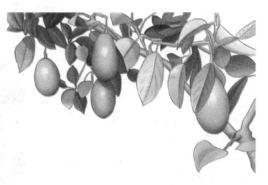

鳄梨含有丰富的脂肪酸等，有"森林奶油"的美誉。

营养及药用功效

鳄梨富含钾、叶酸以及丰富的维生素 B6，也含有镁、铜、铁和锌。鳄梨是一种极富营养的高能量食物，鳄梨脂肪含量很高，其含有大量的酶，可以加速脂肪的分解，有健胃清肠的作用。

购买指南

选择比较重但不粗糙、无黑斑的果实，太软的一般是熟过头了。

	生鳄梨 （每 100 克）
水分	74.3%
蛋白质	2 克
脂肪	15.3 克
碳水化合物	7.4 克
热量	673.9 千焦

食用技巧与吃法

鳄梨通常生食，不常用来烹制。在西式烹饪中，人们经常是将其简单地切成两半后用酸辣沙司、蛋黄酱或柠檬汁、盐和胡椒来调味。食用时用不锈钢刀将鳄梨切成两半，如果肉粘在核上，向反方向轻轻一拧，然后用刀一拨或用勺舀出即可。用于烹饪时鳄梨应最后放入。

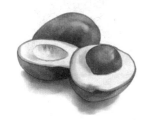

购买时，选择比较重但不粗糙、无黑斑的果实。

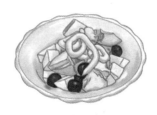

鳄梨通常生食，鳄梨沙拉是西式烹饪的主要方式。

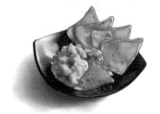

鳄梨墨西哥酱是最流行的墨西哥菜，一般蘸着主食食用。

储存方式

鳄梨在室温下可慢慢成熟。如想让鳄梨快点熟透，可用纸袋包装，置于冰箱里。

整个的鳄梨可放在冰箱中保存 2 ~ 3 天，切开的鳄梨可放 1 ~ 2 天（可用柠檬汁将果肉腌一下以防止褪色）。鳄梨泥冷藏可保存 1 年。

木 菠 萝

木菠萝，又叫菠萝蜜，体积非常大，一个普通的木菠萝果实通常在 7 ~ 15 千克，某些特殊品种的果实可以重达 30 千克。木菠萝果肉大概只占到果实总重量的 30% 左右。

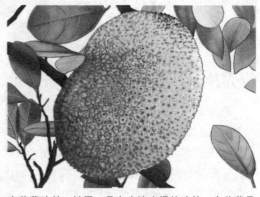

木菠萝味甘，性平，具有生津止渴的功效。木菠萝是世界上最大、最终的水果。

营养及药用功效

木菠萝有止渴、通乳、补中益气的功效。

购买指南

在选购木菠萝的时候，尽量挑选表面没有淤青而且任何部位都没有发软的果实。另外，散发出浓郁香味的果实通常都是成熟度比较好的，属于绝佳的选择。

	木菠萝 （每 100 克）	木菠萝的种子 （每 100 克）
蛋白质	1.5 克	19 克
脂肪	0.3 克	1 克
碳水化合物	24 克	74 克
纤维	1 克	4 克
热量	410.2 千焦	1 603.2 千焦

食用技巧与吃法

切木菠萝之前，先在手指和菜刀上抹一点油，防止果实里面的黏性汁液流出来将手指和菜刀粘住。切开木菠萝将里面的子取出扔掉。

木菠萝在未成熟时只能作为一种蔬菜烹饪，成熟以后才可以当成水果食用。

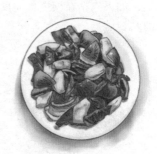

菠萝蜜炒猪肚味道香醇，有助于人们的身体健康。

储存方式

木菠萝在室温条件下一般能保存 3 ~ 10 天，切开的或已经成熟的果实应立即放入冰箱冷藏。通常，为了更好地保存，可在果实表面涂一种糖浆，这种糖浆，糖和水分的含量是完全相同的，而且还添加了少量的柠檬酸。

红毛丹

红毛丹又叫毛荔枝，在东南亚的许多地区都有种植。红毛丹果实成串生长，周身布满柔软的毛刺。红毛丹外壳松脆且容易剥开，果肉稍有些透明状，洁白晶莹，光滑柔嫩，浓郁多汁。不同品种的红毛丹，果肉的味道也稍有区别，有的甘甜可口、鲜香柔嫩，有的略带酸味，有的还酸性十足。

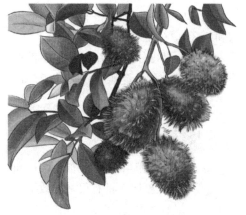

红毛丹维生素含量较高，有健发美肤的功效。在泰国，红毛丹有"果王"的美誉。

营养及药用功效

红毛丹富含维生素 C 和大量的铁和钾元素，具有润肤养颜、清热解毒的功效。

购买指南

购买红毛丹时，挑选表面色泽鲜红，毛刺呈绿色且不潮湿的果实。

食用技巧与吃法

红毛丹通常可新鲜食用，在西式烹饪中，红毛丹和荔枝可互相代替。红毛丹可以做水果沙拉，也可以跟冰激凌搭配食用，还可以同多种蔬菜和肉类一块儿烹饪。

	红毛丹（每 100 克）
水分	82%
蛋白质	1.0 克
脂肪	0.1 克
碳水化合物	14.5 克
纤维	1.1 克
热量	267.9 千焦

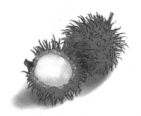

红毛丹去掉外壳即可食用里面的果肉。

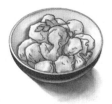

红毛丹虾球味道清爽、香甜可口，还有润肤养颜的功效。

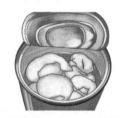

红毛丹罐头延长了红毛丹的保存时间，味道甘甜。

储存方式

红毛丹属于易腐烂的水果，需要放在避光、阴凉的地方贮藏。所以最好即买即食。即使放在冰箱里冷藏，保鲜期也不超过 1 个星期。红毛丹制成果浆或果酱后通常能够存放 3 ~ 4 个月。

番石榴

番石榴大多生长在热带和亚热带国家和地区。番石榴果实直径通常在5～7.5厘米之间，果皮较细薄并可食用，番石榴果肉内部含有大量颗粒较小的子，这些子质地较硬，不可食用。

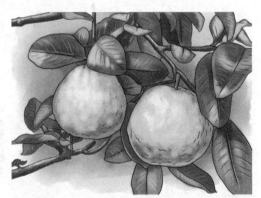

番石榴果实甘甜柔滑，有"吉卜赛果子"之称。

营养及药用功效

番石榴含有相当丰富的维生素 C 和钾元素，对治疗糖尿病具有很好的效果。还含有一定量的维生素 A、烟酸、磷和钙元素。番石榴具有收敛止血以及通便的功效。番石榴中维生素对老人和孩童的营养价值更高，可以补充体内的钙质，增强骨骼强健，促进儿童健康成长。

	番石榴（每 100 克）
水分	86%
蛋白质	0.8 克
脂肪	0.6 克
碳水化合物	12 克
热量	209.3 千焦

购买指南

尽量挑选表面光滑、没有瑕疵、软硬适中的果实。熟过了头的番石榴通常会散发出一股相当难闻的气味，而尚未成熟的果实则味道苦涩，不适宜食用。

食用技巧与吃法

番石榴既可做新鲜水果生吃也可煮食，煮过的番石榴可以制作成果酱、果冻、酸辣酱等各种酱料。在制作各种酱汁、水果沙拉、派、布丁、冰激凌、优格以及某些饮品的时候加入番石榴也能增加风味。

番石榴既可以带皮也可以剥皮食用，食用前需将果实一切为二，可根据烹饪需要酌量加入。

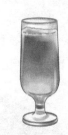

番石榴汁可以防治高血压、糖尿病，还具有减肥的功效。

储存方式

番石榴在室温条件下可自行成熟，用纸袋包装保存有助于加速其成熟。熟透的番石榴放在冰箱里可以保存几天。

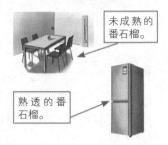

未成熟的番石榴。

熟透的番石榴。

山 竹

山竹原产于马来西亚、菲律宾以及印尼等地。山竹的外观奇特，果实呈圆形，直径约 7.5 厘米。其外壳厚实坚硬，不可食用。剥开外壳以后，包裹着果肉的是一层偏红色的膜，其质地较厚，也不可食用。果肉颜色白皙，形似珍珠，味道甘甜。有的果肉中有淡粉色可食用核。山竹被公认为是整个亚洲地区肉质最饱满、汁液最丰富的水果。

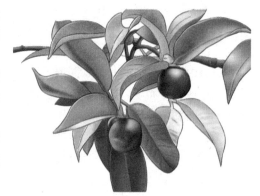

山竹酸甜可口，营养丰富，有"果中之后"之称。

营养及药用功效

山竹富含钾和维生素 C，还含有一定量的铁以及烟酸，具有清热降火的功效。

购买指南

最好在果实成熟的高峰期购买，山竹味道最佳的时候果皮呈紫色，轻轻按压表面会有轻微凹陷。尽量不要选质地太硬的山竹，这样的果实通常都已经熟过头了。

	山竹 （每 100 克）
水分	84%
蛋白质	0.5 克
脂肪	0.3 克
碳水化合物	14.7 克
热量	238.8 千焦

食用技巧与吃法

山竹最好是生吃，在西式烹饪中可以跟草莓或者覆盆子一块儿制作可口的甜品。

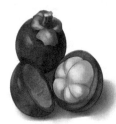

山竹一般种植 10 年才开始结果，其果实清香甜美。

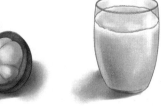

山竹哈密瓜汁具有益智醒脑的作用，特别适合脑力劳动者。

山竹在料理前通常需要剥皮，最好的方法就是用餐刀绕着果实的中心割一个口（注意不要伤及里面的果肉），稍微旋转几下就可以把皮去掉。

储存方式

山竹特别容易变质，放在室温条件下仅可保鲜 2～3 天，放入冰箱则可以保鲜 1 周。

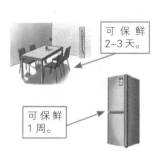

可保鲜 2~3 天。

可保鲜 1 周。

橄 榄

橄榄是最古老的种植作物之一。据考证，橄榄很可能是在公元前 5 000 年到公元前 3 000 年之间起源于克里特地区，然后开始传向埃及、希腊、巴基斯坦和亚洲少数民族地区。如今，橄榄的种植仍是地中海地区国家经济的重要组成部分。

橄榄树通常会长到 3 ~ 7 米高。橄榄不可直接食用，必须浸软后再进行各种加工才可食用。

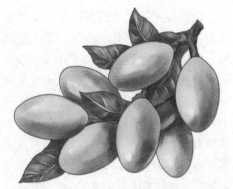
橄榄细嫩清香，具有消肿利咽，生津解毒的功效，有"天堂之果"的美誉。

营养及药用功效

橄榄中钙和钾含量特别丰富，维生素C 含量也很高。橄榄有健胃利肝、抗炎消肿、防止脱发的功效，还可以解河豚毒及酒毒。橄榄叶子还可用于降血压和降血糖。

	绿橄榄 （每 100 克）	黑橄榄 （每 100 克）
蛋白质	28 克	16 克
脂肪	2.5 克	2.5 克
碳水化合物	0.3 克	1.5 克
纤维	0.8 克	0.5 克
热量	96.3 千焦	104.7 千焦

购买指南

橄榄通常散装、坛装或罐装售卖。购买散装橄榄时，要确定它们一直被保存得很好。

食用技巧与吃法

在西式烹饪中，橄榄十分重要，可用来做沙拉，还可用于烹饪许多特色菜包括橄榄酱、比萨饼、牛肉扇贝、牛肉合子、鸭等。在西班牙菜系中，橄榄很受欢迎。另外，橄榄可提炼出芳香的精油。

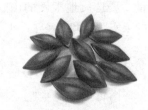
橄榄核具有解毒止血的功效，现在也用来做工艺品。

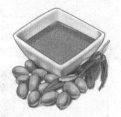
橄榄不管是生食，还是煮后食用，都具有解酒的功效。

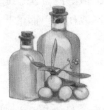
橄榄油耐高温性能好，易于吸收，是日常烹饪的理想油料。

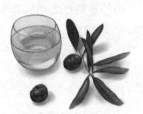
橄榄茶具有清肺利咽的功效，适合慢性咽喉炎者饮用。

储存方式

橄榄置于密封盒中可保存 1 年，打开后需冷藏。也可放入盐水中密封保存。散装橄榄也应密封并冷藏保存。

花　生

花生有 10 多个品种，植株可以长至75 厘米高，开黄色小花。开花后茎继续生长并伸向地面，可以穿透土层 2.5 ~ 7.5 厘米深，果实在地下生长并成熟。收获时通常把花生植株整个拔出后去根，然后去掉荚，在地里或干燥棚里干燥几天。

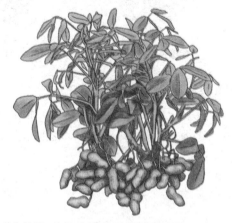

营养及药用功效

作为一种营养食物，花生含有大量的蛋白质、脂肪和热量。生花生含有大量的维生素 B_1、烟酸、镁、钾、泛酸、铜、锌、磷和铁。烤花生含有镁、烟酸和钾、锌、铜、维生素 B_6。花生里的脂肪有 85.5% 为不饱和脂肪酸。花生可以预防心脏病、高血压、脑溢血以及动脉硬化。花生还可以促进新陈代谢、改善神经系统、增强记忆力，还能润泽肌肤，抗衰老，有延缓脑功能衰退的作用。

花生性平、味甘，对营养不良有很好的效果，有 "植物肉" 的美誉。

	生花生 （每 50 克）	干烤后的花生 （每 50 克）
水分	5.6%	1.4%
蛋白质	13 克	11.8 克
脂肪	23.8 克	24.8 克
碳水化合物	9.3 克	10.7 克
热量	1 180.5 千焦	1 226.5 千焦

购买指南

花生易受黄曲霉毒素的污染，黄曲霉毒素是一种致癌物质。为了避免食用这样的花生，购买时不要选择那种陈的、褪色的、发黑的、腐臭的或发霉的花生。

食用技巧与吃法

花生可以整个或压碎食用，可以烘烤、煮制或炒食，放不放盐、去不去皮皆可。可以涂

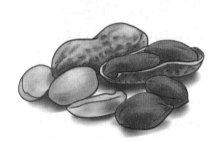

花生易受黄曲霉毒素的污染，黄曲霉毒素是一种致癌物质。购买时，应选择色泽分布均匀、颗粒饱满、味道清新的花生。

以蜂蜜、巧克力酱或油后食用。花生经常作为小食品食用，可以替代杏仁。

花生可与肉、鱼、禽一块儿烹制菜肴，也可入汤、做沙拉或做点心。花生的种子可提炼花生油，花生油用途广泛、味道柔和，耐高温，可多次炸。世界上 2/3 的花生都用来榨油。

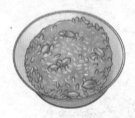

花生粳米粥具有补血养血的功效，还能使头发更加乌黑。

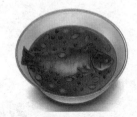

花生赤小豆鲫鱼汤可以有效治疗因营养不良造成的浮肿。

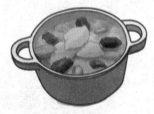

花生对胃和肺脏有很好的滋养作用，是秋季的养生佳品。

储存方式

干花生比烤花生更易变质。可放在冰箱中储存。烤花生可放在阴凉而干燥、没有虫子的地方，也可以冷藏，烤花生冷藏可保存 6 个月。

核 桃

核桃树的种植历史已有数千年。核桃树的品种繁多，其中原产于东南欧和西亚的品种可以生长 300 ~ 400 年，核桃树通常可以长到 0.9 ~ 2.4 米高。核桃的两瓣果仁表面凹凸不平，有 1/3 连在一起，其余的部分由一层薄膜分隔开。核桃果仁呈白色，味道浓郁，有一层极薄的皮。

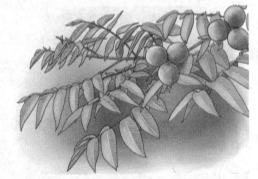

核桃营养价值丰富，具有健脑功效，有"万岁子""长寿果""养生之宝"的美誉。

营养及药用功效

核桃中 86% 的脂肪是不饱和脂肪酸。

核桃富含铜、镁、钾、维生素 B_6、叶酸和维生素 B_1，也含有纤维、磷、烟酸、铁、维生素 B_2 和泛酸。干核桃能适度放松和去污。核桃可以减少肠道对胆固醇的吸收，对动脉硬化、高血压和冠心病

	核桃（每50克）
水分	3.6%
蛋白质	7.2 克
脂肪	31 克
碳水化合物	9.2 克

人有益，核桃有温肺定喘和防止细胞老化的功效，还能有效地改善记忆力、延缓衰老并润泽肌肤。核桃树叶中含有抗生物质，因此也有杀菌的功效。

购买指南

买带壳的核桃时，要选相对较沉、饱满的果实，壳要完好无缺，没有裂口和穿孔。买去壳的核桃时应该选脆的，不要选那些软的、枯的或是腐臭的。

食用技巧与吃法

核桃可以整个食用、也可以切碎或磨碎食用，生食或烤熟食用均可。核桃通常被当作零食和小吃，在西式烹饪中也会用于制作甜点。

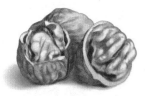

核桃仁有卓著的健脑效果和丰富的营养价值。

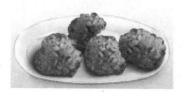

核桃仁饼具有补肾温肺的功效，还有润肠通便的效果。

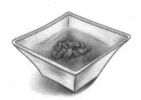

人参核桃汤营养价值高，具有补肺益肾和平定喘逆的功效。

储存方式

核桃要放在密封的容器中保存，远离潮湿和高温的环境。去壳的核桃只能保存2～3个月，带壳的核桃可以存放6个月，可放在冰箱里保存以防止变质。核桃可以冷冻，去壳的核桃可以冷冻保存1年。

板 栗

板栗，又叫栗子。有观点认为板栗原产于地中海盆地和小亚细亚。板栗树有100多个不同品种。板栗被包裹在一层有刺的外壳里，一个板栗果实通常会包含3个独立的三角形的扁平小板栗。板栗的果仁呈米色，表面起皱，果仁外覆盖着一层棕色的薄膜，薄膜外是一层坚硬的、不可食用的红褐色外皮。改良培育的板栗树只产1个单个的大坚果，果肉更多，味道更可口。

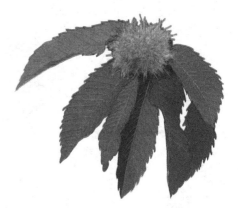

板栗甘甜醇香，是延年益寿的上等果品，因此具有"干果之王"的美誉。

营养及药用功效

板栗的碳水化合物有40%由淀粉组成，实际上，板栗的淀粉含量是马铃薯的2倍。新鲜板栗富含维生素 C 和钾，也含有叶酸、铜、维生素 B_6、镁和维生素 B_1。

煮好的板栗富含钾，也含有维生素 C、铜、镁、叶酸、维生素 B₆、维生素 B₁、铁和磷。板栗对防治高血压、冠心病、动脉硬化、骨质疏松等疾病有很好的效果，还有抗衰老的功效，常吃可延年益寿。

	新鲜板栗 （每 100 克）	煮熟的板栗 （每 100 克）
水分	52%	68.2%
蛋白质	3.0 克	2.0 克
碳水化合物	44.2 克	28.0 克

购买指南

要选那些比较重、坚硬、外壳致密而有光泽的板栗。轻而软、外壳色泽暗淡、起皱的板栗就不新鲜了，最好不要购买。

食用技巧与吃法

去板栗皮要有耐心。板栗煮后趁热去皮会容易一些，但也很耗时。为避免板栗在烹饪过程中爆裂，用尖刀在板栗球形的那一面划一个十字形切口。可以用以下 3 种方法去板栗皮：第 1 种方法就是用一把非常锋利的小刀去除生板栗的外壳和薄皮；第 2 种方法是在每一个板栗上刺一个孔，然后烘烤，直到它们裂开，去皮前要将板栗冷却；第 3 种方法是在外壳上划一个切口，然后煮板栗并趁热去皮。需要注意的是，如果去皮前板栗没有煮熟，一定要在去皮后煮熟，否则会很难消化。

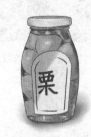

板栗罐头是由去皮的整个板栗加水或果汁制成的。

去皮的整个板栗常常加糖做成糖煮或糖渍板栗，还可以泡在酒里保存，或用来做果酱和板栗泥。板栗泥可被用来制作冷饮、布丁、蛋白粉、馅饼等食品。在欧洲，板栗通常同野禽和家禽一起烹饪。

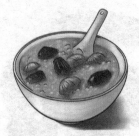

茯苓栗子粥具有滋补脾胃、益气解乏的功效。

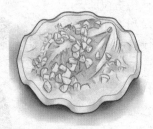

栗子炖白菜味道鲜美，还能有效治疗黑眼圈。

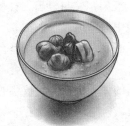

栗子鸡汤味道香浓，营养丰富，是养胃补肾的佳品。

储存方式

将板栗放在凉爽、干燥、没有老鼠和害虫的地方保存。去皮的新鲜板栗可以在室温下存放 1 周，放入有孔的塑料袋里的话可以在冰箱里保存 1 个月，冷冻可以保存 6 个月。干板栗可以在凉爽、干燥的环境下保存 2 个月，冷冻也可以保存 6 个月。

值得一试的佳肴

鲜栗炖鸭

　　400克新鲜栗子肉，1 000克光鸭，3个青蒜，6片姜，1 000克磨豉酱，适量的味精、老抽、白糖、精盐、色拉油和绍酒，半碗汤水，少量淀粉。

　　1.将栗子肉放在沸水里煮一下，然后剥去外壳。

　　2.光鸭洗净，切成块，加入调味料，将青蒜切成段。

　　3.鸭块中加入色拉油，用大火烹制3分钟，放入青蒜、姜、磨豉酱爆香，下鸭块一同爆香，加入绍酒、汤水调味，放入栗子肉同煮，待鸭块与栗子肉都熟了之后，下淀粉勾芡即可。

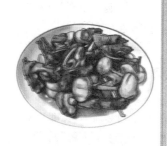

芝 麻

　　芝麻是每年产一次油的植物，原产于印度尼西亚和东非。芝麻的高含油量使其很受欢迎，油脂占芝麻重量一半以上，芝麻因而具有很强的抗腐坏性。

　　芝麻植株很粗壮，平均高度在60厘米左右，开白色或粉色的花朵，芝麻子颜色因品种而异。芝麻呈卵形，有坚果的味道，外面裹着一层可食用的薄壳。芝麻的荚会在芝麻子成熟时裂开。

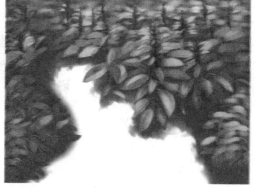

芝麻是我国主要的油料作物。

营养及药用功效

　　干芝麻子富含镁、钾、铁、钙、磷、锌、铜、维生素 B_1、烟酸、叶酸、维生素 B_6、纤维以及维生素 B_2。

　　芝麻的脂肪含有82％为不饱和脂肪酸。芝麻子的成分都容易被人体吸收。

　　芝麻有抗关节炎和润肤的功效，对神经系统也有益，还可帮助消化并加快血液循环，芝麻油可做优质按摩油。

　　由于芝麻体积小，咀嚼得很细是很困难的，磨碎后食用的话就会很容易消化。芝麻常被制成芝麻油、芝麻糊或芝麻酱食用。

	完整的干芝麻子（每75克）
水分	4.7%
蛋白质	13.3 克
脂肪	37.3 克
碳水化合物	17.6 克

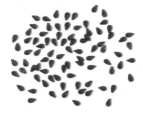

黑芝麻具有滋养肝肾、护肤瘦身的功效，还能够使头发变黑。

购买指南

最好购买密封袋或玻璃瓶包装的芝麻，买散芝麻的时候闻一闻气味，新鲜的芝麻不会散发难闻的气味。

食用技巧与吃法

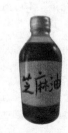

芝麻子可以直接食用，也可以简单烹饪或烤制后食用。芝麻子可以用来装饰点心、面包、蛋糕等。芝麻子可以磨成粉，芝麻粉不含凝胶，可以单独使用也可与其他粉混合使用。简单烹饪或烤制过的芝麻子可以磨制成糊状，变稠之后的糊称为芝麻黄油。芝麻糊经过一系列再加工后的产品为芝麻酱，它是一种非常受欢迎的调味品，在亚洲和中东，芝麻酱被用来为酱汁、主菜和甜品调味。

芝麻油是从芝麻子中提取出来的油，风味独特且不易变质，非常适合用来煎制食品。

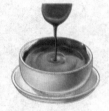

芝麻糊香味浓郁，老少皆宜，有助于人们的身体健康。

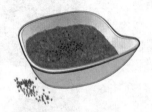

芝麻粳米粥味道香甜，营养丰富，可以使皮肤保持润滑。

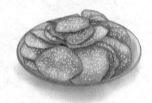

芝麻脆饼是香甜美味的食品，具有健胃补血的作用。

储存方式

去壳的芝麻子必须放在冰箱里，因为它们很容易变质。完整的芝麻子可以放在密封的容器里保存，应远离高温和潮湿。芝麻子可以冷冻。

葵 花 子

葵花是一年生植物，经济价值很高。葵花的黄色花盘很大，生长在粗而长并且带毛的秆的顶部，其直径可以达到 7.5 ~ 50 厘米。花盘里包含大量的花（有 20 000 个左右），这些花会长出种子。葵花子味道十分温和。

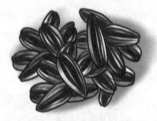

营养及药用功效

葵花子的脂肪有 85% 为不饱和脂肪酸，其中 19% 为单不饱和脂肪酸，66% 为多不饱和脂肪酸。干葵花子

葵花子富含钾，适于高血压人群食用，因为它能促进钠的排出。

营养价值很高，富含维生素 B_1、镁、叶酸、泛酸、铜、磷、钾、锌、铁、烟酸、维生素 B_6 和纤维，也含有维生素 B_2 和钙。此外，葵花子的脂肪和热量也很高。

	干葵花子 （每75克）	油烘制的葵花子 （每75克）
水分	5.4%	2.6%
蛋白质	17.1 克	16.1 克
脂肪	37.2 克	43.1 克
碳水化合物	14.1 克	11.0 克

用油烤的葵花子富含叶酸、磷、泛酸、铜、锌、镁、铁、维生素 B_6、烟酸、钾和维生素 B_1，也含有维生素 B_2 和大量纤维。葵花子有促进排痰、缓解感冒、咳嗽和哮喘症状的功效。有时葵花子还被用来治疗贫血、胃溃疡、十二指肠溃疡和眼疾。

食用技巧与吃法

用手去除葵花子的壳需要时间和耐心。可以将它们放在种子压榨机或电子搅拌器里去壳，要在打开大多数壳而不损伤仁的前提下将壳去掉，将所有混合物投入冷水里，相对较轻的壳会浮在水面，可以将其撇去，然后尽快将子里的水控干并干燥。

市场上出售的葵花子有去壳的、带壳的、生的、烤制的、加盐的或不加盐的，通常是用饱和脂肪酸油烤制的，还含有很多添加剂，如阿拉伯树胶和味精等。其实可以在家烤制新鲜葵花子，把它们放在煎锅里，不放油，用中温烘烤，不断搅动或者把它们放在烘箱里烤 10 分钟。烘烤完后可在葵花子外面裹上少量油使盐粘在表面。

葵花子可炒食或烤制后食用，也可以整个、切碎、磨碎或发芽后烹饪。葵花子用途十分广泛，可以加入多种菜肴，因为它们富含蛋白质，所以在菜肴中加入葵花子可以提升食品的营养价值，可以为沙拉、填塞料、酱汁、菜肴、蛋糕和酸奶酪增添独特的酥脆口感。

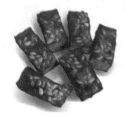

整个的葵花子可以为糕点增加独特的酥脆口感。

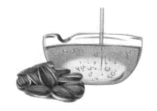

葵花子还可以用来榨油，所榨的油被誉为"保健佳品"。

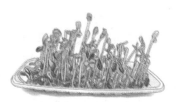

葵花子除了可以食用，也可以发芽后烹饪，味道清爽可口。

储存方式

将葵花子存放在凉爽干燥、没有老鼠和害虫出没的地方。如果葵花子已经去壳、磨碎、切碎或榨过黄油的话，将它们放在冰箱里以防变质，葵花子可以冷冻。

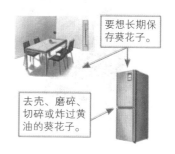

要想长期保存葵花子。

去壳、磨碎、切碎或炸过黄油的葵花子。

杏 仁

杏树的高度通常在 6 ~ 9 米，米色的杏仁包含在杏肉内，杏仁外面覆盖着一层褐色薄皮，外面包裹着一层壳，壳外还有一层纤维性的外壳，当杏仁完全成熟时，这层外壳会裂开。杏仁通常是干燥后食用，但是如果这层壳坚硬且比较嫩的话，也可以新鲜食用。

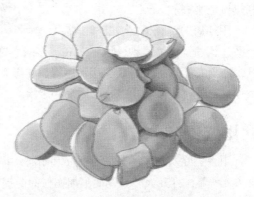

杏仁中的脂肪油，具有润肠通便的功效。

营养及药用功效

杏仁脂肪的 86% 由不饱和脂肪酸组成，其中65% 是单不饱和脂肪酸，21% 是多不饱和脂肪酸。甜杏仁是非常有营养的食物，它富含镁、钾、磷、维生素 B_2、铜、烟酸、锌，也含有叶酸、铁、钙和维生素 B_1。杏仁能够降低胆固醇并降低心脏病的发病率，还有润肺止咳和美容养颜的功效。

	干燥而未漂白的杏仁 （每 75 克）
水分	4.4%
蛋白质	9.9 克
脂肪	26 克
碳水化合物	10.2 克
热量	3.4 千焦

购买指南

杏仁常以不同方式加工后出售，有去壳的、带壳的、整个的、切开的、烤制的、去皮的、带皮的、加盐的、烟熏的等。

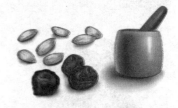

乌梅大枣杏仁泥对治疗心绞痛有特别的疗效。

买去壳的杏仁时，选那些罐装或袋装的密封杏仁，这些封装形式在最大限度上保证了杏仁的新鲜。要在进货有规律的店里买杏仁。

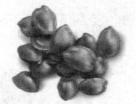

带壳、外壳无破损的杏仁比去壳的杏仁保存时间长。

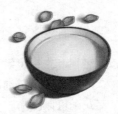

杏仁茶有助于滋润肌肤，是延年益寿的佳品。

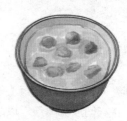

杏仁粥能够补肺、润肠，还具有养颜的功效。

食用技巧与吃法

已被漂白的杏仁很容易去皮。先把杏仁用沸水煮 2 ~ 3 分钟，一旦其外皮开始膨胀就倒去水并冲洗杏仁，然后将杏仁放在凉水中冷却。用拇指和食指揉捏杏仁以去皮，然后可以烤制以使其干燥。

甜杏仁通常作为零食，也可做凉菜。苦杏仁一般入药，但不能多吃。整个的、切开的或磨碎的杏仁和鱼、鸡一起烹制出的菜肴尤为美味。

将杏仁磨碎，加入奶或热水，盖上盖，用低温煮 30 分钟。待冷却后放在薄细的棉布里，挤出液体，这就是杏仁奶。杏仁还可制成杏仁粉，在一些菜谱中，杏仁粉是某些粉类的替代品。用杏仁粉做的蛋糕品质上乘，美味可口。

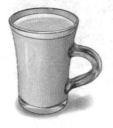

杏仁奶可以防治骨质疏松，常用来为各种菜品调味。

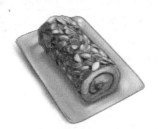

磨碎后加糖的杏仁可用来做杏仁糖，常被用来装饰蛋糕。

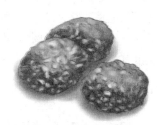

杏仁可用于制作各种食物，味道清新，营养丰富。

杏仁的烘烤方法如下：

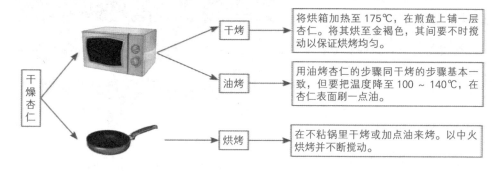

总之，杏仁可以干烤也可以用油烤制，还可以用烘箱或放在煎锅里烘烤。这些都可以达到干燥的目的。整个或切片、去皮或带皮烤制皆可。

储存方式

去壳或带壳的杏仁冷冻都可保存 1 年。带壳杏仁在凉爽干燥的地方可保存 1 年，去壳杏仁必须冷藏，存放时间不能超过半年。

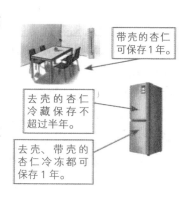

带壳的杏仁可保存 1 年。

去壳的杏仁冷藏保存不超过半年。

去壳、带壳的杏仁冷冻都可保存 1 年。

银 杏 果

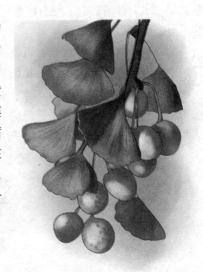

银杏树可以长到 50 米高。每个银杏树种群的最年轻的健在成员都可以追溯到几百万年前，中国是唯一有野生银杏的国家。

银杏果包裹着一层肉质的薄膜，薄膜呈橙黄色，色泽深浅不一。银杏果在出售之前，其薄膜会被去除，因为在采摘下来不久这层膜就开始腐坏，而且它所含的汁液会让人产生过敏反应。在薄膜之下是非常坚硬并光滑的米色的椭圆形外壳，里面含有小李子般大小的黄绿色果仁，果仁被一层带有淡淡树脂味的棕色薄皮包裹着。

营养及药用功效

银杏果富含钾、烟酸和维生素 B_1，也含有一定量的维生素 C、铜、磷、镁、泛酸、铁、维生素 B_2 和维生素 A。

购买指南

购买新鲜银杏果时，要选那些比较重的果实，另外银杏果也有制成罐头出售的。

银杏果不仅具有很高的营养价值，对咳喘有很好的改善作用，还能够有效治疗小便频繁。

	干银杏果 （每 50 克）
水分	12.5%
蛋白质	5.2 克
脂肪	1.1 克
碳水化合物	37 克
纤维	0.3 克

食用技巧与吃法

银杏果在食用前通常要烘烤。它们常被加入汤中或同蔬菜、海产品、猪肉和家禽等一起烹制菜肴。日本人用很多不同的方法来烹制银杏果，有时也把它们当作饭后甜点。

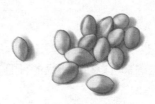

银杏果虽有很高的营养价值、药用价值，但是过量食用会导致中毒，每次不能超过 10 克。

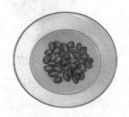

将银杏果在即将沸腾的水里泡几秒钟就可以很容易地去除银杏果的皮。

储存方式

将银杏果放在密封的容器中保存，要在远离高温和潮湿的环境下保存。

腰　果

腰果树通常可以长至 10 ~ 12 米高，果实悬挂在饱满、柔软且含有大量乳状汁液的梗上，每个梗只长一个腰果。腰果果仁外包裹着两层壳，壳又薄又光滑，非常坚硬，很难打开。在两层壳之间有一种被称为"腰果香油"的含树脂的油，这种油具有一定的腐蚀性，会灼伤人的手指和嘴唇。

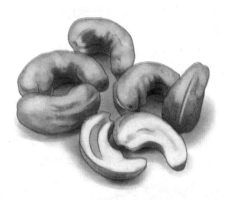

腰果含有丰富的营养物质，具有保护血管的功效。

营养及药用功效

烘干的腰果比其他任何坚果的脂肪含量都少，腰果中 76% 的脂肪为不饱和脂肪酸。腰果富含铜、镁、锌、钾、磷、铁以及叶酸，也含有烟酸、泛酸、维生素 B_1、维生素 B_6 和维生素 B_2。腰果能够保护血管、有效防治心血管疾病，还能提高机体抗病能力，另外，腰果还有延缓衰老和润肤美容的作用。

	干烘腰果 （每 75 克）
水分	1.7%
蛋白质	7.7 克
脂肪	23.2 克
碳水化合物	16.4 克
纤维	0.9 克

购买指南

腰果变质速度很快，所以一次不要购买太多。装在真空包装玻璃罐或罐头里的腰果是最新鲜的，不要买那些干枯或闻起来有异味的腰果。

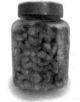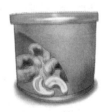

购买腰果应选择真空包装或罐头包装的。

食用技巧与吃法

腰果可以整个或切块食用，烘烤后加不加盐食用皆可。烹饪腰果所需时间远没有烹饪其他坚果那么久，因为腰果很快就会变软。烹饪时应该在热食物出锅上桌之前才加腰果。

加工腰果是一个非常精细的过程。将采摘下来的腰果清洁后在潮湿的环境中储存 12 小时，直到它们变脆。

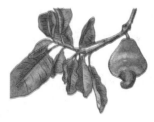

腰果的梗又苦又甜，富含维生素 C，可以生吃也可以烹饪食用。腰果的梗通常被做成汁，这种汁主要用来做葡萄酒和利口酒一类的酒精饮料。另外，腰果的梗也被制成罐头或果酱。

将这些变脆的腰果在一个旋转的圆筒中烘烤，这样可以将腰果香油集中起来。完成了初次烘烤后，将腰果喷洒上水，冷却后干燥。这时候就可以去壳（通常由机器完成）去皮了。最后，再次烘烤腰果，在烘烤的同时，给它们喷洒阿拉伯树胶、盐和水的混合物以调味。

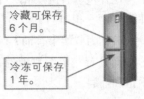

杏仁腰果露香滑可口，有助于滋养脾胃，还有美容养颜的功效，是保健的佳品。

储存方式

腰果在室温下很容易腐烂，但是放在冰箱里则可以保存6个月，冷冻起来可以保存1年。应把腰果放在密封好的容器中以防止吸收其他食物的气味。腰果的梗很难保存，因为它们一摘下来就开始发酵了。

冷藏可保存6个月。

冷冻可保存1年。

值得一试的佳肴

腰果虾仁

200克虾，1个蛋清，50克腰果仁，25克料酒，15克醋，2克盐，7克味精，25克淀粉，葱花、蒜片、姜各2克，10克香油，少许汤，1000克油。

1. 将虾洗净，剥出虾仁并挑去虾线。
2. 把蛋清打匀，加入料酒、盐和淡粉，将其调和均匀，放入虾仁并拌一下。
3. 锅内加油，将腰果炸好，捞出晾着。
4. 再将虾仁放入油锅内，加热片刻倒出，沥净油。
5. 原锅放少量油，加醋、盐、味精、葱、蒜、姜、料酒和汤，将虾仁和腰果倒入并翻炒，淋上香油，出锅即可。

榛 子

有观点认为榛树原产于小亚细亚，而后传入意大利、西班牙、法国和德国。榛树矮小而极具装饰性，喜欢生长在潮湿温和的气候下。世界上的榛树约有100多个品种。

榛子是一种圆形或椭圆形的干果，呈微黄色，覆有一层棕色薄皮。榛子表面覆盖着一层薄膜，在打开榛子前，这层薄膜必须去掉。

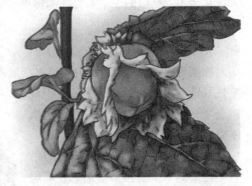

榛子营养丰富，含有人体所需的8种氨基酸，有"坚果之王"之称。

营养及药用功效

榛子富含镁、维生素 B_1、钾、维生素 B_6、叶酸，也含有磷、锌、铁、钙、泛酸和纤维。它们所含的脂肪中有 88% 是不饱和脂肪酸。具有补虚、延缓衰老之功效。

	榛子（每 50 克）
水分	5%
蛋白质	6.6 克
脂肪	32 克
碳水化合物	8 克

购买指南

市面上出售的榛子有去壳的也有带壳的，榛子以皮薄仁多并饱满的为优品。

购买带壳的榛子时，要选那些壳上没有裂缝而且不带孔的。

食用技巧与吃法

榛子可以整个食用，也可以磨碎或切碎食用。新鲜的榛子和经干燥处理的榛子都很美味，通常被当作小吃或开胃食品。最新鲜的榛子是用玻璃罐或铁罐真空包装出售。

榛子常被加入沙拉、酱汁、布丁和冰激凌中，磨碎的榛子可以加入蛋糕和小甜饼里。榛子可用于制作奶油杏仁糖，也可用来制作夹心巧克力。

烤制榛子时，将它们放在一张煎盘上，放入 100 ~ 110℃ 的烤箱里烘烤至金褐色，其间要不时搅动。

要去除榛子褐色的薄皮，可以烘烤至可以用一块厚布把皮搓掉。烘烤、磨碎、切碎都可提升榛子特有的香味。

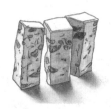

以榛子为材料制作的奶油杏仁糖香酥可口。

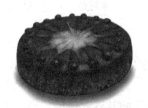

巧克力榛子蛋糕不仅味道浓郁醇香，还有滋养脾胃的功效。

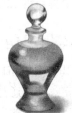

榛子油能够有效的改善贫血的症状，还有助于视力保健。

储存方式

新鲜榛子尤其是去壳以后的榛子很容易腐坏，所以要尽快食用。榛子的脂肪含量不是特别高，可以把它们放在室温下远离高温和害虫的环境保存。去壳的榛子在凉爽干燥的地方可存放 1 个月，带壳的榛子冷藏可以保存 3 ~ 4 个月，冷冻可保存 1 年。

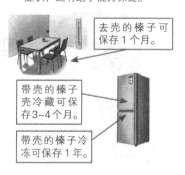

去壳的榛子可保存 1 个月。

带壳的榛子壳冷藏可保存 3~4 个月。

带壳的榛子冷冻可保存 1 年。

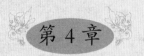

肉禽蛋类

猪 肉

猪是杂食哺乳动物，人们饲养它的目的是获取猪肉和猪皮。猪的习性温顺，可以用任何食物来喂养，因此与其他饲养动物相比，比较容易繁殖和饲养。猪身上有价值的地方不仅是肉，几乎每个部位都很宝贵，比如腹部脂肪（猪油）、猪耳朵、毛发（猪鬃）、猪腿、猪脚和猪尾巴等。

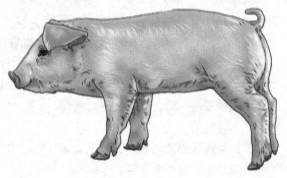

家猪是人类最早驯化的动物之一，也是全球最大的肉类食品来源之一。

营养及药用功效

与其他肉类相比，猪肉的维生素 B 族（维生素 B_2、烟酸尤其是维生素 B_1）含量更加丰富。猪肉还富含锌和钾，另外，其所含的磷元素容易被人体所吸收。猪肉的不同部位以及脂肪的去除程度会影响其营养价值。猪肉中的脂肪很容易去除，瘦猪肉在

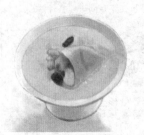
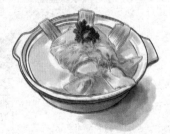
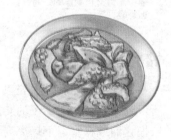

猪肉可同多种蔬菜和其他食物一起烹饪，可以用蒸、煮、炒等方式烹制，在西式烹制中，猪肉常常与水果一起烹制，味道十分可口。另外，猪肉还有很高的营养价值和药用功效。猪蹄黄豆煲还有滋润肌肤的功效，陈皮白术猪肚汤能够有效的解乏，苦瓜荠菜猪肉汤则有明目的效果。

煮熟之后，脂肪和热量并不比其他瘦肉更高。

	猪肉 （每 100 克）
蛋白质	14.6 克
脂肪	30.8 克
胆固醇	69.0 毫克
热量	1 385.6 千焦

食用技巧与吃法

　　猪肉必须煮熟才可食用，因为这是杀死猪肉里可能生长的所有寄生虫的唯一途径。猪肉应以低温进行烹制，如果用烤箱烤制的话，烤箱的温度应在 250℃ 左右，用炉子烹制或烧烤的时候，中温即可。这样对猪肉的味道、汁液和柔嫩度也不会有所影响。

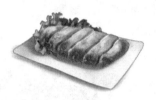

猪腰肉是猪肉最柔嫩的部位，特别适合干热烹饪法。

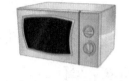

不要用微波炉烹制猪肉，因为微波炉受热不均匀。

储存方式

　　猪肉可冷藏或冷冻保存。猪肉馅可冷藏 1～2 天，排骨和肉肠可冷藏 2～3 天，而肉块、煮熟的猪肉以及打开包装的预制食品都可冷藏 3～4 天。排骨和肉块可冷冻 8～10 个月，肉肠的冷冻期为 2～3 个月，火腿为 1～2 个月，未开封的预制肉类可冷冻保存 1 个月。

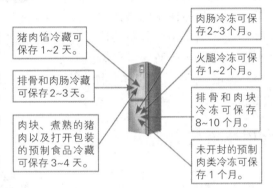

猪肉馅冷藏可保存 1~2 天。

排骨和肉肠冷藏可保存 2~3 天。

肉块、煮熟的猪肉以及打开包装的预制食品冷藏可保存 3~4 天。

肉肠冷冻可保存 2~3 个月。

火腿冷冻可保存 1~2 个月。

排骨和肉块冷冻可保存 8~10 个月。

未开封的预制肉类冷冻可保存 1 个月。

牛 肉

　　牛在人类历史上扮演着重要角色，是远古人类崇拜的对象，通常都被赋予象征含义。公牛最早是在 4 000 多年以前的马其顿王国、克里特岛和安纳托西亚被驯养的。

　　牛共有几百个种类，供人类食用的大约有 30 个品种，因为这些品种的牛通常能提供大量优质的牛肉。"牛肉"包括小母牛、母牛、小公牛、公牛以及专门用于食用的牛的肉。牛肉的质量在很大程度上受牛的年龄和饲养方式的影响。

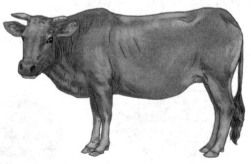

牛是反刍类哺乳动物，作为家畜的主要有家牛、黄牛、水牛和牦牛四个种类。

营养及药用功效

牛肉是极好的蛋白质、钾、锌和一些维生素 B 族（如烟酸和维生素 B12）的良好来源，还能提供易于吸收的铁和磷，另外，牛肉还含有大量的饱和脂肪酸和胆固醇。肥瘦相间的牛肉比较柔嫩，鲜美多汁。

	牛肉（每 100 克）
蛋白质	20.1 克
脂肪	1 克
胆固醇	68 毫克
碳水化合物	2.2 克
热量	523.3 千焦

购买指南

肥牛肉在烹制过程中部分脂肪会熔化，所以总重量会减少很多。如果你使用的烹饪方法可以将牛肉馅中的脂肪熔掉的话，可以购买脂肪含量稍高些的牛肉馅，但是，如果在烹制过程中脂肪不能被熔化（如肉馅糕），最好使用较瘦的牛肉。

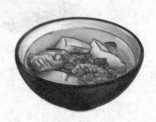
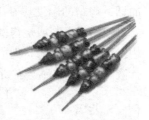

在购买牛肉前，一定要想好用什么方法烹制，如果要将牛肉炖制很长时间，就不必花高价钱去购买柔嫩的肉块。相反，如果是烧烤的话千万不要购买肉质坚硬的牛肉。

食用技巧与吃法

牛肉的烹饪时间可长可短，其可食用的生熟程度可分为非常嫩（内生而只是外面有点熟）、嫩、半生、适中和熟透几个级别，由于每个不同煮熟程度级别之间的时间差都非常小，因此牛肉烹制起来要相当仔细。

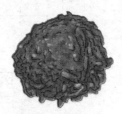

牛肉馅一定要彻底煮熟直至不再呈现粉红色方可食用，因为不熟的牛肉可能含有大肠杆菌，这是一种会导致食物中毒甚至其他更严重疾病的有害物质，如果被消化系统特别脆弱的人群食用，可能会致命。

烹制牛肉的温度范围也很广，理想的温度主要取决于牛肉的类型。含有较多结缔组织的牛肉的柔嫩程度一般，应以低温长时间烹制，这会让坚硬的结缔组织里的胶原蛋白转化为凝胶。柔嫩的肉块应以高温迅速烹制，因为它们无需嫩化。

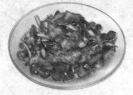

牛肉冷食热食皆可，烹饪方法多种多样。小炒黄牛肉鲜嫩可口，是老少皆宜的美味。

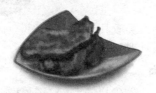

牛肉干含有丰富的营养物质，味道鲜美，而且保存时间长，具有强健筋骨的功效。

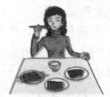

牛肉的营养成分比例对人体的健康非常有好处，有"肉中骄子"的美称。

储存方式

牛肉可以冷藏和冷冻，牛肉馅可冷藏 1 ~ 2 天，牛排可冷藏 2 ~ 3 天，大块牛肉以及煮熟的牛肉可冷藏 3 ~ 4 天。牛肉馅或熟牛肉可冷冻 2 ~ 3 个月，牛排和大块牛肉冷冻可保存 10 ~ 12 个月。

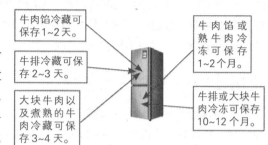

牛肉馅冷藏可保存 1~2 天。

牛排冷藏可保存 2~3 天。

大块牛肉以及煮熟的牛肉冷藏可保存 3~4 天。

牛肉馅或熟牛肉冷冻可保存 1~2 个月。

牛排或大块牛肉冷冻可保存 10~12 个月。

羊 肉

"羊肉"一般指年龄较大的绵羊，包括被阉割或未被阉割的成年公羊和成年母羊的肉，而羊羔肉来自年幼的绵羊。

绵羊的年龄越大，羊肉的颜色就越红润、肉质坚韧而且肥腻，味道也越浓烈。和其他肉类不同，羊羔肉和羊肉含有固体脂肪，它们在上桌的时候会迅速固化。由于这个原因，羊羔肉和羊肉应以非常烫的盘子盛装。

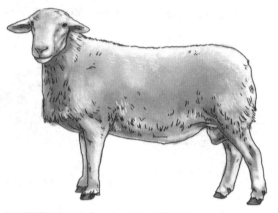

羊是性情温顺的家畜，有山羊和绵羊两种。

营养及药用功效

羊的年龄越老，羊肉就越油腻，其热量就越高。羊肉的大部分脂肪都可看得见，很容易去除。羊腿部肉、肋骨和腰部肉比肩胛肉瘦。

	烤羊腿 （每 100 克）
蛋白质	28 克
脂肪	7 克
胆固醇	100 毫克
热量	757.7 千焦

羊羔肉富含蛋白质、锌和维生素 B 族，其中烟酸、维生素 B_2 和维生素 B_{12} 的含量尤其丰富，羊羔肉中镁、钾和磷的含量也较高，并且易于吸收。

购买指南

羊肉的颜色、质地和味道取决于羊的种类、年龄以及饲养方式。从骨头的情况、脂肪和羊肉的颜色可以判断出羊羔肉与羊肉之间的差别。羊羔的前腿关节为软骨性质，而成年绵羊则为骨头结构，而且，成年羊肉里的肥肉颜色要比羊羔肉里的肥肉颜色深，而且肉本身略呈红色而非粉红色。骨头占羊羔腿总重量的 25%，在购买羊腿的时候要考虑到这个因素，以防不够食用。

食用技巧与吃法

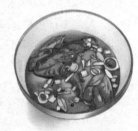

羊羔肉通常用来烧烤，烧至略呈粉红色的羊羔肉最为可口。羊羔肉可分为三分熟（170℃）、五分熟（180℃）和全熟（190℃）。由于羊羔肉容易发干、变硬，因此应以中温烹制，而且烹制时间不宜过长。烤制羊腿、羊腰或去骨羊肩胛肉的时候，如果希望三分熟的话，每 500 克以 160℃的温度烤制 30 分钟即可。羊肉炖制或水煮更鲜嫩，羊排可用来烧烤。在中国，涮羊肉是十分有特色

羊（羔）肉腌泡后味道最好，不太柔嫩的羊肉（肩胛肉、胸肉和胫部肉）如果准备以干热的方法进行烹制的话，尤其需要腌泡。

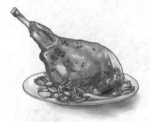

在许多国家，羊羔腿是复活节的传统菜肴。

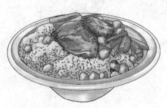

羊（羔）肉同样还是阿拉伯蒸粗麦粉等菜肴里的常见原料。

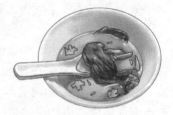

羊肉汤味道鲜美，营养丰富，还有驱寒温补的作用。

的食品，还有滋养心肺的功效。

储存方式

羊肉的储存以冷藏为主。可以切成小块，用保鲜袋装起来速冻。

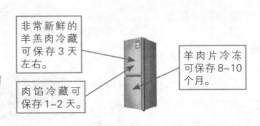

非常新鲜的羊羔肉冷藏可保存 3 天左右。

肉馅冷藏可保存 1~2 天。

羊肉片冷冻可保存 8~10 个月。

值得一试的佳肴

粉蒸羊肉（2 人份）

100 克羊腩，5 克红糖，2 根大葱，1 大匙绍兴酒，10 克芫荽，5 克盐，3 张荷叶，3 大匙蒸肉粉，少许花椒粉。

1. 将羊肉在水中浸泡 2 小时，清洗干净后切成 5 厘米长、3 厘米宽的长方块。将葱和芫荽洗净后切末。

2. 将羊肉与葱、芫荽、调味料一起搅拌，拌的过程中掺蒸肉粉，搅拌均匀后备用。

3. 将荷叶在水中浸泡半小时后，捞出切成两半，把拌好的羊肉放在荷叶上卷成春卷状。

4. 入蒸笼蒸 2 小时，再整齐地摆放在剩下的荷叶中。

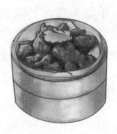

鹌 鹑

鹌鹑是一种小型迁徙鸟类，有一种观点认为鹌鹑原产于亚洲或非洲，在10 000多年以前首次出现在欧洲。在那个时候，古埃及人已经开始饲养鹌鹑。圈养鹌鹑非常容易，现在鹌鹑在世界各地都有饲养。有些鹌鹑的头顶上长有一簇羽毛。驯养的鹌鹑通常在2～5千克，鹌鹑肉质精细可口。鹌鹑蛋上通常长有褐色斑点，体积很小，可以食用。

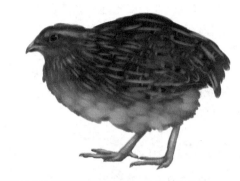

鹌鹑是最小的存活鹑鸡类动物，共有200多种。

营养及药用功效

鹌鹑肉的蛋白质含量很高，脂肪和胆固醇含量相对较低，有健脑滋补的作用。

	生鹌鹑肉 （每100克）	带皮鹌鹑肉 （每100克）
蛋白质	22克	20克
脂肪	5克	12克
胆固醇	70毫克	76毫克
热量	561千焦	804千焦

食用技巧与吃法

在烹制过程中注意不要让鹌鹑肉发干。鹌鹑的烹饪时间为20～25分钟。

鹌鹑蛋通常都用来水煮，作为小吃或装饰，熏制食用也非常美味。鹌鹑蛋因其鲜美的味道以及顺滑的质地而闻名，在中国和日本被认为是一种美味的食物。

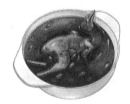

鹌鹑通常与葡萄一起炖制，也可以做砂锅菜或烧烤。

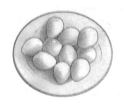

鹌鹑蛋味道鲜美、质地顺滑，被认为是一种美味的食物。

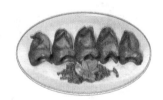

鹌鹑也可以烤制，因为其骨头细小，也可以食用。

储存方式

新鲜的鹌鹑极易腐烂，应放在冰箱中冷藏保存并尽快烹制，最好不要放置超过2～3天。

鸭 子

鸭子在欧洲非常受欢迎，尤其在法国。此外，鸭子在亚洲烹饪中也扮演重要角色，在中国烹饪中尤其如此。世界各地大约有 80 多个种类的鸭子，其中有些肥腻多肉、味美可口，营养成分也更丰富。

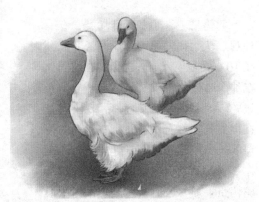

营养及药用功效

鸭子富含铁和 B 族维生素。鸭子不易消化，如果连同鸭皮一起食用下去更是如此。

鸭子属于蹼足家禽类动物，肥腻多肉，味美可口。

	鸭肉（每100克）	带皮鸭肉（烤制）（每100克）
蛋白质	24 克	19 克
脂肪	11 克	28 克
胆固醇	89 毫克	84 毫克

食用技巧与吃法

烤鸭烤制过程会消除鸭子的部分脂肪，如果在烹制之前用叉子在鸭子皮肤上戳几下，或者在旋转烤肉架上烤制，脂肪会流失得更多。如果以 160℃的温度进行烤制，500 克鸭肉需要 20 ~ 25 分钟。当脂肪熔化后，鸭皮变得松脆并呈金黄色。体型非常大的鸭子相对不那么柔软，可以用蒸汽蒸制或者用来制作鸭肉酱、肉馅糕或豆焖肉等。

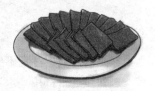

鸭血软嫩香滑，具有补血的作用，还能达到解毒的效果。

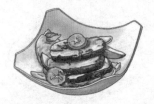

鸭子可与水果一起烹制，这是因为水果的酸度与鸭肉的肥腻形成补足，鲜橙烩鸭是一道经典的法国名菜。

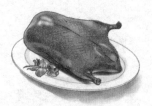

北京烤鸭是传统的中国菜肴，其准备过程就需要数小时，并在鸭子的表面上覆盖一层酸甜的调味汁，然后再加以烤制。

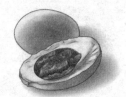

鸭蛋从不生食，因为鸭蛋里的细菌必须经过高温烹制才可杀灭。腌制的鸭蛋风味独特，还有滋阴清肺的功效。

储存方式

分好新鲜鸭肉每次的使用量，放入冰箱冷冻保存即可，如果可以加入调味品保存更好，以半煮熟状态保存也可以。

值得一试的佳肴

啤酒鸭（4~6人份）

1只光鸭，2大匙冰糖，2瓶啤酒，少许芫荽末，3大匙酱油，适量盐。

1. 光鸭洗净，先用开水焯过后再冲净。
2. 将啤酒和所有调味料入锅烧开，然后放入光鸭，改用文火焖烧40分钟左右。
3. 焖制过程中经常翻动鸭身，使其受热均匀且入味，待酥软时捞出晾凉，将汤汁倒出备用。
4. 将鸭肉剁块，排入盘中，面上淋上汤汁，并撒上芫荽末即成。

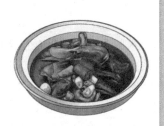

母 鸡

饲养母鸡通常是为了获取鸡蛋，只有当它们不再具有生育能力以后才被宰杀。这个时候的母鸡重量在 1.5 ~ 3 千克不等，2.5 千克以下的母鸡最适合食用。

营养及药用功效

母鸡富含蛋白质和烟酸，还能提供易于被人体吸收的维生素 B_6、磷、锌和钾等微量元素与营养成分。

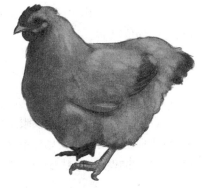

母鸡是人们饲养最普遍的家禽。

食用技巧与吃法

母鸡是炖汤和炖菜的极好原料，母鸡肉用慢火长时间炖制会变得极为柔嫩。如果烤制的话，应先以少量的水炖制1小时左右。

	煮熟的去皮母鸡（每100克）	未去皮母鸡（每100克）
蛋白质	39克	27克
脂肪	12克	19克
胆固醇	83毫克	79毫克
热量	992千焦	1 193千焦

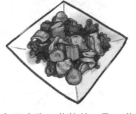

木耳鸡片工艺简单，是一道非常受人喜爱的保健菜肴。

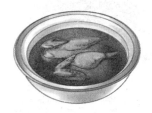

母鸡鸡汤对体质弱、贫血等有很好的补益作用。

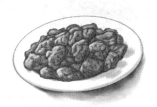

鸡米花含有丰富的营养物质，具有强化血管的功效。

火 腿

火腿在西方曾经是皇室或特殊场合的备用食品，在罗马帝国时期受到相当高的推崇，只出现在最高统治者的餐桌上。

真正的火腿原料应是来自动物腿部的肉，人们也用猪肩胛肉来制作类似产品，但用肩胛肉制的火腿在柔嫩和鲜美程度上都稍逊一筹。尽管这些产品的制作方式与火腿相同，但不能冠以"火腿"的名称。胫是指动物前后膝盖的部位，制作火腿所用的肉就来自这个部位以下。

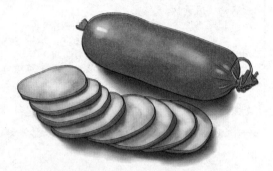

火腿是经过熏制和脱水加工处理的猪肉。

	烤制瘦火腿（每 100 克）
蛋白质	25 克
脂肪	6 克
胆固醇	55 毫克
热量	657 千焦

营养及药用功效

由于火腿通常都非常咸，所以最好适量食用，对于那些被建议限制饮食中的盐摄入量的人群更是如此。腌火腿的脂肪和热量比预制熟火腿高。只食用火腿的瘦肉部分可减少脂肪和热量的摄入量。火腿有健脾开胃、生津益血之功效。

食用技巧与吃法

火腿可以与蔬菜一起烹制，烹制出的味道鲜美可口。只是经过腌制后比较坚硬，在食用时用刀很难切开，用锯可以很方便地把火腿锯成薄片。另外，因为火腿在炖汤时不容易煮烂，可以在炖汤之前在火腿上涂抹白糖，不仅容易炖烂，还能增加汤的鲜美程度。在炖汤时加少许米酒，也能达到同样的效果。

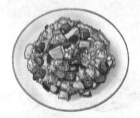
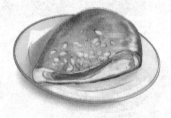
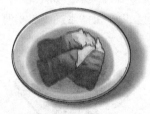

火腿的烹制方式有许多种，经典的两种做法是与菠萝搭配或烤制成油酥糕点。火腿冷食热食皆可，既可作为主食，也可用于制作各种食物，如煎蛋饼、油炸丸子、面条、什锦沙拉、烤面包、砂锅、肉冻、填充馅、烤三明治等。火腿骨头可用来做汤。

日常食用购买的生火腿时可用浸泡的方法来去除火腿中的盐分，可浸泡一个晚上，但是小火腿或含盐量不高的火腿只需浸泡数小时即可。

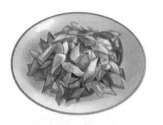
火腿炒瓜片

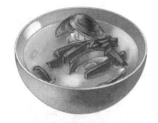
火腿蛤蜊汤

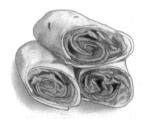
火腿蛋饼卷

储存方式

火腿冷藏可保存 1 周。冷冻可保存 1 ~ 2 个月，但冷冻会使火腿的味道有所变化。

值得一试的佳肴

火腿烧茄子

　　50 克三明治火腿，150 克茄子，青、红甜椒各 1 只，1 块生姜，30 克猪油，10 克盐，8 克味精，2 克白糖，5 克蚝油，5 毫升生抽，适量淀粉。

　　1. 火腿切开，茄子去皮切条，青、红甜椒和生姜切片。

　　2. 烧锅中放入猪油，放入生姜、青甜椒、红甜椒、盐、火腿片炒至入味。

　　3. 再加入茄子、味精、蚝油、生抽，用大火爆炒，然后用淀粉勾芡，淋入麻油，翻炒几下出锅即成。

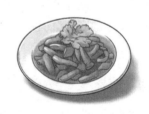

鸡 蛋

　　鸡蛋主要由 4 个部分组成：蛋壳、薄膜、蛋清和蛋黄。蛋壳上通常覆盖着一层无味的矿物质油，部分油脂会堵塞小孔，可防止鸡蛋变质并防止吸味，因此鸡蛋不宜清洗。蛋壳是保护鸡蛋的多孔、易碎的外壳，蛋壳上无数微小的孔可渗透空气、水和气味。蛋壳比较薄而且易碎。蛋壳薄膜由 2 ~ 3 层蛋白纤维组成，粘贴在蛋壳内壁上，为防止霉菌和细菌等的侵入而提供加层保护。蛋清由 87% 的水和 12.5% 的白蛋白（一种蛋白质物质）构成，占鸡蛋总重量的

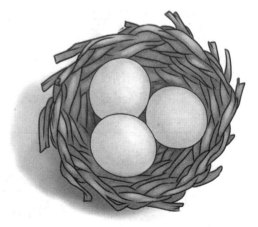
鸡蛋是优质蛋白的来源，被认为是"最营养早餐"。

2/3。蛋黄由大约 50% 的固体、16% 的蛋白质以及 30% 的脂肪组成。

营养及药用功效

鸡蛋除了含有丰富的蛋白质和脂肪外，还含有维生素和矿物质，鸡蛋富含维生素 B_{12}，并且还能提供易于吸收的叶酸、泛酸、维生素 B_2、维生素 D、磷、锌、铁和钾。

鸡蛋含有丰富的 DHA 和卵磷脂，对神经系统和身体发育有很重要的作用，可以有效地改善记忆力并防止老年人智力衰退，还能起到健脑益智的作用。另外，鸡蛋还能防治动脉硬化、防癌以及修复受损的肝脏组织并促进肝细胞再生。

	鸡蛋 （每100克）
蛋白质	14.7 克
脂肪	11.6 克
碳水化合物	1.6 克
胆固醇	250 毫克

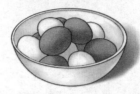

白壳蛋和红壳蛋之间的营养价值并无差别。鸡蛋蛋白为完善蛋白质，因为它能提供人体必需的几种基本氨基酸。鸡蛋蛋白不仅提供这些氨基酸，而且比例也非常理想。

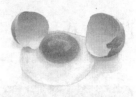

鸡蛋的营养成分在蛋清与蛋黄之间的分布并不均匀。蛋清提供了一大半蛋白质以及大部分的钾和维生素 B_2，而蛋黄则提供了维生素 A，维生素 D 以及多数维生素和矿物质。

购买指南

在购买鸡蛋的时候，首先应确保鸡蛋没有破碎，尽量挑选表面粗糙无光泽的新鲜鸡蛋或冷藏的鸡蛋，因为它们可保存更久。有的鸡蛋包装盒上标有保质期限，鸡蛋只有在合适的温度（4℃以下）和湿度（70% ~ 80%）下保存，标明的保质期才有效。

食用技巧与吃法

不要清洗鸡蛋，因为这会破坏鸡蛋表面的保护层，导致细菌渗入，如果蛋壳上有污点，可以干布擦拭。

因为鸡蛋的水含量和蛋白质含量都比较高，所以最好以低温烹制，而且烹制时间要短。如果高温烹制时间过长，会让鸡蛋的质地变得犹如橡胶。

千万不要把鸡蛋尤其是蛋黄直接加入热的液体如汤类、白调味汁和牛奶蛋糊中，

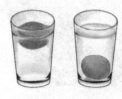

将鸡蛋放入冷水中可以很方便的测试它们的新鲜度。沉入水底的是新鲜的鸡蛋，反之往往是坏的。

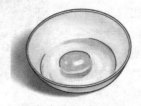

为了防止一只腐臭的鸡蛋而污染了碗里的其他食物，因此可以将每只鸡蛋分别在不同的碗碟里打开，然后再混合在一起。

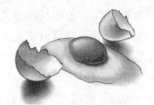

鸡蛋黄不能与红糖、糖精、豆浆、兔肉同食。正常食用蛋黄不会导致胆固醇超标。哮喘患者、高胆固醇者少吃鸡蛋黄。

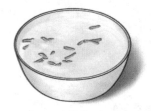
鸡蛋羹

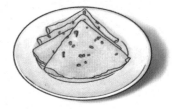
鸡蛋饼

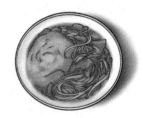
鸡蛋面

因为温度过高会导致鸡蛋凝结。相反，应将鸡蛋缓慢加热，在不断搅拌的同时，一点一点融入热的液体，然后搅拌，直至鸡蛋完全融入其中，再按要求进行烹制。

鸡蛋可单独食用，也可制作成各种食物，如蛋糕、酥皮糕点、冰激凌以及饮料等。鸡蛋还可当作稠化剂和黏合剂来使用，并可使各种食物口感更顺滑。鸡蛋可用多种方式烹饪，比较方便的有炒、煎、煮等，另外，鸡蛋也可以打散后加入调味料蒸制。煮制时要掌握好时间，煮的时间太短不能将细菌彻底杀死，时间太长的话会影响口感。鸡蛋同许多种蔬菜如黄瓜、辣椒等一起烹饪都很美味。

蛋黄用在面包、馅饼以及其他烘焙食物当中可使这些食物呈现诱人的金黄色。

储存方式

鸡蛋在室温下搁置 1 天相当于合理地保存 1 周。储存鸡蛋最好的地方是冰箱，鸡蛋在冰箱里保存 1 个多月依然很新鲜。

将鸡蛋放在冰箱门的背面，并不是最适合的地方，因为冰箱的门不断被开启会导致温度上的变化。将鸡蛋比较尖的那一端朝下，可以防止气室的压缩和蛋黄的移位。

未使用的生蛋清或蛋黄放在加盖容器内并放在冰箱里可保存 4 天（为了避免蛋黄发干，可以用冷水浸泡，在使用之前只需排干水分即可）。轻微打散的鸡蛋或蛋清可冷冻 4 个月，蛋黄可单独冷冻，也可与蛋清一起搅拌之后冷冻。煮熟的鸡蛋千万不可带壳冷冻，因为低温会导致鸡蛋裂开。水煮硬壳蛋可在冰箱里保存 1 周。

值得一试的佳肴

肉馅鸡蛋卷（3 人份）

100 克鲜猪肉馅，少许蒜末、姜末，5 个鸡蛋，适量白糖、盐、油。

1. 将半个鸡蛋打入鲜猪肉馅中，搅拌至黏稠，把蒜末、姜末、盐、白糖一起拌入肉馅里，余下 4 个半鸡蛋打散，备用。

2. 将锅放在火上，烧热后慢慢将蛋液浇入锅中，煎成蛋饼，把肉馅平铺在蛋饼上，卷成蛋卷，接口处用蛋液粘住。

3. 将蛋卷放入蒸锅中，置于火上，用大火蒸约 10 分钟，取出晾凉后，切成小段即可。

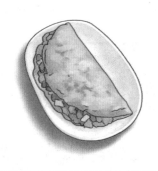

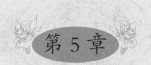

第5章

水产类

鲤 鱼

鲤鱼是世界上最早被养殖的鱼类，原产于中国，养殖历史已有数千年。如今，鲤鱼已成为一种世界性养殖鱼类。鲤鱼约有 2 900 多个品种，分为食用鱼类和观赏鱼类两种。

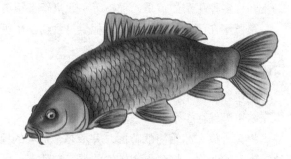

鲤鱼是肉厚刺少，营养丰富的佳肴。

营养及药用功效

鲤鱼富含蛋白质、矿物质，脂肪含量适中，生鲤鱼富含维生素 B_{12} 和磷。可降低胆固醇，防治动脉硬化、冠心病。

	鲤鱼 （每 100 克）
蛋白质	18 克
脂肪	4.6 克
热量	531.6 千焦

购买指南

在购买时不要让商贩清洗鱼，因为他们洗鱼的水反复使用，已被污染。

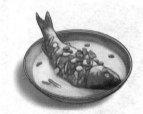

鲤鱼汤味道鲜美，具有滋补健胃的功效，还有催乳的作用。

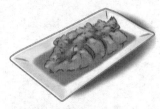

糖醋鲤鱼酸甜醇香，营养丰富，还有降低胆固醇的功效。

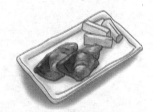

鲤鱼也可做成鱼块。红烧鱼块肉质滑嫩，还能够防治冠心病。

食用技巧与吃法

清洗鲤鱼时，先将鱼鳞、鱼鳃部分彻底去除，剪掉鱼翅、鱼尾。应注意的是，如果不是马上食用，不要剖鱼腹，否则会造成鱼肉的水分流失。

食用从冰箱里拿出的冰冻鱼，应提前泡在一盆清水里化冻，不要用微波炉化冻，那样会使鱼表面半熟或失去水分。化冻后，剖开鱼腹将鱼整理干净。剖鱼腹最好的办法是：用剪刀从鱼的肛门处往上剪，直至能方便地掏出腹内脏器为止。加工剖洗鲜鲤鱼时，应尽量把黑血放尽。鲤鱼鱼腹两侧各有一条细线状的白筋，在烹饪前应去除，否则会很腥。

储存方式

冷冻前将鱼分条装入塑料袋，在烹饪时解冻。鲤鱼冷冻的话能保鲜 2 个月，保质 7 个月。

鲫 鱼

鲫鱼是中国常见的淡水鱼类，其肉质细嫩，味道鲜美，有较高的营养价值。鲫鱼的食用范围很广，被视为上等食品。鲫鱼在中国除青藏高原外各地区、各种水域都有分布。

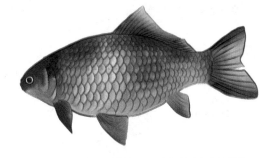

在自然水体中，鲫鱼的产量居于淡水鱼总产量的首位。

营养及药用功效

鲫鱼含有丰富的蛋白质、脂肪、碳水化合物、维生素、钙、磷等。具有通乳补虚的功效。

	鲫鱼 （每100克）
蛋白质	17.4 克
脂肪	1.3 克
热量	380.9 千焦

购买指南

选购鲫鱼尽量挑出产自江、湖或江湖支流的活水鱼，因其肉质肥厚，味道鲜美。其次是死水鱼，出自不通江湖的潭子、小河。还有一种人工养殖的则更次，肉质嫩但味道不那么鲜。

食用技巧与吃法

鲫鱼可用清蒸、氽或红烧等方式烹饪，可做成瓢鲫鱼、瓦糕鱼、酥鱼、萝卜丝氽鲫鱼汤、扬州鲫鱼面等佳肴。鲫鱼用来清蒸或煮汤营养效果最好，食用鲫鱼最好是在冬季。

　　鲫鱼在烹饪前，应去掉其咽喉齿（位于鳃后咽喉部的牙齿），这样做出的鲫鱼尤其是清炖、红烧时泥味不会太重。

　　红烧或做汤一般选择每条在 150 克左右的鲫鱼，做酥鲫鱼的每条在 50 克左右，250 克左右一条的可在肚中塞肉再红烧或清蒸，250 克以上的肉质较老，口感不好。

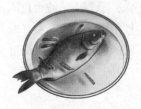
清炖鲫鱼味道鲜嫩清淡，还有健胃的功效。

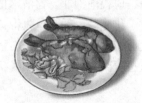
酥鲫鱼味道可口，香而不腻，还能滋补脾胃。

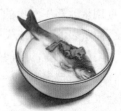
蛋奶鲫鱼嫩滑醇香，是美容养颜的保健汤品。

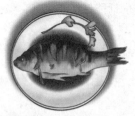
清蒸鲫鱼清淡可口，营养效果特别好。

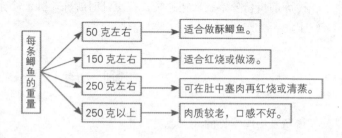

每条鲫鱼的重量
- 50 克左右 → 适合做酥鲫鱼。
- 150 克左右 → 适合红烧或做汤。
- 250 克左右 → 可在肚中塞肉再红烧或清蒸。
- 250 克以上 → 肉质较老，口感不好。

青　鱼

　　青鱼为中国淡水养殖的"四大家鱼（青鱼、草鱼、鲢鱼、鳙鱼）"之一，个体大，生长迅速，肉质肥嫩，味道鲜美，刺大而少。青鱼尤以冬令时节的最为肥壮。

营养及药用功效

　　青鱼富含蛋白质、脂肪、钙、磷、铁、维生素 B_1、维生素 B_2、烟酸等营养成分。青鱼的蛋白质属优质蛋白质，鱼肉纤维比较细，组织蛋白质结构松散，水分含量多，易为人体所吸收。另

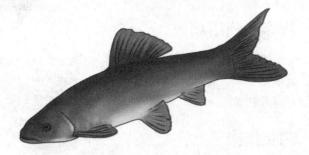
青鱼性平、味甘，具有补气的功效，还能够缓解烦闷。

	青鱼（每 100 克）
蛋白质	19.5 克
脂肪	5.2 克

外，青鱼肠子中不饱和脂肪酸含量十分丰富。

食用技巧与吃法

青鱼多用红烧、糖醋、红焖、溜片、熏制等方法烹饪。

青鱼在冬季腹部会鼓起，在剖鲜青鱼时须从腹部向尾鳍处剖开。而剖夏季的青鱼时则应从尾鳍部向腹鳍部剖开，这样可避免弄破苦胆。

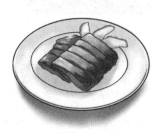

另外，青鱼的腹部有一层黑膜，具有强烈的腥臭味，烹饪前应去除。鲤鱼子、两鳃、舌头及嘴唇被认为是佳肴。常见做法有蒸、烤、水煮或油煎等。

江浙、两湖等省还将青鱼风干，青鱼干颇具风味，可用于烧肉、炖肉，青鱼的肝、肠等也能食用。

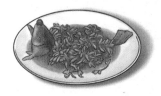

菊花青鱼是湘菜中的经典菜，能够有效改善营养不良。

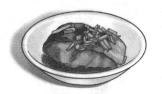

清蒸青鱼段工艺简单、滑嫩可口，具有滋补益气的功效。

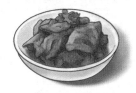

茄汁青鱼美味可口，还有养肝明目的效果。

草 鱼

草鱼是"四大家鱼"之一，属草食性鱼类。如今亚、欧、美、非各洲的许多国家都有养殖。

营养及药用功效

草鱼富含不饱和脂肪酸，对血液循环有益，还能防治肿瘤。另外，草鱼还有抗衰老和美容养颜的功效。

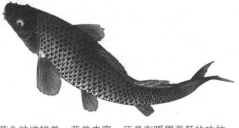

草鱼味道鲜美，营养丰富，还具有暖胃养颜的功效。

购买指南

草鱼与青鱼的外形很像，在购买时应注意鉴别。

	草鱼 （每 100 克）
蛋白质	18.5 克
脂肪	4.3 克
热量	468.8 千焦

食用技巧与吃法

草鱼可与番茄做成番茄鱼片，这是典型的浙江菜，味道清淡鲜美。另外，草鱼还可制成葱油鱼块。

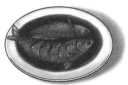

"西湖醋鱼"，也称醋熘鱼，这是一道杭州名菜。

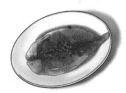

草鱼与豉椒同做是典型的湘菜烹饪手法。

值得一试的佳肴

葱油鱼块

750 克草鱼，1 个鸡蛋，2 个洋葱，5 段葱，3 茶匙香油，2 汤匙淀粉，1 茶匙味精，3 茶匙精盐，1 000 毫升花生油，白糖、醋、料酒各半汤匙。

1. 草鱼去鳞、鳃、内脏，洗净，去掉脊骨。切成两片，然后切成 7 厘米长、5 厘米宽的长方块。放姜丝、葱段、精盐、酱油腌片刻，加鸡蛋和面糊抓匀，然后裹上干淀粉。将洋葱切成薄片。

2. 将鱼放入热油锅中，炸黄后捞出。

3. 锅中放油，将姜、葱炸香，倒入料酒、糖、醋、清汤和味精，用淀粉勾芡，浇在鱼上。

4. 将鱼块煎熟，再加入水适量，炖煮成羹即成。

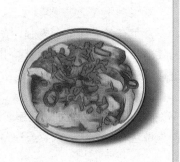

鲢 鱼

鲢鱼广泛分布于亚洲东部，在中国各大水系随处可见，是中国淡水养殖的"四大家鱼"之一。鲢鱼头最有营养，主要种类有白鲢、花鲢两种。白鲢体色发白，鳞片细小，头较大，头部最肥，花鲢俗称胖头鱼。

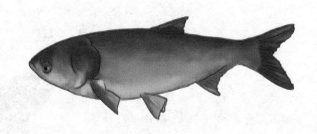

鲢鱼是饲养鱼类的上等鱼品，也是中国最常食用的鱼类之一。

营养及药用功效

鲢鱼含有丰富的蛋白质、脂肪、糖类、钙、磷、铁、维生素 B 族等。组成鲢鱼肉脂肪的脂肪酸有 20 种左右。具有美容养颜之功效。

	鲢鱼 （每 100 克）
蛋白质	18.6 克
脂肪	4.8 克

购买指南

购买时需将鲢鱼和鳙鱼区分开来。二者的主要区别在于体色和头；鳙鱼的体色比鲢鱼深，夹杂不规则的黄黑色斑纹；鲢鱼呈银白色，头较小，头长与体长之比约为 1 ∶ 4，而鳙鱼的头明显地大得多，头长和体长之比达 1 ∶ 3。

食用技巧与吃法

鲢鱼肉细嫩鲜美，红烧、炖或做汤皆可，鱼头常用来红烧或炖。鲢鱼可制成剁椒鲢鱼、红烧瓦块鲢鱼、鲢鱼丝瓜汤、鲢鱼肉丸汤等佳肴。

鲢鱼胆汁有毒，吞服鱼胆往往会引起中毒，目前尚无特殊疗法，应引起重视，不要吞服鱼胆，以免中毒。

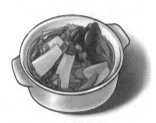
拆烩鲢鱼头肉质鲜美、汤汁滑嫩，是苏菜中的名品。

吃鱼头时要注意以下几点：不吃环境受到严重污染地区的鱼头；不吃头大、身瘦、尾小的畸形鱼的鱼头；不吃眼珠浑浊、向外鼓起的鱼头。另外，烹制鱼头时，一定要将其煮至熟透再食用。

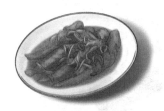
酸梅蒸鲢鱼鲜嫩爽滑，酸甜可口，具有健脾暖胃的功效。

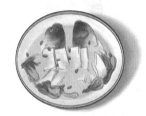
雪菜豆腐鱼汤做法简单，清淡鲜美，还有润肤的效果。

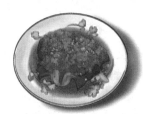
剁椒鱼头是湖南名菜，风味独特，有助于血液循环。

河 鲈

河鲈家族由九属组成，其下面大约又分为120多种鱼类，包括大眼酮鲈和黄金鲈鱼等几个主要种类。

河鲈的身体呈扁平的形状。两个背鳍紧挨在一起，呈褐绿色，而其他的鳍为红色或类似橙色的颜色。河鲈的皮肤表面覆盖着粗糙的小鳞片，头部通常呈橄榄色，尾端呈白色。河鲈体表呈黄色，身体两侧有 6 ～ 8 条垂直的条纹。

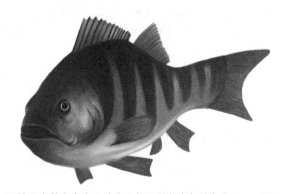
河鲈是少数在海水及淡水里都能茁壮生长的鱼类之一，因其肉质鲜美，有"尝罢河鲈不思鱼"之说。

营养及药用功效

河鲈含有丰富的烟酸、维生素 B_{12}、磷和钾，能提供大量优质蛋白和多种微量元素。

河鲈（每100克）	
蛋白质	19克
脂肪	0.9克
热量	380.9千焦

食用技巧与吃法

河鲈的鱼刺非常多,白色的鱼肉肉质紧实,脂肪含量低,味道鲜美。烹饪时应采用能突出其味道的烹饪方法。河鲈可整条烹制,也可切片烹制。通常用水煮、蒸或油煎(稍微撒点面粉后即可用油煎制)等方式烹制。

河鲈最好在打捞之后尽快刮鳞,否则,在不去皮的情况下很难去除鱼鳞。另外一个办法就是在去鳞之前在沸水中煮几分钟。当心鳍片上的棘刺。

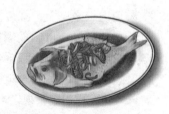

清蒸鲈鱼是一道美味健康的菜品,不仅味道鲜美,还能补脑。

鳝 鱼

近年来中国的鳝鱼畅销国外,更有冰冻鳝鱼远销美洲等地。鳝鱼身体细长呈蛇形,体表润滑无鳞,没有软刺。鳝鱼体表有不规则的黑色斑点,体色常随栖居的环境不同而有所变化。

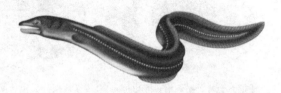

鳝鱼肉嫩味鲜,营养价值很高,在中国和日本都深受欢迎,常被当作名菜来款待客人。

营养及药用功效

鳝鱼脂肪中含有极丰富的卵磷脂,也含有丰富的二十二碳六烯酸(DHA)、二十碳五烯酸(EPA)和多种维生素,维生素 A 的含量尤其丰

	鳝鱼 (每 100 克)
蛋白质	18 克
脂肪	1.4 克
热量	372.6 千焦

富,100 克烤鳝片中含有 5 000 国际单位的维生素 A。鳝鱼能调节血糖、增进视力,还有增强记忆力和补气益血的功效。

食用技巧与吃法

鳝鱼与韭菜、莴笋丝等可一起炒,菜质嫩滑,味道鲜香。此外,也可与米饭合蒸

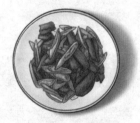

青椒炒鳝鱼菜质嫩滑,味道鲜香,还能够增强免疫力。

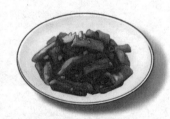

红烧鳝鱼肉质鲜嫩,是很好的滋补佳品,还能够增进视力。

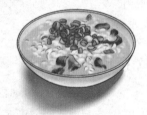

鳝鱼粥味道鲜美,还有降低血糖的作用。

做成鳝鱼饭。其原料是手指粗的肥美鳝鱼，用鳝骨先煲汤，然后用这些汤来煲饭，鳝肉则拆成细丝并调味，饭将熟时放入焖熟。

死鳝鱼不能食用，因为鳝鱼体内含有胆氨酸，当鳝鱼死后，胆氨酸会产生有毒物质。

储存方式

可将鳝鱼放入水缸内养几天，最好用井水和河水，天热的季节应常换水。

沙 丁 鱼

沙丁鱼体型很小，身体柔软。沙丁鱼共有6个品种，其中包括西鲱和美洲河鲱等。第一个沙丁鱼罐头出现在19世纪初，葡萄牙、法国、西班牙等现在是罐头沙丁鱼的主要生产国。

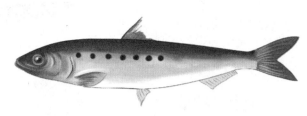

沙丁鱼是第一个以罐装方式来保存的鱼类。

营养及药用功效

沙丁鱼肉富含磷、烟酸和维生素 B₆，鱼骨头富含钙质。可防止血栓形成，对心脏病有特效。

	沙丁鱼 （每100克）
蛋白质	19克
脂肪	5克
热量	355.8千焦

食用技巧与吃法

沙丁鱼在烹制之前应刮鳞、去除内脏并清洗，然后切除头部。新鲜的小沙丁鱼只需清洗即可。罐装沙丁鱼通常打开即食，也可根据个人口味添加一点盐水，还可用柠檬汁浸泡。

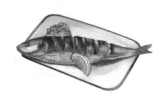

烤焦的沙丁鱼能缓解牙痛。

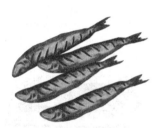

新鲜的沙丁鱼通常用来烧烤，味道香酥可口。

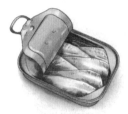

沙丁鱼鱼肉极易腐烂，市面上出售的通常是沙丁鱼罐头。

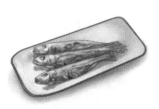

沙丁鱼也会腌制后出售，腌制的沙丁鱼有补脑的功效。

储存方式

未开启的沙丁鱼罐头应不时地来回翻转，确保沙丁鱼的各个部位都能保持湿润。一旦开启，应将罐头放入冰箱内保存。

鳗　鱼

鳗鱼是一种海洋鱼，头小、腭大，有着尖利的小牙齿。鳗鱼的颜色取决于它的年龄和生活的水域。鳗鱼的背鳍、尾鳍和臀鳍形成一个巨大的鳍状物，遮盖住了大半个身体。

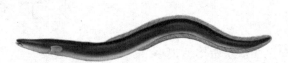

鳗鱼的脊椎骨里钙源丰富，有"理想的天然生物钙源""人类钙质的天然供给者"的美誉。

	鳗鱼 （每 100 克）
蛋白质	18 克
脂肪	12 克
热量	770 千焦

营养及药用功效

生鳗鱼富含维生素 A 和维生素 D，脂肪含量很高，具有补虚养血的功效。

购买指南

鳗鱼有新鲜、熏制、腌制的，也有罐装的，新鲜鳗鱼通常被切成厚薄不同的鱼片或鱼块出售。也有在出售的时候依然活养着的鳗鱼，这是由于鳗鱼肉极易腐烂，而且其血液可能会有毒。

食用技巧与吃法

鳗鱼在烹制之前，应去除其厚鱼皮。将鱼切成 3 段，放入沸水中余烫 1～2 分钟以此来软化鱼皮，也可以稍微烤一下（鱼皮起泡之后容易撕除），这两种方法不仅可用来去除鳗鱼皮，还可去除鳗鱼的多余脂肪。

应尽量避免使用油煎等方法来进行烹饪，因为这样会增加鳗鱼的脂肪含量，而且

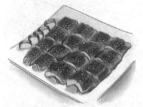

烤鳗鱼肉质肥美，香味浓郁，营养丰富，是滋补的佳品。

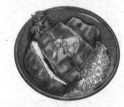

鳗鱼饭肉香扑鼻，调味酱即甜又咸，是繁忙中的美味快餐。

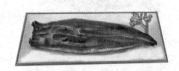

普烧鳗鱼口感细腻，味道鲜美，还能够增加体力。

鳗鱼肉质紧实,热量渗透起来比较缓慢,在熟透之前可能就被烧焦了。如果用油烹制,应先用盐水煮8～12分钟,盐水里事前应放入1～2茶匙的柠檬汁。

储存方式

新鲜的鳗鱼极容易变质,放在冰箱里只能保存1～2天。

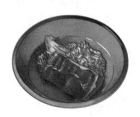

鳗鱼茶是一道味道浓郁的茶泡饭,能够缓解疲劳。

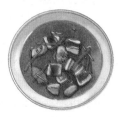

鳗鱼汤不仅营养丰富,对肺结核患者也十分有益。

金 枪 鱼

金枪鱼生活在地中海、太平洋、大西洋和印度洋等的温暖水域,自远古以来,人们就开始捕捞金枪鱼食用。金枪鱼包括好几类,最常见的有蓝鳍金枪鱼、长鳍金枪鱼、鲣鱼以及黄鳍金枪鱼。金枪鱼的鱼肉肥腻紧实,因品种不同,色泽和味道有一定的区别。金枪鱼的体侧和腹部之间的鱼肉最为鲜美,备受青睐,价格也最昂贵。

金枪鱼通过不停地游泳使水流经过腮部完成吸氧,因其能够跨洋环游,被称为"没有国界的鱼类"。

	新鲜金枪鱼 (每100克)	油泡淡金枪鱼 (每100克)	水泡淡金枪鱼 (每100克)
蛋白质	23克	29克	30克
脂肪	4克	8克	0.5克
热量	514.9千焦	828.8千焦	548.4千焦

营养及药用功效

新鲜的金枪鱼因为鱼种不同,脂肪含量也不相同,有的精瘦,有的脂肪含量稍高些。金枪鱼有美容减肥、保护肝脏、防止动脉硬化、激活脑细胞、促进大脑内部活动的功效。

购买指南

市面上有新鲜的金枪鱼片和鱼块出售,金枪鱼的几个种类几乎都可以制成罐头。制罐头的金枪鱼有整条的,也有切成大块鱼肉的。罐头中的鱼肉是用植物油、汤汁或水浸泡的。被泡在油里的金枪鱼最不干涩,脂肪含量也最高。

食用技巧与吃法

新鲜的金枪鱼可水煮、清蒸、烧烤、烘烤或烘焙。清蒸或以高汤煮制的金枪鱼味道尤佳。

味道强烈的金枪鱼在烹制之前，应在盐水里浸泡几个小时，然后用调味料进行腌泡。将金枪鱼用沸水煮10分钟再烹制有助于消化。在烹饪时不应放太多的油。

刚刚捕捞的金枪鱼应尽快放血，在尾部上方 2.5 ~ 5.0 厘米的地方剖开即可。金枪鱼的鱼骨向身体两侧伸展。可以用刀片在鱼骨与鱼肉之间滑动，以此将鱼骨剔除。质量上好的淡金枪鱼的鱼肉被包裹在一层颜色发暗、味道浓重的脂肪当中，去除这一层脂肪可使金枪鱼的味道更加柔和。

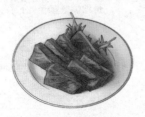
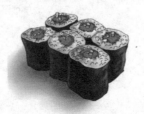

日本人特别喜欢生吃金枪鱼，常将它们用在生鱼片或寿司里面。

金枪鱼罐头蛋白质的含量较高，脂肪的含量较低。

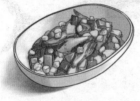
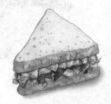
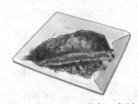

金枪鱼罐头的食用方式也是多种多样，在西式烹饪中，罐头金枪鱼常常被加入沙拉、三明治中，有时也裹上面包屑进行烧烤。

鳟 鱼

鳟鱼中最常见的有河鳟、虹鳟鱼、湖红点鲑、溪红点鲑。鳟鱼的养殖历史悠久，而虹鳟鱼尤其受到养鱼者们的喜爱。虹鳟鱼在寒冷清澈的水域生长良好，也可在温暖水域生活，是世界各地渔场养殖数量最多的鳟鱼。

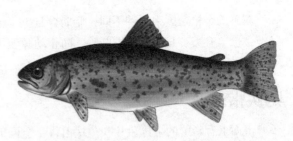

鳟鱼是庞大的鲑科家族中的一分子。身体扁长，牙齿尖利。鳟鱼因为肉质精美而受到高度青睐。

营养成分

鳟鱼的脂肪含量中等。

鳟鱼的营养十分丰富，含有各种维生素及人体所需的营养元素，且热量较低，蛋白质含量较为全面。

	鳟鱼（每100克）
蛋白质	21克
脂肪	7克
热量	620千焦

购买指南

市面上可买到新鲜和冷冻的鳟鱼，有整条销售的，也有经过修剪、切片或切成鱼排来出售的，鳟鱼通常不会制成罐头。

食用技巧与吃法

鳟鱼无需刮鳞，切片也非常容易。

鳟鱼的烹制方法越简单越好，最好不要破坏其鲜美的味道。鳟鱼熏制的话味道很可口。另外，鲑鱼的做法也极适合鳟鱼。

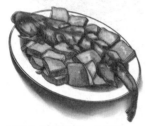

豆腐虹鳟鱼不仅肉质鲜嫩，还能够降低血脂。

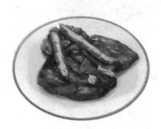

熏制的鳟鱼味道鲜美，香嫩可口，还有滋补脾胃的功效。

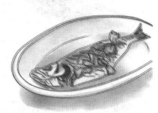

清蒸鳟鱼方法简单，还不会破坏鲜美的味道，营养更丰富。

鲱　鱼

鲱鱼的鱼子和鱼肉都极具商业价值。鲱鱼大部分时间都在海洋中度过，但每年春季会游回上游进行产卵。常见的鲱鱼种类有美洲鲱鱼、河鲱、西鲱、拟西鲱。

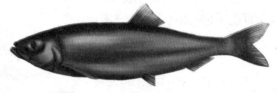

鲱鱼的鱼群非常密集，个体数量巨大，被认为是世界上产量最大的一种鱼。鲱鱼体内脂肪含量较高，是营养价值较高的鱼类。

营养及药用功效

鲱鱼蛋白质含量很高，还富含多种维生素和微量元素。具有补虚利尿的功效。

	鲱鱼（每100克）
蛋白质	17克
脂肪	14克
热量	825千焦

购买指南

市面上出售的鲱鱼有新鲜的也有冷冻的，有整条的也有切片出售的。新鲜的鲱鱼肉呈白色，肉质柔软肥腻。

食用技巧与吃法

鲱鱼经常与极酸的配料如酸模、大黄和醋栗等一起烹制，这些物质可使鱼肉容易消化，还能软化鱼骨。在一些菜谱中，鲱鱼可代替青鱼和鲭鱼。

鲱鱼如果不切片，可整条烹制。如果烹制时间很短的话，小刺仍然会粘在脊骨上，食用时要小心。

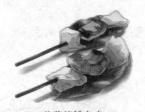
菠萝烤鲱鱼串

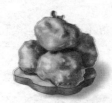
椒盐鲱鱼豆腐球

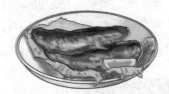
平底锅盐烤鲱鱼

储存方式

鲱鱼新鲜食用味道极佳，且容易变质，不宜长时间保存，所以在购买之后应尽快烹制。

鲟 鱼

鲟鱼是一种大型的洄游鱼，体重可重达1吨，体长可超过4米。现在有25个不同的种类，其中包括白鲟、短鼻鲟、闪光鲟等。鲟鱼只生活在北半球的海洋和河流中，生命周期也特别长，有的可活到150岁以上。由于对鲟鱼及鲟鱼卵的市场需求巨大，多年来，鲟鱼被大肆捕杀，数量锐减到了濒临灭绝的程度。

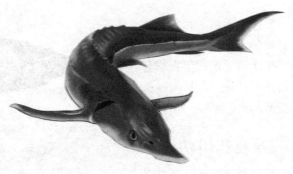
鲟鱼在1亿年以前就出现在地球上，有"水中活化石"之称。

营养及药用功效

鲟鱼脂肪含量低，富含磷、钾和维生素 B_{12}。具有补虚养脑等功效。

	鲟鱼（每100克）
蛋白质	16克
脂肪	4克
热量	444千焦

购买指南

市面上出售的通常是冷冻或罐装鲟鱼而非新鲜鲟鱼，也有熏制或者腌制的鲟鱼出售。新鲜鲟鱼的脉纹呈蓝色，开始变得不新鲜的时候，脉纹就会变成棕色或黄色。

食用技巧与吃法

鲟鱼肉质可以同陆地动物的肉类相比，因此可按照肉类的烹制方法来进行烹饪，适合旗鱼和金枪鱼的烹饪方法也同样适合鲟鱼。熏制过后的鲟鱼冷食尤为可口。

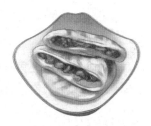

由于鱼肉紧实，新鲜打捞出来的鲟鱼在烹制之前最好搁置 48 小时，腌泡也可有助于软化鱼肉。为了去皮或使其更容易消化，可在热水中煮几分钟，或者在烹制前先将鱼肉用工具捶打一下。

在俄罗斯，晒干的鲟鱼骨髓被用做鱼肉馅饼的馅。

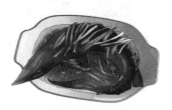

清蒸中华鲟清淡可口，入味自然，是补虚的滋补佳品。

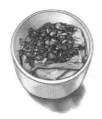

剁椒鲟鱼腩较好地发挥了鲟鱼肉多刺少的优势，非常美味。

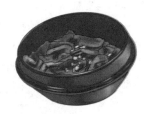

瓦罐鲟鱼香软嫩滑，口感独特，还有补中益气的功效。

鲑 鱼

鲑鱼包括太平洋鲑属和大西洋鲑属，太平洋鲑属共有 9 类，包括王鲑、红鲑、银鲑、粉鲑和大马哈鱼等。鲑鱼与鳟鱼的外形极为相近，二者的区别在于其臀鳍，鲑鱼臀鳍上长有 12 ~ 19 根鳍刺。鲑鱼的体型修长、微扁，

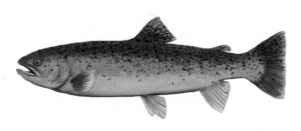

鲑鱼，又叫三文鱼，因其营养价值较高，有"水中珍品"之誉。

	王鲑 （每100克）	红鲑 （每100克）	银鲑 （每100克）	粉鲑 （每100克）	大马哈鱼 （每100克）	大西洋鲑 （每100克）
蛋白质	20 克	21 克	22 克	20 克	20 克	20 克
脂肪	10 克	9 克	6 克	3 克	4 克	6 克
热量	753 千焦	703 千焦	611 千焦	486 千焦	502 千焦	594 千焦

但在各鱼种之间稍有差别。鲑鱼表面覆盖着光滑的鱼鳞，通常都长有各种不同的斑纹，鱼皮的颜色受鱼种和时节的影响。

营养及药用功效

王鲑的脂肪含量最高，红鲑、大西洋鲑和银鲑的脂肪含量中等，生的粉鲑和大马哈鱼的肉质精瘦。鲑鱼具有补虚养胃的功效。

购买指南

市面上出售的鲑鱼有新鲜、冷冻、熏制、腌制、干制和罐装等形式，不要购买发干发亮、边缘呈褐色或者水分流失的熏鲑鱼。另外，颜色发暗的鲑鱼较咸。

食用技巧与吃法

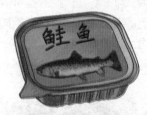

鲑鱼热食或冷食味道都极好。鱼头后面的鱼肉比鱼尾部的肉更加鲜美。鲑鱼可以用许多方式进行烹制。

鲑鱼在烹制之前应刮鳞并去除内脏。鲑鱼无需清洗，擦拭即可。鲑鱼通常在烹制之前切成鱼片。

鲑鱼子的味道也很鲜美。有时被称作"红鱼子酱"，但是真正地道的鱼子酱只能用鲟鱼子制成。

鲑鱼罐头是将烹制好的鲑鱼用其本身的鱼汤罐装而成。通常鱼骨都直接放进罐头内，这些骨头容易嚼碎，还可以提供钙质。

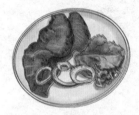

在西式烹饪中，熏制鲑鱼通常与切片甜洋葱搭配食用。

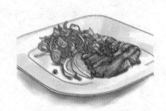

鲑鱼可以生食，经常是制作沙拉的最后一道特殊材料。

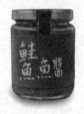

鲑鱼鱼酱通常用来制作三明治和鱼子烤面包。

储存方式

鲑鱼的保质期相当短，在冰箱里冷藏保存的时间不宜超过 2 ~ 3 天。

鳕　鱼

在中世纪，鳕鱼是欧洲最具商业价值的鱼类之一。由于它既可熏制又可干制或腌制，所以比较容易运输和保存。

鳕鱼的头部很大，嘴巴裂口深，从下颚处垂下一根细长的须。鳕鱼体长通常为40 ~ 80 厘米，体重 1.8 ~ 4.0 千克不等。鳕鱼从头部至尾部贯穿一条颜色较浅的横线，厚实丰满的身体上覆盖着细小的鳞片，皮肤颜色会根据栖息地的不同而产生很大差别。法国人对腌制或干制鳕鱼以及新鲜或冷冻鳕鱼区分得很明确。

庞大的鳕科家族大约由 60 个不同的种类组成，这些鱼的肉质很像。最常见的鱼种有：黑线鳕、银鳕、牙鳕、黑鳕和小鳕等。

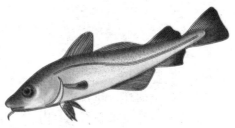

鳕鱼一直以来就是世界上捕捞量最大的鱼种。

营养及药用功效

从鳕鱼肝脏提炼出来的油脂是重要的维生素 D 来源。鳕鱼奶白色的鱼肉精瘦鲜美，肉质紧实程度取决于鳕鱼的新鲜程度和大小。鳕鱼对心脑血管系统有很好的保护作用。

	鳕鱼（每100克）	黑线鳕（每100克）	海鳕（每100克）	牙鳕（每100克）	黑鳕（每100克）	小鳕（每100克）
蛋白质	18 克	19 克	17 克	19 克	17 克	17 克
脂肪	0.7 克	0.7 克	0.9 克	1.3 克	1 克	0.4 克
热量	343.6 千焦	364.2 千焦	318.1 千焦	380.9 千焦	385.1 千焦	322.3 千焦

食用技巧与吃法

鳕鱼可以用多种方式进行烹制，蘸调味汁食用味道尤为鲜美。鳕鱼可被制成鱼肉罐头、鳕鱼干或腌熏鱼，鳕鱼子可新鲜食用，也可熏制或腌制。鳕鱼的舌头和肝脏也可食用。黑线鳕通常用来熏制或腌制，小鳕通常被制成鱼干。

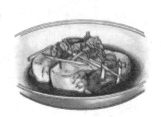

清蒸鳕鱼清淡爽口，简便易做，还有活血止痛的功效。

为了去除腌制鳕鱼的盐分，将鱼放进容器内，将容器置于水槽内，上面有细水流注入，随着水槽里被注满水，盐分就会被冲掉。腌制的鱼干在烹制之前需要在水里浸泡 8 ~ 12 小时。煮鳕鱼的时候，不宜煮到沸腾，可放入清汤用慢火炖 8 分钟左右，也可放入已经煮沸的液体中稍煮一下，然后迅速地将锅子从炉子上拿开，在一旁搁置 15 分钟。

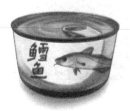

鳕鱼罐头

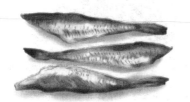

鳕鱼干

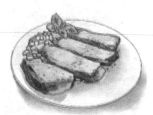

香煎鳕鱼

虾

不同种类的虾，外表颜色不同。虾煮熟后会变成粉红色，由原来的半透明变为不透明。最常见的虾类味道都极为鲜美，这其中包括深水虾，深水虾是最具商业价值的虾类，也被称作"粉红虾"。另外一个具有商业价值的虾类是大虎虾，通常被称作"黑虎虾"。

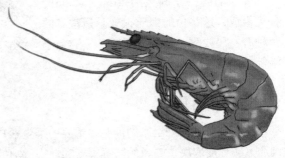

虾类属于小甲壳类生物，共有9个不同的科属，160多个品种。

	虾 (每100克)
水分	76%
蛋白质	20 克
脂肪	2 克
碳水化合物	0.9 克
胆固醇	153 毫克
热量	443.7 千焦

营养及药用功效

虾类富含烟酸和维生素 B_{12}，蛋白质含量高，脂肪含量较低，有补肾壮阳的功效。

购买指南

不要购买发软、发黏、肉和壳相互脱离以及有氨水气味或者长有黑色斑点（尤其在头部和身体相连的部位附近）的虾。

由于虾的味道受解冻方式和时间的影响，因此，不要购买已经解冻过再冻起来的虾。最好的冷冻虾应该只是稍微冷冻的。

食用技巧与吃法

一旦解冻，虾壳会特别难以去除，因此去壳工作应在解冻之前进行。

虾类在烹制的时候，身体会弯曲。烹制虾的时间不宜过长，因为这会导致虾肉变硬变干。无论是去壳还是未去壳的虾类都可以用水或清汤来烹煮。

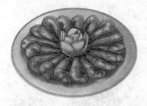

茄汁焖大虾肉质紧实，味道鲜美，还有补脑的作用。

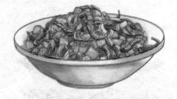

尖椒笋干炒虾清淡可口，搭配合理，还能够开胃化痰。

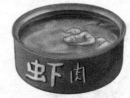

虾肉罐头延长了虾的保存时间，而且营养丰富。

虾壳是极好的烹制虾肉的原料，可将虾壳放入沸水中以文火煮 10 分钟左右，然后从水中滤出虾壳，再将虾肉入汤汁中烹制。还可将生的虾壳磨制成粉，用来制作鲜美的调味品。

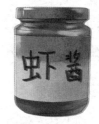

储存方式

虾在冰箱里冷藏可保存 2 天，冷冻可保存 1 个月。

虾是东南亚饮食中的重要原料，通常制成虾酱作为调味品。

值得一试的佳肴

大蒜炒虾

500 克新鲜的虾，15 毫升橄榄油，4 片蒜瓣，少许海盐。
1. 将虾洗净并控干。
2. 大蒜去皮，切成蒜末。
3. 将橄榄油倒入锅中，烧热。
4. 虾入油锅内迅速烹制，为了确保两侧的色泽同样红润，将虾翻一次。
5. 将锅子从炉上拿开，加入蒜末和海盐，完全覆盖在虾肉上面。

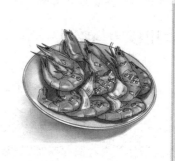

螃 蟹

螃蟹生活在海水和淡水水域的岩石裂缝之间以及海藻丛中。螃蟹的外壳呈圆形，有些也呈心形，其发育不全的尾部和腹部缩在壳内，螃蟹壳的软硬程度取决于它蜕皮时间的长短。螃蟹的五对附肢中最前面的那一对会长成强大有力的钳子。

螃蟹可以食用的部分只占整体的 1/4，包括身体、腿、钳子里的肉以及肝脏和螃蟹壳下面类似乳脂的物质。精瘦的白色肉质成丝状，而且味道鲜美。

太平洋普通蟹的壳呈褐色。软壳蟹是指那些蜕去成熟的蟹壳但还未长出新壳的蓝蟹。出售的软壳蟹通常都是活的，但由于极为虚弱，看上去就像死了一样。

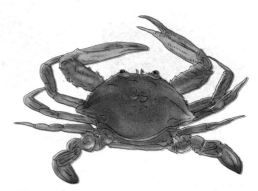

螃蟹家族中有大约 4 000 多个不同的品种，包括太平洋普通蟹和软壳蟹等。

	生螃蟹 （每 100 克）
蛋白质	18 克
脂肪	1 克
胆固醇	60 毫克
热量	372.6 千焦

营养及药用功效

螃蟹肉富含烟酸、维生素 B_{12}、铜和锌。具有补骨养髓、清热解毒的功效。

购买指南

市面上有活螃蟹出售，但是蟹肉通常都是煮熟、冷冻或罐装产品，无论是新鲜还是冷冻的蟹肉都非常鲜美。购买活蟹时不要挑选那种腿已经不动的螃蟹，应从尾端抓住螃蟹，以免被钳住，买大螃蟹时尤其如此。在购买冷冻螃蟹时，不要购买那些已经发干或被冰霜包裹的螃蟹，这些都表明螃蟹已不再新鲜。

食用技巧与吃法

螃蟹热食或冷食味道都非常鲜美，可以整只烹饪也可分解后烹饪。螃蟹蒸、煮或油炸皆可。

螃蟹的处理方法如下：在螃蟹壳与底面之间开口，从上面拉开蟹壳。如果打算将螃蟹肉盛在蟹壳内上桌，当心不要破坏蟹壳。摘除螃蟹腿和螯，然后以坚果钳子或其他较重的器具将肉从里面取出。活的螃蟹可放入加盐的沸水中烹煮，烹煮时间取决于螃蟹的大小，通常 15 厘米宽的螃蟹需要 10 ~ 20 分钟，大一些的螃蟹需要 30 分钟左右。

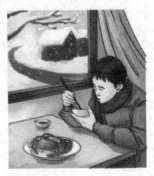

冬季不宜吃蟹。

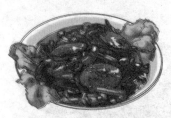

香辣螃蟹不仅香辣爽口，还是滋补的佳品。

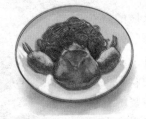

在西式烹饪中，螃蟹与意大利面食搭配食用也很可口。

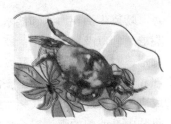

炸软壳蟹时，只需将腮和尾除去，以冷水洗净即可。

储存方式

螃蟹在捕捉之后不久即会死去，千万不要将其搁在室温下，应立即烹制或以湿布包裹，放入冰箱内冷藏，应在 12 小时内食用。煮熟的螃蟹可冷藏 1 ~ 2 天，整只的煮熟的或去壳的螃蟹可冷冻 1 个月左右。

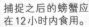

捕捉之后的螃蟹应在 12 小时内食用。

煮熟的螃蟹冷藏可保存 1~2 天。

整只的煮熟的或去壳的螃蟹冷冻可保存 1 个月左右。

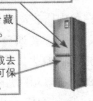

158

鲍 鱼

鲍鱼可食用的部位是灰褐色的肌肉和腹足，鲍鱼正是用腹足来附着在岩石上面的。鲍鱼的外壳通常呈微红色或粉红色，而外壳内部有一层珠质表皮。

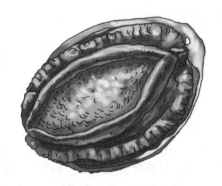

鲍鱼属于腹足软体动物，全世界一共有 100 多种。其外壳的边缘有众多小孔，有排水和排废气的作用。

营养及药用功效

鲍鱼富含维生素 B_{12}、烟酸和泛酸，还含有丰富的蛋白质。鲍鱼能够双向调节血压，还能抗癌。另外，鲍鱼还有润燥利肠、养肝固肾的功效。

购买指南

鲍鱼稀有而昂贵，市面上出售的通常是罐装、脱水或冷冻的鲍鱼。在购买活的鲍鱼时，可触碰腹足看它们是否仍可移动。

	鲍鱼 （每 100 克）
蛋白质	17 克
脂肪	1 克
热量	439.5 千焦

食用技巧与吃法

鲍鱼生食熟食皆可，可水煮、烧烤、翻炒、清蒸或油煎。比较薄的鲍鱼片应以高温进行烹饪，每一面大约烹制 30 秒钟。如果与其他菜肴一起烹制，应该直到最后一刻再加入鲍鱼，烹饪时不要放盐，直至食用前再加盐。

给新鲜的鲍鱼去壳时，将刀片插入鲍鱼肌肉后面最薄的地方，来回划动刀片，直到肉从壳上脱落，接着再将整个腹足部分摘除下来。生的鲍鱼需要彻底洗净。

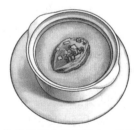

鲍鱼汤营养价值极高，能够滋阴补养，而且没有副作用。

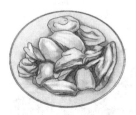

鲍鱼肉质紧实，味道鲜美，生吃鲍鱼口感也非常好。

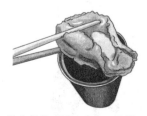

鲍鱼常做成罐头出售，这样可以延长保存时间。

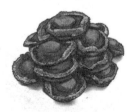

干鲍鱼不仅味道鲜美，而且是保健的佳品。

储存方式

未去壳的新鲜鲍鱼用湿布包裹可在冰箱内冷藏3天，去壳的新鲜鲍鱼只能冷藏一两天。刚刚捕捞的鲍鱼应在盐水里浸泡2天，以此来排出腹部的杂质（应不断地换水）。去壳的鲍鱼可冷冻3个月左右。

扇 贝

扇贝属于双壳类海洋软体生物，外壳呈扇形，两个壳几乎一模一样，扇贝的年龄可以通过上层外壳的罗圈数量来计算。扇贝可以食用的部位是开启贝壳的壳内肌和生殖腺，大大的壳内肌为白色，味道鲜美可口。生殖腺部位的肉稍微呈片状，每当春末生殖腺成熟的时候，雌性扇贝的生殖腺变为漂亮的红色，而雄性扇贝的生殖腺则变成乳白色。

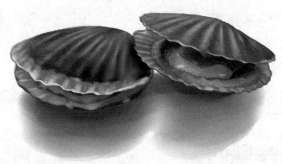

庞大的扇贝家族有300多个不同的品种，所有品种都可食用。

	生扇贝 （每100克）
蛋白质	17克
脂肪	1克
热量	368.3千焦

营养及药用功效

扇贝富含维生素 B_{12} 和钾，蛋白质含量丰富，脂肪较少，具有降低血脂的功效。

购买指南

购买活扇贝时用手轻拍扇贝的外壳，它们会关闭。新鲜扇贝的肉质白皙、紧实、无味。购买时要看清楚扇贝是否经过冷冻，因为冷冻的扇贝必须要在解冻之前烹制。冷冻扇贝肉应紧实、湿润、有光泽。

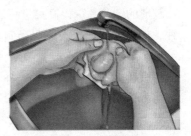

扇贝极容易变质，通常在捕捞之后马上去壳并清洗，然后以冰块覆盖。

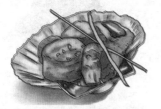

香烤扇贝色拉

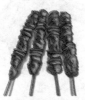

串烧扇贝肉

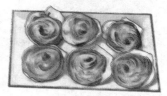

芝士烤扇贝

食用技巧与吃法

扇贝的烹制时间不宜过长（通常 3 ~ 4 分钟），否则就会变硬、变干并且失去鲜味。

储存方式

无论新鲜还是煮熟的扇贝，在密封容器内都可冷藏 1 ~ 2 天。冷冻可保存 3 个月。将扇贝解冻时，可以把它们

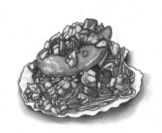

耐热的扇贝外壳经常被用来充当烹制工具或餐具。

放入煮沸的牛奶（已从炉子上拿开）中，或者放入冰箱冷藏室内解冻。冷冻扇贝直接烹制的话味道会更加鲜美。

值得一试的佳肴

蒜蓉粉丝扇贝

5 只新鲜扇贝，适量的葱、姜，1 小盘粉丝，适量的味精和盐，1 头大蒜，适量的白糖、豉汁和红辣椒。
1. 把扇贝肉从贝壳上剔下，尽量保持完整，洗净。
2. 用水将粉丝泡开备用。
3. 将蒜蓉、姜末、白糖、豉汁拌在一起。
4. 把粉丝放在贝壳上，将扇贝肉放在粉丝上面，再把拌好的调料盖在扇贝上。撒一些红椒和葱末，码放在盘子里。
5. 上锅用大火煮，水开后 5 分钟即可取出。

蛤 蜊

蛤蜊喜欢生活在浅水区，在世界各地的海域都有它们的足迹。大多数蛤蜊都长有坚硬的外壳。不同种类的蛤蜊，其颜色、形状和大小也有区别。外壳通常有褐色、暗褐色、浅灰色或白色。蛤蜊的肉质颜色也不同，有乳白色、灰色和深橘黄色等。

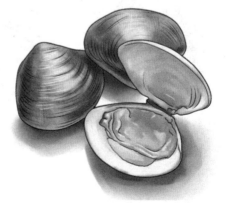

营养及药用功效

蛤蜊富含维生素 B_{12}、钾和铁，脂肪含量很低，蛤蜊肉有抑制胆固醇合成和加速胆固醇排泄的作用，能够降低胆固醇水平。另外，蛤蜊还有利尿化痰、软坚散结和抗肿瘤的作用。

蛤蜊味道鲜美，有"天下第一鲜""百味之冠"的美誉。

购买指南

市面上可买到新鲜（去壳或未去壳）、煮熟、冷冻或罐装的蛤蜊。在购买未去壳的蛤蜊时，一定要挑选仍然活着的。活蛤蜊的外壳是紧闭的，在轻拍外壳的时候，蛤蜊张开的外壳应该会缓慢关闭。尽量选择那些气味温和的新鲜蛤蜊，不要购买带有氨水气味的蛤蜊。

	生蛤蜊（每100克）
蛋白质	13克
脂肪	1克
胆固醇	34毫克
碳水化合物	3克
热量	309千焦

食用技巧与吃法

最小的蛤蜊既可生食也可熟食，原味食用或蘸调好的作料酱汁食用，味道都极好。稍大些的蛤蜊肉质比较硬，必须煮熟了食用，可以将大蛤蜊肉切碎了放入调味汁和鱼汤里。蛤蜊还可以做馅或腌制食用。蛤蜊有时也可代替大多数食谱中的其他软体动物，如牡蛎、贻贝和扇贝等。

蛤蜊的烹制时间不宜过长，否则肉会变硬。水煮、清蒸或用微波炉烹制的时候，加热至贝壳开启即可。新鲜的蛤蜊应尽快食用。如果将蛤蜊冷藏一会儿，其外壳会比较容易打开。因为冷藏会使它的内收肌得以放松，此时刀片在两壳之间划动起来更加容易。当心不要破坏贝壳，保留贝壳里的液体，以此来保存或烹制蛤蜊肉。用干热的加热方式（如用烤箱烤或烧烤）加热几分钟、用高功率微波炉加热几秒钟或清蒸等办法也可打开贝壳。

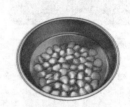
在烹制之前以盐水（每升水加入5~6茶匙的盐）浸泡1~6小时，可以去除贝壳里的沙子。浸泡过程中应不断换水，否则蛤蜊会因缺氧而死亡。

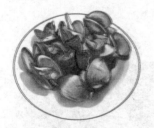
辣炒蛤蜊香嫩可口，是老少皆宜的家常菜品。

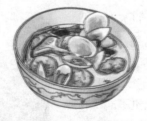
蛤蜊香菇鱼丸汤鲜美爽口，是很好的滋补品。

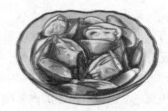
酒蒸蛤蜊可以更好地去除蛤蜊的腥味，味道更佳。

储存方式

未去壳的新鲜蛤蜊如果用湿布包裹的话可冷藏3天。去壳的新鲜或煮熟的蛤蜊可保存1~2天。去壳的蛤蜊如果放在冰箱中冷冻并以其体液腌泡，冷冻期可达到3个月。冷冻的蛤蜊直接烹饪可在最大限度上保留其鲜味。

贻 贝

贻贝生活在沿海水域，它们分泌出成团的足丝，以此附着在沙堤、岩石以及其他物体上。贻贝的两片壳很薄，大小相当。贻贝种类繁多，各种类的含肉量以及肉的紧实度也都各不相同。最常见的贻贝是紫贻贝，外壳呈深蓝色，通常覆盖有因被腐蚀而留下的深红色斑点。人工养殖的贻贝没有污染，不含沙子和寄生虫，肉质也比天然贻贝更柔软，颜色更白。贻贝壳里通常会有灰色的小珍珠。

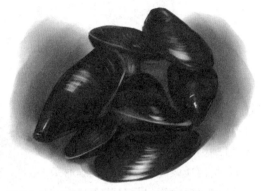
贻贝含有丰富的营养物质，具有补肝益肾的功效。

	生贻贝 （每100克）
蛋白质	12克
脂肪	2克
热量	360千焦

营养及药用功效

紫贻贝富含维生素B族，如维生素B_2、酸、叶酸和维生素B_{12}，磷、铁和锌的含量也较为丰富。具有调经活血的功效。

购买指南

市面上有新鲜或罐装贻贝出售。活的贻贝外壳通常都是紧闭的，如果开启，轻拍贝壳，它们也会缓慢关闭起来。

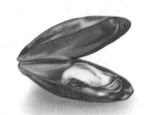
判定贻贝是否活着，可以将其两个贝壳来回移动，如果可以移动，就表明贻贝已经死亡。

食用技巧与吃法

贻贝很少生食，烹制方法五花八门，可用来烧烤、翻炒、油煎、腌泡，也可以做馅或烤贻贝肉串等。分量很重的贻贝通常都含有泥沙，应丢弃，也可以在加盐的淡水（每升的水里面加10克左右的盐）里浸泡1个小时以上。

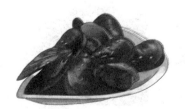
淡菜是贻贝的干制品，营养丰富，有"海中鸡蛋"之称。

泰式蒸贻贝具有辛辣爽口的独特风味，颇受人们的喜爱。

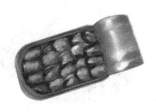
贻贝罐头除贻贝外还含有油、番茄和白葡萄酒等多种物质。

储存方式

未去壳的新鲜贻贝盛在容器内或用湿布包裹，放在冰箱里可冷藏 3 天。去壳贻贝泡在密封容器，并以液体浸泡可冷藏 24 ~ 48 小时。

牡 蛎

牡蛎通常生活在热带和温带海域，外壳粗糙而且很厚，通常呈灰色或褐色，形状也不规则。

牡蛎肉肥厚并且有光泽，生殖季节的牡蛎肉质柔软而多汁。夏季时节的牡蛎也可以食用，只是味道稍逊一筹，并且更容易变质。

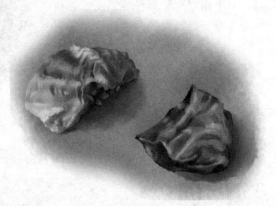

营养及药用功效

牡蛎富含维生素 B_{12}、铁、锌和铜。牡蛎营养非常丰富，有补充体力的作用。

牡蛎肉质鲜美，具有安神养颜的功效。

	生牡蛎 （每 100 克）
水分	80%
蛋白质	7 克
脂肪	3 克
热量	360 千焦

购买指南

不要购买未去壳的新鲜牡蛎，除非它们依然活着。活牡蛎通常都紧闭双壳，即使稍微有些开启，轻拍也会关闭。去壳的新鲜牡蛎肉应是紧实、丰满、有光泽的，用来保存牡蛎的液体应清澈。

食用技巧与吃法

牡蛎通常生食，也可以多种不同的方法进行烹饪，通常用来制作成汤类、蚝油或烤食。预先去壳的牡蛎如果新鲜的话可以生食，但是鲜美程度不如未去壳的牡蛎。

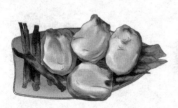
牡蛎通常生食，原味食用或蘸以些许柠檬汁或胡椒即可。

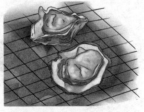
烤牡蛎香酥可口，做法简单，还能够强筋健骨。

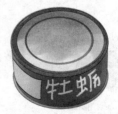
牡蛎罐头可以打开即食，但也可冲洗一下或进行腌泡处理。

　　牡蛎在没有打开之前是不可能判断其新鲜度的，千万不要食用肉质松弛、干瘪的牡蛎，烹饪前应将其放在干净且新鲜的清水中。

　　牡蛎煮的时间哪怕稍长一点，牡蛎肉都会呈糊状而且咀嚼不烂。通常煮制时间不应超过 5 分钟，牡蛎肉边缘开始发皱时就应从水中捞出。

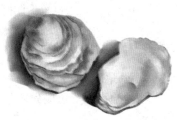

牡蛎壳中钙的含量非常丰富，可作为保健品的原料。

储存方式

　　去壳牡蛎应以原有体液进行保存，冷藏可保存 10 天左右，冷冻可保存 3 个月。不要用袋子或密封容器来储存，否则牡蛎将会因无法呼吸而死亡。牡蛎在低于 1℃ 或高于 14℃ 的温度环境下不能存活，另外去壳牡蛎不要进行冷冻。

鱿 鱼

　　鱿鱼属于头足类软体动物，柔软的身体由一个透明的软骨所支撑。鱿鱼的颜色会根据栖息地而有所不同，通常是白色的外皮上长有红色、褐色、粉红色或紫色斑点。鱿鱼可食用的部位是它的触角和口袋状的身体。

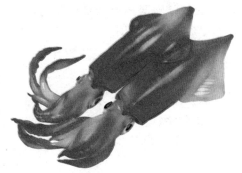

营养及药用功效

　　鱿鱼富含维生素 B_2 和维生素 B_{12}，可促进骨骼发育。

鱿鱼香嫩醇滑，味道鲜美，能够有效治疗贫血。

鱿鱼	
（每100克）	
蛋白质	16 克
脂肪	1 克
热量	385 千焦

购买指南

　　在购买新鲜鱿鱼的时候，挑选湿润、肉质紧实而且稍有海腥味的鱿鱼。

食用技巧与吃法

　　鱿鱼不能烹制太久，因为如果烹制时间过长，鱿鱼肉会变得坚硬并且会失去鲜味。

　　以中温翻炒或油煎的话需要 1 ~ 2 分钟，用调味汁煮制的话

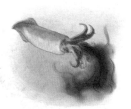

鱿鱼遇敌时会释放黑色液体保护自己，食用时要将墨囊除去。

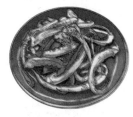

铁板鱿鱼肉质紧实，稍微有弹性，可以改善肝脏的功能。

需要 10 分钟，在烤箱里烤制则需要 15 ～ 20 分钟。

储存方式

　　无论新鲜或煮熟的鱿鱼都可在冰箱内冷藏 1 ～ 2 天。刚刚捕捞的鱿鱼应先冷藏 1 ～ 2 天，以使它们变得更加柔软。

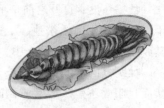

鱿鱼干是由鱿鱼经过一系列工艺制作而成的，是滋补佳品。

章　鱼

　　章鱼属于无壳头足类软体动物，嘴巴弯曲而突出，嘴长在身体中央，四周有 8 只触手，每只触手上通常都长有两排吸管。章鱼所有的器官都长在头部，包括可以分泌出墨汁的腺体。由于章鱼以周围环境的颜色作为掩护，呈现五颜六色体色。

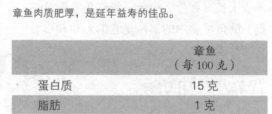

章鱼肉质肥厚，是延年益寿的佳品。

营养及药用功效

　　章鱼富含蛋白质、钙、磷和铁等营养元素及微量元素对人体有益的成分。具有补血益气的功效。

	章鱼 （每 100 克）
蛋白质	15 克
脂肪	1 克
热量	305.6 千焦

食用技巧与吃法

　　处理章鱼时，先将其触角从身体上剪下来，再将腹部由里往外翻出来，去除肠子。摘除头上眼睛和嘴巴，然后就可开始给章鱼去皮了。去皮前最好反复击打章鱼，并在沸水中氽烫 2 分钟，这样会更容易去皮。

　　章鱼可用烧烤、水煮、翻炒、油炸或清蒸等方式烹制，以低温慢慢煮制的章鱼比

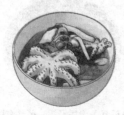

清蒸章鱼肉质紧实鲜美，还能达到补血益气的效果。

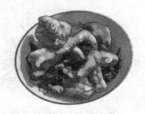

炸章鱼新鲜香脆，外酥里嫩，是补充营养的美味佳肴。

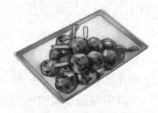

章鱼小丸子色鲜味美，由多种原料制成，深受大家喜爱。

较鲜嫩，如果先以沸水汆烫，烹制时只需 45 分钟就已足够了，如果不先汆烫而是直接烹饪的话，需要 60 ~ 90 分钟。

储存方式

新鲜或煮熟的章鱼可在冰箱内冷藏 1 ~ 2 天，冷冻大约可保存 3 个月的时间。在冷藏或冷冻之前应将章鱼清洗干净。

鲽 鱼

大西洋和太平洋里的鲽鱼数量非常多，鲽鱼容易与鳎鱼有所混淆，但是真正的鳎鱼只在欧洲的沿海附近有所发现。

常见的鲽鱼品种包括有：普通鲽鱼、冬比目鱼、女巫比目鱼、黄尾比目鱼、檬鲽、夏比目鱼等。因品种不同，鱼肉的色泽和味道也各不相同。

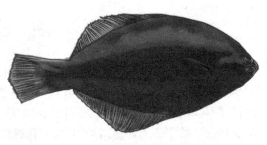

鲽鱼，又叫比目鱼，因眼睛在身体的同一侧而得名。

	生鲽鱼 （每 100 克）
蛋白质	19 克
脂肪	1.2 克
热量	385.1 千焦

营养及药用功效

鲽鱼的脂肪含量较低，并且含有丰富的蛋白质和各种维生素，及人体所需的微量元素。鲽鱼对高血压、高血脂患者，尤为适用。

购买指南

普通鲽鱼和比目鱼的鱼刺都比较多，通常都切片销售，有新鲜的也有冷冻的。

食用技巧与吃法

鲽鱼通常用来烧烤或油煎，在烹制之前应刮鳞，但无需去皮。应尽量采取不破坏鲽鱼鲜美味道的方法进行烹制。

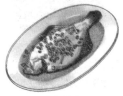

清蒸鲽鱼

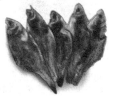

油炸鲽鱼

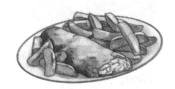

炸鲽鱼薯条

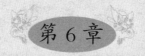

第 6 章

其他类

油 类

油类的使用始于原始时期，人类最初使用的油类是熔化的动物脂肪。在 6 000 多年以前，地中海盆地就已经栽培了橄榄树，最早的压榨油可能是芝麻油或橄榄油。除了作为食物，油类还被当作燃料使用，尤其是用来照明。

营养及药用功效

油类既不含蛋白质，也不含碳水化合物，植物油还不含胆固醇。由于所有油类的主要成分都是脂肪，因此油类的热量特别高，能为人体提供大量能量。

每一种油都是由几种脂肪酸联合构成，不同种类油，脂肪酸比例也各不相同，有饱和脂肪酸，也有单不饱和脂肪酸和多不饱和脂肪酸。单不饱和脂肪酸和多不饱和脂肪酸比饱和脂肪酸健康。

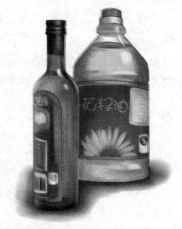

油类主要含有脂肪、维生素 A、维生素 D 和维生素 E，是非常有价值的能量来源。

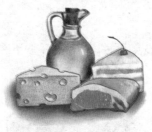

食用油也称为"食油"，是指在制作食品过程中使用的，动物或者植物油脂。

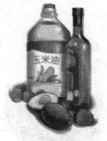

植物油的主要来源是豆类、种子、谷类、水果、坚果和棉花。

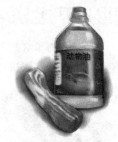

油类也可从动物体内提取，动物油主要作为饮食补充。

	饱和脂肪酸 （每100克）	单不饱和脂肪酸 （每100克）	多不饱和脂肪酸 （每100克）
花生油	16.9 克	46.2 克	32 克
红花油	9.1 克	12.1 克	74.5 克
芥菜子油	7.2 克	55.5 克	33.3 克
椰子油	86.5 克	5.8 克	1.8 克
玉米油	12.7 克	24 克	58.7 克
胡桃油	9.1 克	22.8 克	63.3 克
橄榄油	13.5 克	73.7 克	8.4 克
棕榈油	49.3 克	37 克	9.3 克
葡萄子油	9.6 克	16.1 克	69.9 克
麻油	14.2 克	39.7 克	41.7 克
大豆油	14.4 克	23.3 克	57.9 克
葵花子油	10.1 克	45.2 克	40.1 克

植物油中的棕榈油和椰子油的主要成分为饱和脂肪酸，与动物脂肪相同，所以在室温下呈固态。大多数植物油如花生油、红花油、芥菜子油、玉米油、亚麻子油、坚果油、麻油、大豆油和葵花子油等主要都是由多不饱和脂肪酸构成，因此在室温下为液态。建议食用那些主要由单不饱和脂肪酸组成的油类。富含单不饱和脂肪酸的油类有芥菜子油、橄榄油和花生油等。多不饱和脂肪酸含量高的植物油包括玉米油、红花油、大豆油、葵花子油和麻油等，这些油的味道都比较独特。

购买指南

市面上出售的油种类丰富，阅读标签上的成分非常重要，因为品牌不同，油里所含添加剂成分也各不相同，有些油里还不含添加剂。

食用技巧与吃法

植物油的用途非常广泛，通常既可以用来烹饪其他食物，又可充当一些食物的原料，如调味汁、蛋糕等。

如果希望降低饮食中脂肪的摄入量，最好以蒸制来代替油煎或翻炒。用原汁、酱油等代替油类也可以。

油里的脂肪酸含量决定油的燃点，相应地也决定了其用途。油的燃点越高，其所能承受的温度就越高。用来油炸食物的油类的燃点应在250℃以上，葵花子油、花生油和芥菜子油都符合这个标准。

反复使用的油类，每使用一次，其燃点就会降低，油的质量也会降低。在使用过的油里添加新鲜的油并不会提高油的质量，最好的办法就是以新油取代旧油。为了防止热油飞溅，在食物入油之前应尽可能地排干水分。

　　油炸食物的时候，可用食品温度计来监测油温。这样一来，食物可在最准确的油温下入锅，并且可以在烹制过程中调整油温，从而将油温控制在燃点以下。一次不宜炸太多食物，这会降低油温，导致食物吸收太多的油而失去原有的滋味。每次油炸少量的食物，食物才会呈金黄色，外脆里嫩。

　　为了保证油类反复使用的安全性，可遵照以下指南：

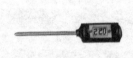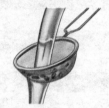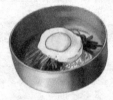

不要加热至超过燃点的温度，为了安全起见，温度应保持在230℃以下。

油类在每次使用之后，其中残留的食物颗粒或其他残余应过滤掉。

不要使用铜、青铜或黄铜器皿，这些材质会导致油类氧化和变质，最好使用不锈钢器皿。

　　另外，同一批油反复使用的次数不宜超过 5 ~ 7 次。起烟、颜色过于暗沉、有酸腐气味、起泡沫或者煎炸食物的时候不产生泡沫的油类都应丢弃。

储存方式

　　油类应以密封容器装盛，置于阴凉干燥的地方。最好是用窄而深的密封容器盛放。亚麻子油在密封容器内只能保存几个月，而一旦开封只能保存数周。冷压油在冷藏的时候容易变硬，形成大量略带白色的薄片，但这种现象既不影响油的质量，也不影响其味道，在室温下又可恢复液态。

盐

　　从人类的祖先开始定居，盐就开始被用于调味和腌制食品，在多数情况下，腌渍食物的口味胜过干货。

营养及药用功效

　　盐能提供大量的钠，对人体来说，钠扮演多种至关重要的角色，它能促进蛋白质和碳水化合物的代谢和神经脉冲的传播以及肌肉收缩，还能调节激素和细胞对氧气的消耗、控制尿量生成、口渴以及产生液体（血液、唾液、眼泪、汗液、胃液

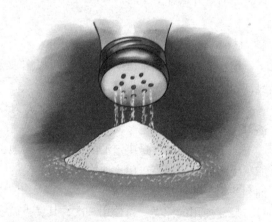

盐是人体机能的基本要素，是珍贵的调味品和食物防腐剂，有"白色的黄金"之称。

和胆汁）等。盐对生成胃酸也非常重要。

盐的摄入量大部分（77%）来自食物。存在于食物中的盐是无形的，所以我们对食物里应该添加多少盐通常都没有意识，当我们逐渐习惯于盐的味道的时候，我们判断咸味的能力就随之减弱。我们摄入的盐总量中将近 1/4 甚至 1/3 的含量来自我们撒在食物上的盐分。

	精盐 （每 100 克）
钠	39 311 毫克
镁	2 毫克

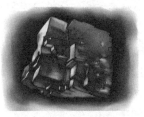
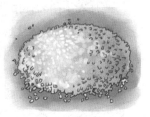

岩盐得自于地质变迁时期的自然矿产中，除了钠和氯化物，几乎不含别的矿物质。

海盐通常来自盐碱滩，海盐含有微量矿物质，如钙、镁、钾、溴化物和其他各种微量元素。

购买指南

市面上销售的盐通常有粗盐、精盐、晶体盐和食用盐等。食用盐通常由岩盐和海盐制成，一般添加有碘。

市面上还出售含有少量氯化钠或不含氯化钠的各种盐的替代物，这些产品通常含有氯化钾，有苦涩的味道，患有肾脏毛病的人如果大量食用的话，会导致功能失调。

食用技巧与吃法

食盐在烹制食物时的用途十分广泛。它可有效地抑制细菌和霉菌的生长，这使它成为极好的防腐剂而被广泛地应用于肉类熟食、卤汁、奶酪和鱼类等食物当中。食盐还可以保持食物的色泽、味道和质地，针对蔬菜尤其如此。食盐还可用来减缓发酵面包、蛋糕、曲奇和其他烘烤食物中酵母的生长速度。食盐可掩盖苦味，为食物提味，还可刺激食欲。加工食品、餐厅食物以及一些药物（轻泻剂、镇静剂和一些抗酸剂）的含盐量都很高，应适量食用。

食盐中含有丰富的钠，希望减少钠食用量的人们应该注意以下几点：

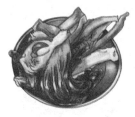
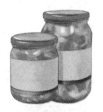
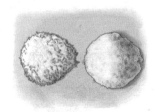

避免食用含盐量高的食物，尤其是腌制的食物。

罐头蔬菜在食用前进行冲洗，来减少食盐的食用量。

仔细阅读食物标签，少食食盐替代物，如小苏打、味精等。

储存方式

将盐放在密封容器内，置于干燥的地方。大米可以吸收水分，所以可以在盐瓶里加入少许生米粒以防止盐结成块。

酱 油

　　酱油在中国的食用历史已有 2 500 多年，是中式烹饪中的重要原料。酱油从中国传入日本，后由日本传入欧洲国家。

　　酱油通常含有酒精，这是谷物在发酵的时候产生的，而未添加谷物的酱油则只含有一点点甚至不含酒精。酱油中含有 2% 的乙醇，这是在酱油发酵成熟之后添加进去的，目的是防止霉菌和真菌生长。

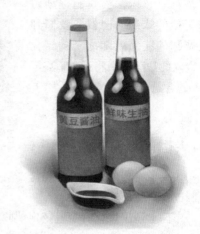

营养及药用功效

　　大部分酱油都非常咸，因为它们当中的钠含量比较高。在吃完经酱油调过味的食物后会感觉口渴，因为人体内需要更多的液体来使这些多余的钠新陈代谢。

　　由于顾及到要求控制饮食含盐量的人群，在过去几年里出现了含钠量低的酱油。每汤匙的这种酱油只含有 479 毫克的钠。按照传统方法制作的日本酱油与味噌具有相同的药性，所有这些都是发酵的结果。

酱油是原产于中国的调味品，传统的中国酱油由整颗大豆和谷物粉制成。

	酱油 （每 15 毫升）
水分	71%
蛋白质	0.8 克
碳水化合物	1.2 克
热量	31.4 千焦

食用技巧与吃法

　　酱油可代替食盐，还能为食物添加一种独特的味道。

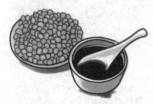

中国的酱油中大豆的使用比例高于谷物。

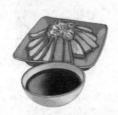

酱油可被当作卤汁或蘸汁，还可以为食物调味和上色。

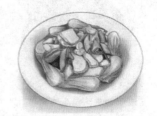

酱油还是烹制豆腐的基本调味品，可与多种原料搭配食用。

储存方式

　　酱油的瓶子一旦开启，应放入冰箱内冷藏。合成酱油可在室温下保存。

醋

常用的醋是用大米、麦芽制成的，此外，还有用苹果酒、蔗糖、红枣、橙子、香蕉和椰奶等为材料制成的各种风味的醋。

营养及药用功效

醋的主要成分是水。醋中碳水化合物含量较低，热量也极低，每汤匙醋的热量为 8.4 千焦。

未经高温杀菌的醋含有各种营养物质，包括大量的钾和磷。经过高温杀菌的醋几乎不含有矿物质。

醋酸的比例越高，醋的味道就越酸。大多数醋的醋酸含量为 4% ~ 12%。醋如果食用过量，会刺激胃黏膜。如果出现消化问题，可以柠檬汁代替。

食用技巧与吃法

大部分中国醋和日本米醋的味道都很柔和，可以用来为汤类和糖醋菜肴等提味。

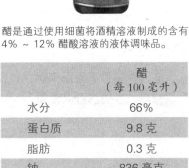

醋是通过使用细菌将酒精溶液制成的含有 4% ~ 12% 醋酸溶液的液体调味品。

	醋 (每 100 毫升)
水分	66%
蛋白质	9.8 克
脂肪	0.3 克
钠	836 毫克
铁	139 毫克

醋在烹饪各种食物时都有所应用。作为调味品，它可以用来制作芥末等。醋中含有酸性物质，所以可以用来防止水果和蔬菜（苹果、香蕉和茄子等）氧化，减缓酶破坏维生素 C 的速度，还可以抑制腌制食品和罐装食品里有害菌的生长，从而延长它们的保质期限，还能为食物增添独特的味道。醋也可以加入到肉类、家禽和野味等的卤汁或干豆里面，在为干豆调味的时候，应该在烹饪过程快结束时再添加醋，因为醋里面的酸性成分会使豆类表皮变得坚硬。

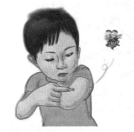

醋有众多药性，未经高温杀菌的醋尤其如此。醋可用来处理伤口、昆虫叮咬等。

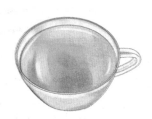

每杯水里可加入 2 茶匙的醋，在餐前或必要时刻服用，能刺激食欲，促进消化。

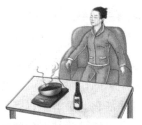

春季在家熏醋简便易行，还可以有效杀灭感冒病毒，达到预防感冒的效果。

由于大多数醋可替换使用，所以它们都可以用来调节不同食物的味道。然而有些醋具有专门的用途。

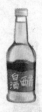

白酒醋是腌菜汁和其他保存食物的液体的理想原料之一。

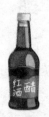

红酒醋的味道比较浓烈，可以为清淡的食物提味。

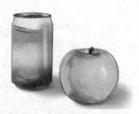

苹果酒醋味道浓郁，可给食物添加一丝苹果的味道。

香醋与其说是醋，还不如说是调味汁。香醋的味道比较清淡，不宜煮沸，应待食物快要煮熟的时候再加入香醋。为一些热的食物如烤肉、调味汁等调味，也可等到准备上桌的时候添加。在草莓上洒些香醋，会混合成一股奇妙的味道。

香醋可用于沙拉的调味，也可为其他各种食物如肉类、禽类、鱼类、汤和面食等调味。

储存方式

醋可在室温下无限期保存，自制醋应放在冰箱里冷藏。醋即使变得浑浊，并开始形成醋母，也仍然可以食用。

生　姜

生姜原产于东南亚。长期以来，生姜以它的香味和药性而为人们所熟知。生姜长在地面以上的茎秆可长到 1.4 米高，主要通过地下茎繁殖。生姜种类繁多，生姜肉质的颜色有沙色、黄色、白色和红色等。生姜外面有一层薄薄的可以食用的外皮。

营养及药用功效

生姜具有许多药性，是一种对健康十分有益的食物。生姜有滋补、防腐杀菌、利尿和防止痉挛的作用；还可退烧并刺激食欲。生姜还可助消化，缓解肠胃胀气，对咳嗽、感冒、晕车和风湿痛等都有疗效。由于生姜会刺激消化系统，所以应适量食用。

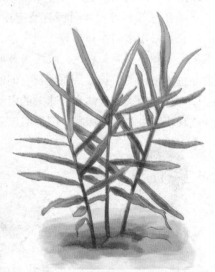

生姜是一种多年生植物的地下茎，香味浓烈，味道极其辛辣。

购买指南

市面上可购买到新鲜生姜，也可买到干生姜和腌生姜，生姜还可磨成粉、制成糖姜或蜜饯生姜，也可以切成薄片以醋腌制，应根据不同用途选择适合烹饪或直接食用的生姜。

	生姜 （每100克）
钙	24毫克
镁	3毫克
磷	3毫克

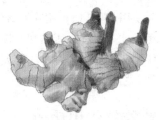

食用技巧与吃法

新鲜生姜是亚洲烹饪的基本配料之一。生姜可为甜味或咸味食物比如汤类、肉类、家禽、海鲜、蔬菜、米饭、面食、豆腐、卤汁、调味汁、水果、蛋糕和饮品等调味。

在购买新鲜生姜的时候，挑选紧实光滑、未长菌斑的生姜。

生姜还可用来制成果酱和糖果。生姜精油是一些啤酒和软饮料（姜汁汽水）的成分之一。生姜特别适合与苹果和香蕉搭配食用。新鲜生姜的味道比干生姜和生姜粉要强烈，干生姜和生姜粉只是作为替代品使用。有些咖喱里面也放有生姜粉。

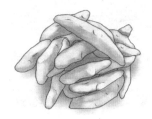

嫩一点的姜可以制成腌菜，在日本，腌生姜是寿司和生鱼片的传统搭配辅料。

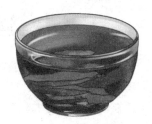

稍老一点的姜可以用来制姜汁，姜汁红茶不仅可以去冷散寒，还有解毒杀菌的作用。

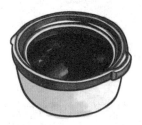

姜汤补暖，具有防止感冒的功效，还可以使人们轻松远离"空调病"。

新鲜生姜可切片、磨碎、剁碎或切成姜丝使用。和大蒜一样，生姜的味道浓淡取决于其加入菜肴中的时间。在烹制快结束的时候放入生姜其味道最为浓烈，如果喜欢比较温和的味道，可在刚开始烹制的时候放入。

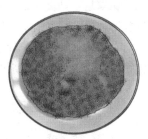

生姜粉在西方国家食用广泛，常用来为蛋糕、姜饼和蜜饯等提味。

储存方式

新鲜的生姜可在冰箱冷藏2～3周，在使用之前去皮即可。生姜可原样冷冻，也可在没有解冻的情况下去皮、切割。糖姜可放置很久，没有明确的保质期。腌制生姜的罐子一旦打开，应置于冰箱内冷藏。姜粉应放入密封容器内，置于阴凉干燥的地方存放。

辣 椒

辣椒原产于中南美洲，在 7 000 多年以前就开始种植，一直作为药物、调味品和蔬菜使用。直到 15 世纪晚期哥伦布发现新大陆，辣椒才为欧洲人所熟知。辣椒作为调味品比作为蔬菜更受欢迎。红辣椒粉是由红色辣椒晒干之后精磨而成的。

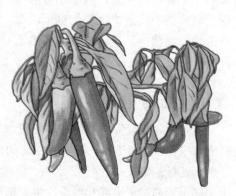

辣椒属于肉质浆果，大约有 10 个不同种类，它们的大小、形状、颜色和口味都差别很大。

营养及药用功效

辣椒所含营养成分的比例因种类不同而变化很大，红辣椒的维生素 A 和维生素 C 的含量通常要比绿辣椒高。辣椒的辣味来自其辣椒素，这是一种味道极为强烈的生物碱。辣椒素能刺激唾液分泌、胃液产生，因此有助于消化。

	新鲜辣椒 （每 100 毫升）
水分	88%
蛋白质	2 克
脂肪	0.2 克
碳水化合物	9.6 克
纤维	1.8 克
热量	167.4 千焦

购买指南

干辣椒的表皮起皱属于正常现象。购买时尽量挑选色泽鲜艳、有光泽而且未长斑点的果实，辣椒粉的颜色应均匀，而且味道宜人。

食用技巧与吃法

辣椒是一种极为重要的调味品，可晒干、腌制、烹制或制成辣椒泥、辣椒酱，可与多种食物搭配食用。它特别适合用于色泽暗淡或口味寡淡的食物。

在切新鲜辣椒或干辣椒的时候，避免用手触摸自己的脸部，尤其是嘴唇和眼睛；在处理完辣椒之后，一定要用肥皂和热水将手、刀具和砧板清洗干净。

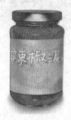

辣椒可制成辣椒泥，辣椒泥是与其他食物均匀混合制成的。

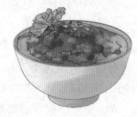

用辣椒、盐和油制成的辣椒酱可与多种食物搭配食用。

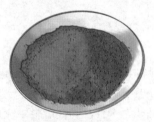

红辣椒粉可以为多种食物提味、上色和调味。

用辣椒调味而不致辣眼的比较
保险的一个做法就是：先用油翻炒
辣椒，然后再用这部分油烹制菜肴。
吃辣椒时若觉得灼热难耐，最好喝
一点酸奶或吃点面包、米饭、甜食等。

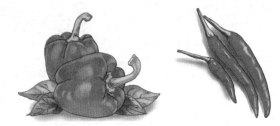

储存方式

在辣椒的种类当中，灯笼椒和朝天椒尤其具有烹饪价值。

新鲜辣椒可直接放入冰箱内冷藏。用纸袋包裹后置于冷藏室可保存 1 周左右。
辣椒也可以冷冻保存，但是最好先以沸水汆烫 3 分钟，在冷冻之前将辣椒去皮。辣椒
还可腌制或晒干。辣椒用塑料袋包裹放在冰箱里冷冻可保存 6 ~ 8 个月。辣椒粉应放
在密封容器内，置于阴凉干燥的地方。

值得一试的佳肴

辣椒爆炒鳝片（3 人份）

400 克鳝鱼，150 克鲜红辣椒，10 克姜丝，
10 克蒜末，5 粒花椒，8 毫升料酒，少许胡椒，
10 毫升高汤，适量的糖、盐、酱酒等调料。

1. 将鳝鱼开膛，去掉内脏后清洗干净，然后
用刀侧把鳝鱼拍平，再切成 1 厘米的段，用盐和
料酒腌制 5 分钟左右。

2. 将油烧热，先把鳝鱼用温油滑一次，捞出，
再将锅烧热，将姜丝、花椒、蒜末煸出香味后放
入鲜红辣椒并炒成五成熟，这时再加入鳝鱼段、
调料和高汤，爆炒 2 分钟即可。

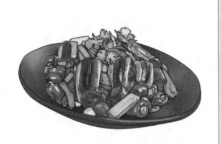

胡　椒

胡椒是原产于印度的藤本植物，
自古代开始就被广泛食用。胡椒属植物
共有几百种，最常见的黑胡椒和白胡椒
都是长自同一种植物。

营养及药用功效

胡椒具有增加体力、导致兴奋、
祛风止痛和杀菌等作用。胡椒含有胡
椒碱，可刺激胃黏液外膜，也可促进
唾液分泌和胃液的产生，来帮助消化。

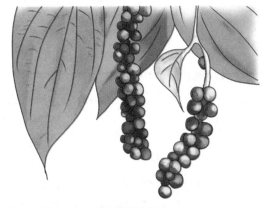

胡椒具有温中下气、消痰解毒的功效。

购买指南

市面上出售的胡椒有完整的颗粒、胡椒粉、胡椒酱和调味胡椒等。

	黑胡椒粉 （每4克）	白胡椒粉 （每2克）
钙	9 毫克	6 毫克
磷	4 毫克	4 毫克
铁	0.6 毫克	0.3 毫克
钾	26 毫克	2 毫克
镁	4 毫克	2 毫克

食用技巧与吃法

胡椒是世界上最受欢迎的香料之一，包括汤类、蔬菜、肉类、冷荤等在内的菜肴，都可以加入胡椒。在烹调饮食中，用于去腥解膻及调制浓味的肉类菜肴。兼有开胃增食的功效。

如果烹饪时间超过2个小时以上，胡椒粉的味道和香气

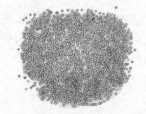

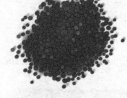

白胡椒除了具有散寒的药用价值外，通常为颜色较浅的菜肴如家禽类和鱼类等调味。

如果希望最大限度地保留其香味，应购买整颗、沉甸的胡椒粒，在使用之前再将其磨碎。

都会流失。为了防止味道变苦，应在烹制过程快结束的时候加入胡椒粉。

储存方式

胡椒粒可在室温下保存，胡椒粉可保存3个月。

肉 桂

肉桂树大约有100种，最主要的是锡兰肉桂和中国肉桂。中国肉桂可长到12米高，这种肉桂在东南亚是野生的，在印度尼西亚和其他亚洲国家也有栽培。与锡兰肉桂相比，中国肉桂的香味更为浓烈，树皮也更厚。

收割肉桂的方式是先砍下生长了3年的嫩枝，然后纵向切成两三块。去除外层树皮，待树皮干燥后，里层树皮蜷缩成薄片管状物，长约10厘米，直径1厘米左右。

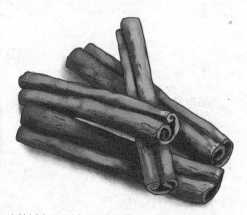

肉桂树木的干树皮被称为桂皮，是世界上最古老的香料之一。

营养及药用功效

肉桂有防止痉挛、防腐杀菌、驱虫等功效，还有导致兴奋的作用。在茶水或其他饮品里加入肉桂粉可缓解消化道疾病和腹泻。

购买指南

人们习惯用肉桂干品来做调味料。市面上出售的肉桂有棍状、粉状和精油等形式，肉桂粉的味道比肉桂棍更为香浓，但保存时间不及后者。购买时以外表面细致，皮厚体重，不破碎，油性大、香气浓、甜味浓而微辛，嚼之渣少者为佳。

	肉桂 （每2克）
钙	28毫克
铁	0.8毫克
钾	11毫克

食用技巧与吃法

肉桂可用来为各种食物如汤、炖菜、禽肉类等调味。在西式烹饪中，肉桂还可以为曲奇、苹果馅饼、油炸圈饼、小圆面包、布丁、烤薄饼、蜜饯、酸奶和糖果等调味。亚洲厨师还使用肉桂花蕾、肉桂叶及干的浆果烹饪。

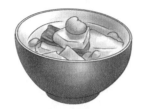

在中欧、意大利和加拿大等地区，常用肉桂来为汤类等提味。

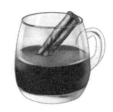

在法国，肉桂还被放入烫热的葡萄酒里。

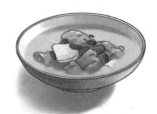

肉桂是炖菜、禽肉类等食物时，非常理想的调味品。

储存方式

肉桂应放入密封容器，置于阴凉干燥的地方保存。

芫荽

芫荽原产于地中海盆地，芫荽子是世界上最早的香料之一，3 500年以前，在埃及就已经有栽培的芫荽。芫荽生长周期短，还有很强的抗寒性。芫荽与葛缕子、茴香、莳萝和茴芹是亲缘植物，干燥芫荽子呈黄褐色。

营养及药用功效

芫荽有许多药用功效，可助消化、减轻风湿、缓解关节疼痛、感冒和腹泻。咀嚼芫荽子还可消除大蒜的气味。

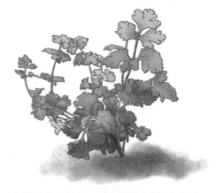

芫荽味辛、性温，不仅是菜肴提味的佳品，还具有治疗风寒感冒的功效。

购买指南

要挑选新鲜、清脆而且鲜绿的芫荽。在购买干芫荽种子的时候，挑选整颗的种子，味道更为香浓。

	新鲜芫荽 （每4克）	芫荽子 （每2克）
钙	4 毫克	7 毫克
磷	1.4 毫克	7 毫克
钾	22 毫克	23 毫克
镁	1 毫克	6 毫克

食用技巧与吃法

芫荽可作为调料或用来装饰菜肴，可放入沙拉、汤类和调味汁当中。新鲜芫荽应直到食用前再清洗，否则香味会在短时间内消散。洗新鲜芫荽时可将其放在冷水中轻轻晃动。

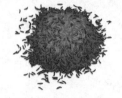

干芫荽子可在凉水中浸泡10分钟左右，排干水分之后香味可散发出来。

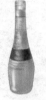

芫荽可以用来制作利口酒，还是可可粉的成分之一。

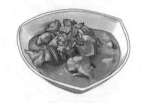

印度的咖喱粉里也有芫荽，芫荽与生姜搭配味道很好。

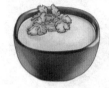

新鲜芫荽可作为调料或用来装饰菜肴，可放入汤类中。

储存方式

新鲜的芫荽极易腐烂。如果将芫荽根部插入水中，用塑料袋包住枝叶，放入冰箱可保存1周。用湿布包裹芫荽叶，放入透气的塑料袋并放入冰箱内冷藏可保存2~3天。

干芫荽叶应避免光线照射及虫咬，一般采用阴干方法制得，并存放于低温干燥环境下。干芫荽子放入密封容器内置于阴凉干燥的地方可保存1年左右。

丁 香

丁香树原产于印度尼西亚群岛，作为香料使用的部分是干花蕾，其香气扑鼻、持久，外形与小指甲相像。亚洲使用丁香已有2 000多年的历史，欧洲人大约在4世纪时开始使用丁香，中世纪时才真正推广开来。在生产香草醛（合成香草醛）、香水、肥皂、药剂（牙齿麻醉药）、漱口液和口香糖的过程中都会用到丁香。

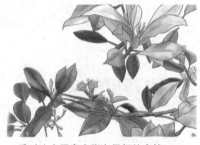

丁香对治疗胃寒痛胀有很好的疗效。

营养及药用功效

丁香可缓解神经痛、痉挛和肠胃胀气，并有助于消化。丁香的精油里含有 70% ~ 85% 的丁子香酚，可缓解牙痛和耳痛。丁香有兴奋作用，但如食用过量，会刺激消化系统。

	丁香粉（每 2 克）
钙	14 毫克
铁	0.2 毫克
钾	23 毫克
镁	6 毫克
维生素 C	2 毫克

购买指南

在判断丁香的质量时，可将它放入清水中，质量好的丁香应垂直悬浮，如果丁香沉入水中或水平漂浮，就表明丁香已不新鲜了。

食用技巧与吃法

丁香常与洋葱一起用于炖菜或焖肉，还可以为卤汁和醋汁调味，也可以加入咖啡里。丁香与大蒜、洋葱和胡椒搭配食用味道很好，但丁香通常不与其他香草混合。

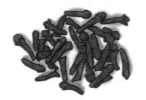
最好购买整颗的丁香，因为丁香的香味保质期比较长。

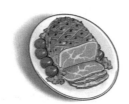
整颗丁香通常是跟烤火腿搭配，味道清香鲜美。

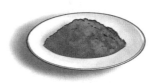
中国的五香粉是丁香与桂皮和肉豆蔻一起混合制成的。

薄 荷

薄荷原产于地中海，在温带地区被广泛种植。有些薄荷略带苹果的味道，还有的味道类似柠檬。不同种类的薄荷香味浓淡也有所差异，胡椒薄荷和留兰香是最受欢迎的，因为这两种薄荷香味都极浓。

营养及药用功效

薄荷含有薄荷醇，该物质可清新口气并具有多种药性，可缓解腹痛、胆囊问题和痉挛，还具有防腐杀菌、利尿、化痰、健胃和助消化等功效，用于治疗头痛和肌肉疼痛的各种药膏里常含有薄荷醇。大量食用薄荷可导致失眠，但小剂量食用却有助于睡眠。

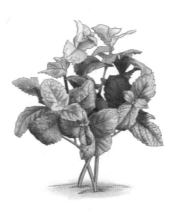
薄荷是一种多年生芳香植物，共有25 个不同种类。

购买指南

干薄荷叶通常呈深绿色（在微波炉里进行脱水的薄荷叶除外）。

食用技巧与吃法

新鲜的和干燥的薄荷都可食用，可加入凉汤、热汤、调味汁、蔬菜（大白菜、黄瓜、豌豆、番茄、马铃薯）、肉类、野味、鱼类和冰激凌等食物里。薄荷最好不要与其他香料混合使用。

	干薄荷 （每 100 克）
水分	9.6 克
蛋白质	6.8 克
纤维	31.1 克
热量	870.7 千焦

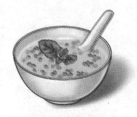

薄荷绿豆粥不仅清爽提神，还有预防流感的功效。

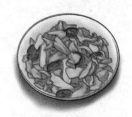

薄荷蔬果沙拉做法简单，清爽可口，还有消暑减肥的效果。

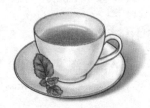

在开水中放一小把干薄荷叶，泡 10 分钟即是一杯薄荷茶。

储存方式

新鲜薄荷在冰箱里冷藏可保存数天。干薄荷用密封容器盛装并置于阴凉干燥的地方，可保存 2 年以上而香味依旧。

孜 然

孜然是原产于地中海地区的一种草本植物，它作为香料的历史已有数千年。

孜然的茎秆纤弱，高度在 30 ~ 50 厘米之间，叶子分裂成许多细窄的小叶片，与茴香相似。孜然的花呈白色或略带粉色，每朵花上会长出两颗圆矩形种子，种子呈黄褐色，长有纵向条纹。

营养及药用功效

孜然可利尿、镇静、缓解肠胃气胀并有助于消化。

购买指南

最好购买颗粒完整的种子，因为与孜然粉相比，

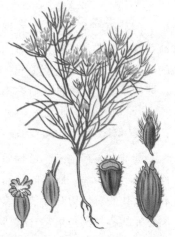

孜然子味道浓烈、香气逼人，稍微夹杂些许苦味。

整粒的种子味道更香浓，保存时间也更长。

	孜然 （每 2 克）
钙	20 毫克
磷	10 毫克
铁	1.3 毫克
钾	38 毫克
镁	8 毫克

食用技巧与吃法

孜然是阿拉伯国家、印度和墨西哥菜肴中的常见配料。它还是辣椒粉、咖喱等香料的基本成分之一，是北非的主要香料之一。在东欧各国，人们也在面包、肉类熟食和一些奶酪里面添加孜然。

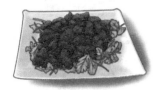

孜然不仅能够去除羊肉的膻味，还具有开胃的功效。

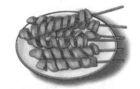

烤面筋是一种风味小吃，加上孜然的点缀，更是清香。

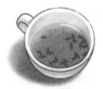

在水里加 1 匙孜然子，煮沸后泡 10 分钟即可泡成孜然茶。

将孜然子烘烤并碾碎可让其香味完全散发出来。在碾碎之前，如用油稍微翻炒一下，味道会更香。

藏 红 花

藏红花是最古老的香料之一，原产于小亚细亚，其花柱和花朵被用做调味品和染色剂。8 世纪时藏红花被引入西班牙，最后流传到法国。

在藏红花的所有种类里，番红花所受的评价最高，目前在世界各地都有种植。藏红花植株高度约为 15 厘米，香气扑鼻，辛辣苦涩。

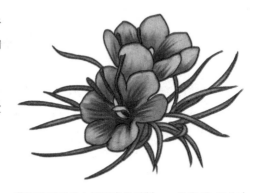

藏红花是世界上最昂贵的香料——平均 10 万朵才能长出 500 克藏红花。

营养及药用功效

藏红花含有一种被称做苦藏花素的苦涩物质。藏红花可防止痉挛、健胃、缓解肠胃气胀、助消化，还有导致兴奋的作用，另外，藏红花还可调节经期。

购买指南

购买藏红花的柱头，不要买花粉，因为花粉通常都掺杂有其他物质，要不就是加

水或油来增加分量。最上乘的藏红花
应为橙棕色，味道芳香浓郁。陈的藏
红花会散发一股霉味。

	藏红花（每2克）
水分	11.9%
碳水化合物	0.7克
磷	2.5毫克
钾	7.2毫克
热量	13千焦

食用技巧与吃法

藏红花是阿拉伯和印度烹饪的主
要调味品，还是浓味鱼汤和西班牙肉
菜饭的基本原料。藏红花不宜使用太多。用黄油或油烹制时，温度不宜过高。将藏红
花浸于热的液体（可使用食谱上要求的液体）中15分钟左右，可以使藏红花的色泽
更匀称。藏红花还被用来为家禽、海鲜和鱼类等上色。

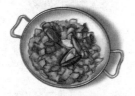 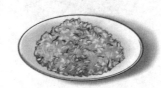 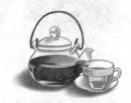

西班牙海鲜饭香浓可口，藏红花是其中的基本原料。

藏红花在这道烤米饭中，不仅是香料的作用，还能够安神。

藏红花茶能够养血补血、排毒养颜，特别适合女性饮用。

储存方式

应将藏红花放进密封容器内，置于阴凉干燥的地方保存。

百 里 香

百里香是一种多年生植物，原产于地中海
地区，自从古代开始就被作为香料和药物使用。

百里香主要生长在热带气候条件下，温带
地区也有一年生的百里香。百里香植株高度为
1.2～3.6米，大约有60个品种，包括野生百
里香和柠檬香型百里香等。

营养及药用功效

百里香具有利尿和防止痉挛等功效，还有
壮阳、兴奋和祛痰的作用。百里香还有助于排汗、
调节经期、缓解肠胃以及清肠通便，其精油含
有麝香草酚和香芹酚，因此它具有极好的防腐

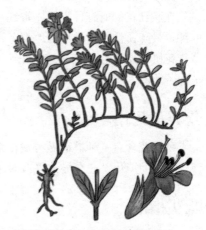

百里香的香味在开花时节最为浓郁。

杀菌和驱虫等特性。

购买指南

尽量购买整棵百里香，因为整棵百里香叶子要比百里香粉末的香味浓郁。

食用技巧与吃法

新鲜的百里香适合为干豆类、调味汁、鸡蛋、蔬菜、肉馅以及烤肉和烤鱼等调味。新鲜的和干燥的百里香都比较耐煮，是汤类、炖菜、什锦砂锅、番茄汁等的理想调味品。如果是整棵使用，在上菜前应将茎去除。与欧芹和月桂树叶一样，百里香也是香料包的成分之一。另外，百里香防腐杀菌的药性使它成为受欢迎的肉类熟食和卤汁的配料。

	百里香粉（每1克）
钙	26 毫克
磷	3 毫克
铁	1.7 毫克
钾	11 毫克
镁	3 毫克

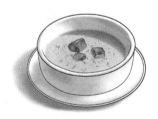

百里香作调味品，常为汤类增加香味，使其更加美味。

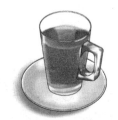

将干百里香叶煮 2 ~ 3 分钟，泡上 10 分钟，便为百里香茶。

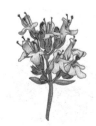

百里香与醋混合能产生一种奇妙的香味。

茴 芹

茴芹原产于地中海西部地区和埃及。14世纪，茴芹被引进欧洲并广为种植。茴芹果实有两种，即大茴香和八角。八角原产于中国东南部，在中亚较为常见。八角的味道和属性几乎与大茴香一致，只是味道比大茴香更为浓烈刺鼻，香味持续的时间也比大茴香长。烹饪菜肴时只需放几颗八角就已经足够了。

营养及药用功效

茴芹具有利尿、祛风止痛、健胃、刺激消化、防止痉挛、祛痰等功效，还可充当兴奋剂。茴芹还可以增强心脏跳动、抑制肠胃气胀、止咳和防止哮喘等。茴芹的精油里含有茴香脑成分，这种物质在茴香里也有所发现。

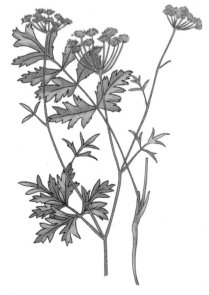

茴芹是世界上最古老的调味品之一，具有温中散寒的功效。

购买指南

如果不是大量需要，为了保证茴芹的香味不会消散，每次不宜购买太多。

	茴芹子 （每 2 克）
钙	14 毫克
磷	9 毫克
铁	0.7 毫克
钾	30 毫克

食用技巧与吃法

茴芹叶的味道比果实更为可口，无论生食或熟食都可以。茴芹是西式烹饪中常用的香料，可用来给沙拉、汤类、奶油、奶酪、鱼类、蔬菜和茶水等调味。茴芹果实的使用更为普遍，它们既可给甜食也可为咸味菜肴提味。茴芹还可代替蜜饯、蛋糕、馅饼和面包等食物中的桂皮和肉豆蔻，或与它们混合使用。茴芹的用途非常广泛，可用来制作甘草糖、止咳糖、糖果以及各种酒类饮品。茴芹是阿拉伯和印度菜肴中的常见配料。

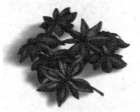

在亚洲，茴芹的果实八角被用来为肉、米饭、咖啡和茶等调味。

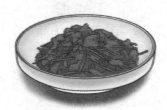

人们除了凉拌茴芹外，还通过咀嚼茴芹来清新口气。

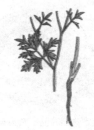

茴芹的根部有时也可用来酿造葡萄酒。

鼠 尾 草

鼠尾草原产于地中海地区。鼠尾草的种类多种多样，有些是草本植物，有些是灌木，分布最为广泛的是普通鼠尾草和庭院鼠尾草。鼠尾草可长至 30 ~ 90 厘米，其矛状树叶呈灰绿色，厚实并长有叶脉。紫色的铃状花朵在茎秆顶端成簇生长，树叶和茎秆上覆盖有银色绒毛。

在市面上出售的干鼠尾草叶有整棵的，也有片状的和粉状的。

营养及药用功效

鼠尾草具有滋补、防止痉挛、防腐抗菌、利尿和清洁伤口等功效，对喉咙疼痛和口唇溃疡也有疗效，并且可调节经期、刺激食欲并减缓肠胃气胀。

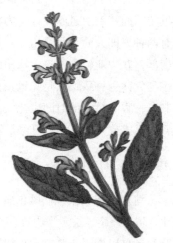

鼠尾草是一种多年生芳香植物，结合了 20 多种植物的药性，因其药性而闻名，在西方被当作万能药。

食用技巧与吃法

鼠尾草的香味浓烈刺鼻，夹杂些许樟脑的味道，可为各种食物增添沁人的香味。鼠尾草非常适合跟奶制品和油腻食物一起烹饪，有时也会加入葡萄酒、啤酒、茶和醋当中。

	鼠尾草 （每 1 克）
钙	5 毫克
铁	0.3 毫克
钾	3 毫克

鼠尾草的味道浓烈，用量不宜太多，以免掩盖其他配料的味道。由于鼠尾草不耐高温，也不宜长时间烹制，所以应在烹制过程即将结束的时候再加入鼠尾草。

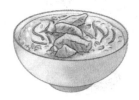

在烹制油腻的肉制品时可添加一些鼠尾草以帮助消化。

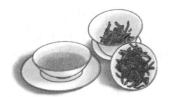

加入 1 茶匙干鼠尾草叶煮沸，泡上 10 分钟即为鼠尾草茶。

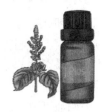

鼠尾草精油具有美容养颜的效果，还能够抗菌消炎。

储存方式

干鼠尾草叶可保存 1 年以上。

奶 油

奶油呈乳白色，质地匀滑。在欧洲，"奶油"一词是指由至少含有 30% 脂肪的牛奶制成的乳制品。

营养及药用功效

奶油相当油腻，其热量很高，62%的脂肪都由饱和脂肪酸组成。它含有胆固醇。每 30 毫升奶油的胆固醇含量在 10 ~ 38 毫克，取决于其脂肪含量。

奶油是将牛奶在阴凉的地方隔离 24 小时，然后用长柄勺从表面撇去浓缩的脂肪制作而成的。

购买指南

奶油在出售之前都经过巴氏杀菌和均质处理，有的还会用普通的方式或超高温方式杀毒。

由于奶油里细菌含量比牛奶高，因此其所需加热的温度要高于牛奶，奶油至少要在65.6～68.3℃的温度下加热30分钟或在76.7～79.4℃的温度下加热16秒。

购买时注意查看包装上的保质期。

	淡奶油 （15% 脂肪含量）	发泡奶油 （35% 脂肪含量）
水分	77.5%	59.6%
蛋白质	0.8 克	0.6 克
脂肪	4.6 克	10.6 克
碳水化合物	1.2 克	0.8 克
胆固醇	16 毫克	38 毫克

食用技巧与吃法

奶油在西式烹饪中应用广泛，常被添加到咖啡、酸酱油、汤、调味汁、煎蛋饼、砂锅、甜点、糖果和利口酒当中。因为人们日益关注起脂肪和热量，牛奶和酸奶越来越频繁地代替奶油。

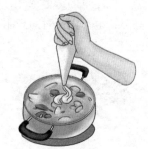

奶油应在烹饪过程快结束时再加入，以防止其结成块。奶油不宜煮沸，可以小火炖制。

发泡奶油可用于装饰酥皮糕点、蛋奶酥、馅饼、冰激凌、水果奶油布丁、调味汁和水果等食物，也是夹心蛋糕和松饼的基本原料。

奶油发酸之后，仍可使用，尤其是用于烹饪。但是，与工业酸奶油相比，其用途相对狭窄，因为巴氏杀菌改变了其乳酸，使它尝起来有些许苦涩的味道。

发泡奶油应一直击打，直到可以冷藏为止，如果可能，应使用冷冻器皿将奶油冷藏30分钟，如果赶时间，可放入冷冻室里。在奶油开始起泡沫之前，不要在奶油里添加任何东西。

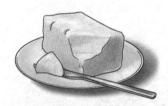

含 35% 脂肪的奶油的热量要低于同体积的黄油的热量。

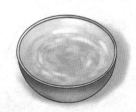

奶油玉米浓汤细腻润滑，是简单易做的美味佳肴。

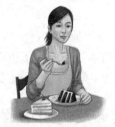

奶油是夹心蛋糕的基本原料，有时也用于装饰酥皮蛋糕。

储存方式

鲜奶油容易变质，除非经过高温杀菌和杀毒或超高温处理并以无菌容器进行包装。

奶油应在冰箱里冷藏并在保质期内食用。奶油不宜冷冻，因为冷冻会改变奶油的味道而且会使奶油形成粒状质地，经过冷冻的奶油也不能搅拌起泡。

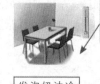

未开启的超高温杀毒的奶油可保存45天。

发泡奶油冷藏可维持数小时。

奶油冬瓜球

500 克冬瓜，20 克炼乳，10 克熟火腿，适量精盐、鲜汤、香油、淀粉、味精。

1.将冬瓜去皮洗净并削成圆球，放入沸水中略煮，然后倒入冷水中使之冷却。

2.将冬瓜球排放在大碗内，放盐、味精和鲜汤，上笼用大火煮 30 分钟后取出。

3.将冬瓜球放入盆中，汤倒入锅中加炼乳煮沸后用淀粉勾芡。将冬瓜球放入锅内，淋上香油搅拌均匀，撒上火腿末即可出锅。

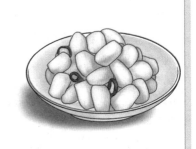

酸　奶

有观点认为酸奶原产于保加利亚。酸奶是希腊、土耳其、蒙古、中东及亚洲的一些地区的传统食品。

市面上的酸奶种类非常丰富，包括固体酸奶（最古老的酸奶）、搅拌酸奶（瑞士的发明）以及冷冻酸奶、酸奶饮品和干酸奶等产品。

营养及药用功效

酸奶是极好的蛋白质、钙、磷、钾、维生素 A 和维生素 B 的营养来源。未添加甜味剂的原味酸奶的营养价值几乎与制成该酸奶的牛奶一致。

酸奶能修复被抗生素破坏的肠菌，对消化系统有很大的益处。有观点认为，酸奶中的嗜酸细菌是活性的且有治病作用，可用来治疗阴道炎。

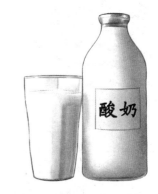

酸奶是通过在牛奶里添加乳酸菌而获得的发酵乳制品。

酸奶	
（每 100 克）	
蛋白质	9 克
碳水化合物	12 克
胆固醇	30 毫克
热量	2721 千焦

购买指南

只要味道仍然可口，而且没有长出明显的霉菌或气泡（开始发酵的标志），酸奶即便超过保质期仍可食用，表面上聚集的液体并不意味着酸奶开始变质。

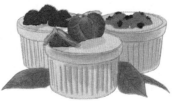

定期饮用酸奶可以延年益寿。酸奶含有能帮助消化乳糖的细菌，有促进消化的作用。临睡前饮用酸奶能够缓解失眠的症状。

食用技巧与吃法

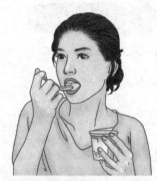

酸奶可单独食用，也可与其他食物混合食用。在西式烹饪中，酸奶可以添加到开胃菜和甜味菜肴如汤、沙拉、肉类、家禽类、鱼类、米饭、意大利面、面包、蛋糕、甜点和饮料当中。

酸奶在许多地区尤其是中东和印度，都是烹饪的重要原料。

酸奶还是众多热汤和冷汤以及与烤肉搭配食用的冷调味汁的基本原料，还可以作为肉类、家禽类和野味的腌泡汁来使用。

酸奶不仅能促进消化，而且能够降低胆固醇，是减肥的佳品。空腹不宜喝酸奶。因为空腹饮用酸奶会杀死乳酸菌。

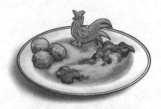

在印度烹饪中，酸奶可以与咖喱搭配食用，比如酸奶咖喱鸡。

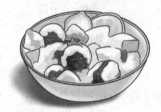

酸奶沙拉是酸奶与水果和蔬菜的混合物，通常作为凉菜食用。

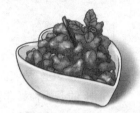

在肉类烹饪中，酸奶可以起到嫩化肉质的作用。

无论是否经过液化、搅拌起泡或酸化处理，原味酸奶都可代替奶油使用。当酸奶代替奶油时，可加入一点点玉米淀粉，以防止酸奶性状发生改变。酸奶在烹制之前应该在室温下搁置 1 ~ 2 小时。酸奶不宜煮沸，因酸奶中的有效益生菌在加热后会大量死亡，营养价值降低，味道也会有所改变。因此应尽量在烹饪过程的最后一刻再加入酸奶。太稀的酸奶可用奶粉进行稠化。

储存方式

除非绝对必要，否则酸奶不宜搁置在室温下。酸奶冷藏可保存 2 ~ 3 周，尽管冷冻不会影响酸奶里的发酵剂，但酸奶不宜冷冻，这是因为酸奶冷冻后，所含有的有益菌会受到破坏，影响酸奶的营养效果。

容器最好选市场上卖的那种冰箱和微波炉兼用保鲜盒，这种容器密封效果好，酸奶不易变质。

用来制作酸奶的干燥发酵剂可在室温下保存 6 个月，冷藏可保存 12 个月，冷冻可保存 18 个月。

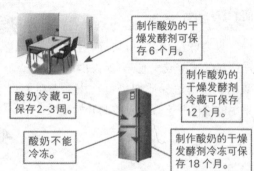

制作酸奶的干燥发酵剂可保存 6 个月。

制作酸奶的干燥发酵剂冷藏可保存 12 个月。

酸奶冷藏可保存 2~3 周。

酸奶不能冷冻。

制作酸奶的干燥发酵剂冷冻可保存 18 个月。

奶 酪

奶酪是牛奶或奶油或二者混合物经过凝结和排干水分后所得的一种乳制品。世界上共有 1 000 多种奶酪，其中法国生产的奶酪就有 350 多种。

营养及药用功效

奶酪有补钙的功效，还能够增强人体抵抗力。

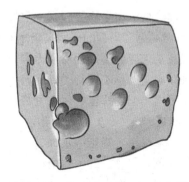

奶酪由牛奶发酵而成，营养丰富，有"奶黄金"之称。

食用技巧与吃法

奶酪可作为小吃或正餐的一部分来食用。新鲜奶酪经常用于烘焙。除了在烹饪中作为主要原料外，奶酪还可做调味品、填充馅、肉类和蔬菜的涂层以及甜点的原料。

如果将奶酪提前磨碎或切片，奶酪会熔化得更快。如果将奶酪添加到调味

	奶酪（每 100 克）
蛋白质	27.25 克
脂肪	23.5 克
碳水化合物	3.5 毫克
热量	996.3 千焦
钙	799 毫克

汁里，应以文火烹至奶酪熔化，不要将奶酪煮沸，因为这样会导致蛋白质流失。为含有奶酪的菜肴调味时，一定要记住大多数奶酪都是咸味的，因此要适当少放盐。

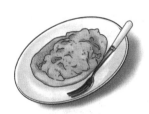

奶酪土豆口感细腻，营养丰富，奶酪使土豆具有特别的风味。

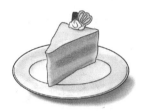

轻乳酪蛋糕有软滑的口感，奶酪的浓香。

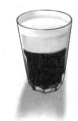

煮好茶后加入小块干酪煮 5 分钟即成独具咸鲜味的奶酪茶。

储存方式

所有奶酪都可在冰箱里进行冷藏，应以塑料包装纸或铝箔纸包好，放在冰箱温度最高的位置。奶酪还可在 10 ~ 12℃ 温度下保存，但不宜在室温下搁置太久，否则会发干甚至变质。冷冻的奶酪最好在冰箱里解冻，这样可以将奶酪质地的改变程度降到最低。冷冻奶酪可直接用于烹饪。

蜂　蜜

地理、季节和生物等因素决定蜂蜜的数量和质量，葡萄糖和果糖的比例决定蜂蜜的浓度，蜂蜜因花蜜来源的不同而有所差异，不同种群的蜜蜂倾向于采集不同种类的花蜜，所以就会生产出不同类型的蜂蜜，每一种蜂蜜都有一种独特的味道。

花蜜来源决定蜂蜜的色泽、口味和质地。蜂蜜的颜色有白色、红色、金黄色以及深浅程度不同的褐色，而有些蜂蜜几乎都是黑色，其口味的差异程度如同颜色一样广泛，通常来说，蜂蜜的颜色越深，味道就越浓。

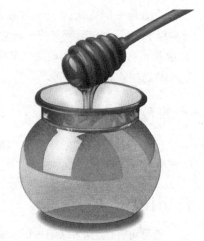

蜂蜜是用蜜蜂采的花蜜制成的甜味物质，可作为营养品食用。

营养及药用功效

平均来讲，蜂蜜中的碳水化合物由 5% 的蔗糖、25% ~ 35% 的葡萄糖、35% ~ 45% 的果糖以及 5% ~ 7% 的麦芽糖组成。以体积计算，蜂蜜的热量高于蔗糖，5 毫升蜂蜜含 268 千焦，而 15 毫升蔗糖含 201 千焦；但是以重量计算，

	蜂蜜 （每 100 克）
水分	16%
蛋白质	0.4 克
碳水化合物	78 克

蜂蜜的热量较低，21 克的蜂蜜含有 268 千焦，而同等重量的蔗糖则含有 352 千焦。这种差别的原因是蜂蜜的含水量比较高。

蜂蜜只含有少量维生素和矿物质，与蔗糖相比，其营养价值并不具优势，因为蜂蜜比较甜，因此使用量也较小。

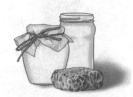

色泽较浅、味道温和的蜂蜜有丁香蜂蜜和苜蓿蜂蜜等。

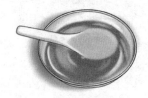

味道浓烈的红褐色蜂蜜有石南花蜂蜜等。

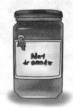

味道非常柔和、质地较稀蜂蜜有刺槐蜂蜜等。

购买指南

市面上出售的蜂蜜有液体的也有晶体的。蜂蜜乳浆质地非常细，蜂蜜乳浆是通过将精细的蜂蜜颗粒添加到液态蜂蜜当中来引起结晶而得到。在购买蜂蜜的时候，应查

看标签以确认它是 100% 的纯蜂蜜，即只含有蜂蜜，而未掺有任何其他成分。

食用技巧与吃法

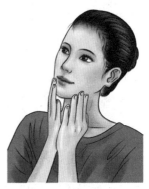

蜂蜜可代替食谱中的食糖使用，但考虑到蜂蜜更甜，因此应减少使用量，1 杯糖可以用半杯或 3/4 杯蜂蜜替换，应减少 1/4 的使用量。还应调整烹饪时间，温度也应调低，因为在烹制或烘焙过程中，蜂蜜容易在很短的时间内使食物变成棕褐色。

蜂蜜在室温下容易结晶（低温会加速结晶过程），但是将容器置于热水中加热 15 分钟即可恢复其液体状态。

蜂蜜具有明目悦颜的功效，也用于美容产品制造业。

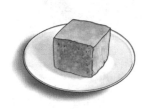

蜂蜜蛋糕不仅松软可口，味道香甜，还有提高免疫力的功效。

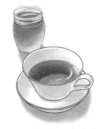

蜂蜜水能够促进消化，还有护肤美容的功效。

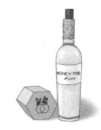

蜂蜜酒是用发酵蜂蜜和水制成的，基本成分是蜂蜜。

储存方式

蜂蜜如果盛放在密封容器内，置于阴凉干燥的地方，几乎可无限期地保存，因为其酸性和高含糖量能够抑制微生物的生长。蜂蜜可冷冻保存。

巧 克 力

可可粉是由可可豆提炼而成的一种产品，也是制造巧克力的基本成分。

可可豆由豆尖、外皮（或种皮）和胚种组成。豆尖是唯一可以食用的部分，但必须首先经过处理。其加工程序包括发酵、分类、烘烤、冷却、碾碎和研磨。自 1847 年第一根巧克力棒问世后，可可豆被大量运用到巧克力生产上。

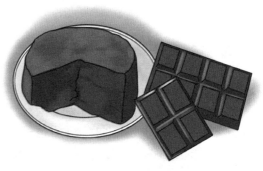

根据可可粉含量及所添加的成分可将其分为未加糖的巧克力、黑巧克力、牛奶巧克力和白巧克力。

制作巧克力是一门复杂的工艺，制作过程包括以下几个步骤：首先，将巧克力浆与糖和可可油混合，然后加热并搅拌，以此获得质地柔软的巧克力酱，接下来进行冷却，将可可放在可以结晶的温度的环境里，这样就可以获得巧克力。

	可可粉 （每 30 克）
蛋白质	5.4 克
脂肪	7.8 克
碳水化合物	15.6 毫克
纤维	12 克

营养及药用功效

巧克力含有可可碱和咖啡因，含量根据巧克力的种类不同而有所差异。

与大众观点恰恰相反，在做体力运动之前食用巧克力并不会为人体提供更多能量，因为肌肉所使用的能量是在体内储存至少有 18 小时的糖原，所以并不建议在开始体力活动之前摄入甜食。

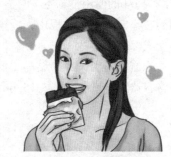

巧克力含有苯（基）乙胺，这是一种作用于大脑神经传送体的化学物质，它可以使人产生类似恋爱时的愉快感觉。

购买指南

优质巧克力气味芬芳，呈有光泽的黑色或棕色，掰开之后质地纯净，没有白色斑点或小孔（充塞的气泡）等。放进嘴里或与皮肤接触的时候，有光滑均匀的感觉。质地柔软的巧克力的可可油含量高于坚硬易碎的巧克力。

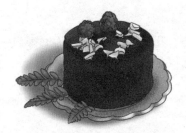

巧克力蛋糕香醇可口，还能够促进心脏健康。

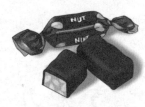

在巧克力中添加花生，可用来制作巧克力糖。

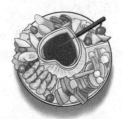

巧克力火锅源自瑞士，主要涮的是各种水果和甜点。

食用技巧与吃法

在烹饪过程中，可可里的淀粉会发生变化，从而使巧克力更容易消化，味道也更可口。

可将巧克力掰成小块，在不加盖的双层气锅里以文火缓慢加热。重要的是烹制时间不宜过长，而且要不断搅拌。当温度达到 64℃的时候，将巧克力取出。

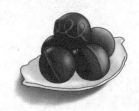

黑巧克力具有很好的抗氧化能力，还能够防止心脏病的发生。

储存方式

巧克力应在室温下（大约 18℃）保存，如果包装未破损，可保存几个月。巧克力应远离潮湿和高温，在相对恒温的环境下进行保存。巧克力也可放进冰箱冷藏或冷冻保存，但是这会导致巧克力的表面形成一层略带白色的薄膜，这是可可油，它不会导致巧克力变味，熔化的时候薄膜也会消失。

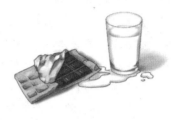

巧克力应远离水分，否则会造成结块。

茶

从古代开始，茶叶就已经被用来冲制成饮料，其受欢迎程度胜过咖啡。

从茶树上采摘下来的茶叶被用来制作成红茶（发酵）、乌龙茶（半发酵）或绿茶（未发酵），茶的不同种类取决于不同的制作工艺。

营养及药用功效

茶含有众多物质，比如钾、镁、咖啡因、精油、酶、单宁酸、酚类化合物以及少量茶碱和可可碱等。如果是原汁茶水，每 170 克的茶里只含有 8.4 ~ 12.6 千焦。

茶叶的咖啡因含量（2.5% ~ 4.5%）比咖啡豆（1% ~ 2%）还高，然而，由于泡一杯茶所使用的茶叶较少，茶水的咖啡因含量因此相对较低。与食用纯咖啡因食物不同，饮茶会导致血压的轻微下降。茶是一种兴奋剂，可有助消化，对人体还有其他多种功效。

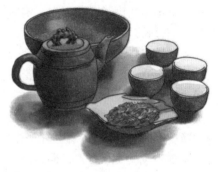

茶是世界上仅次于水的主要饮料，具有强身健体的功效。

	茶（每100克）
水	87%
咖啡因	50 毫克

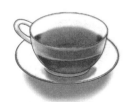

红茶的生产涉及 5 个步骤：萎凋、揉捻、发酵、干燥和定级。红茶的主要产地有斯里兰卡、印度和中国，其中印度的香茶闻名遐迩，比如果味大吉岭茶。

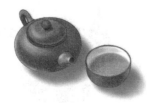

乌龙茶源自中国福建，是经过部分发酵的茶，它的特点就是介于红茶与绿茶之间。其泛绿的褐色茶叶味道比绿茶醇厚，比红茶柔和。

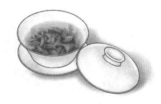

绿茶未经发酵，味道比红茶更为苦涩，具有降血脂的功效。绿茶在中国、日本和穆斯林国家十分受欢迎。绿茶在中国被誉为"国饮"。

食用技巧与吃法

在西式烹饪中，茶叶可以用来为各种食物尤其是冰冻果子露和酥皮糕点提味。李子和其他水果干浸泡在茶水里可散发一种宜人的味道。另外，绿茶可用来为荞麦面调味。

茶的制备过程是跟随时代变化不断发展的。过去人们习惯将茶叶进行煮制，而如今最受欢迎的方式还是浸泡。

只要遵循几条简单的规则，泡制好茶其实并非难事。将煮沸的开水倒入茶壶中，使茶壶变热，然后倒掉开水，添加茶叶。如果希望泡制浓度适中的茶，一杯水可添加 1 茶匙茶叶，如果是一壶茶的话再添加 1 茶匙茶叶。倒上热水，浸泡 3 ~ 5 分钟，搅拌茶水，使茶的香气散发出来，然后就可以倒出来饮用了。水温和浸泡时间至关重要，如果沸腾的时间过长，水就会平淡无味，冲出来的茶也就无甚特别之处。最理想的是在水刚要完全沸腾之时，就将水倒在茶叶上。泡制时间长短对茶的味道、苦涩程度以及咖啡因含量也都有影响，通常 3 ~ 5 分钟已经足够，如果希望茶水更浓，可再添加些茶叶，但不要延长浸泡时间。如果只想简简单单地泡一杯茶，茶包是一个方便的选择。

不同国家的文化背景不同，泡茶方式和饮茶习惯也不太一样。在欧洲，热茶既可原味饮用，也可以添加糖或奶，还可加入柠檬、橘子、香草汁、杏仁汁或丁香等为茶水增香。在北美特别受欢迎的冰茶是由一些拼凑而成的原料或速溶茶粉制成的，事先会添加甜味剂和香料以及各种食品添加剂。冰茶的浸泡时间是热茶的 2 倍，先从茶水中取出茶包或茶叶，添加糖分，并用柠檬片或其他水果进行装饰。待茶冷却后，在单宁酸的作用下，茶水也许会变得有些浑浊。

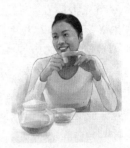

凉茶可以消除人体内的暑气。

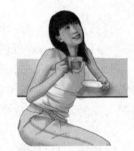

午后喝茶对人好处多多。

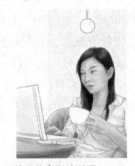

睡前喝茶会影响睡眠。

想通过喝茶养生，就必须对茶有所了解。每种茶的性质不同，一定要选适合自己的茶。

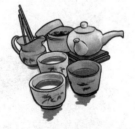

茶道，就是品赏茶的美感之道。茶是一种烹茶饮茶的生活艺术，一种以茶修身的生活方式。

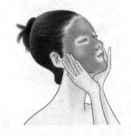

绿茶含有的茶多酚，有很强的抗氧化性，可以延缓衰老。

储存方式

将茶叶放进密封容器内，置于阴凉干燥的地方（低于30℃）保存。最理想的储存方式是将茶叶保存在金属密封容器内，这样可以防潮并防止串味。茶叶没有咖啡容易变质，保质期可达到 18 个月，但是为了最大限度地保持香气，应在 6 个月之内饮用完毕。

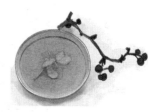

银耳茶具有润肺止咳的功效。

咖 啡

咖啡由咖啡树的种子制成，咖啡树是原产于埃塞俄比亚和热带非洲高原上的一种常青灌木。阿拉伯栽培者大约在 1575 年便开始种植咖啡，1616 年后咖啡由荷兰人传入欧洲，在 18 世纪咖啡被引进到菲律宾和拉丁美洲。此后，咖啡得以被广泛传播并在全球范围内饮用。

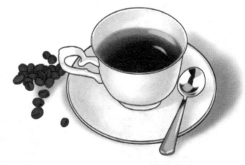

营养及药用功效

咖啡与茶叶、可可并称为世界三大饮料。

咖啡豆含有大约 100 种不同的物质，包括咖啡因、单宁酸、油和氮化合物等。咖啡是一种兴奋剂，对人体会产生很多影响。它可利尿、刺激中枢神经和呼吸系统、扩大血管、使心跳加速、增强横纹肌的力量以及缓解大脑和肌肉疲劳。

咖啡的最大日摄取量受咖啡种类、咖啡的泡制方式、个人承受程度、其他含咖啡因物质（如茶、可可和可乐等）的摄入以及某些药物的服用等因素的影响。咖啡的建议日摄取量为不超过 4 杯。

	咖啡（速溶）（每100克）	咖啡（调制）（每100克）
咖啡因	44~100 毫克	64~124 毫克

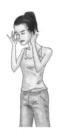

习惯大量饮用咖啡的人停止饮用咖啡，会出现头痛、易怒、肌肉紧绷和神经过敏等症状，而摄入咖啡因，症状消失。

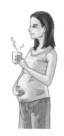

怀孕及哺乳期间的妇女饮用咖啡应适量，因为咖啡因会渗透至胎盘，而且会出现在母乳里。

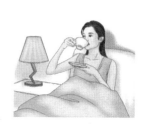

喝咖啡会引起人的精神兴奋，在喝完咖啡的 4 小时内，咖啡因会影响睡眠。

食用技巧与吃法

可以在咖啡里添加糖、牛奶或奶油，还可以用小豆蔻子、酒精、巧克力粉或肉桂等进行调味。咖啡还可用来制作糖果和甜点。咖啡是一些利口酒的原料之一。

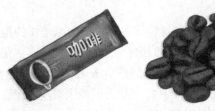

购买咖啡时，最好少量购买真空包装的咖啡，购买足够短期内饮用的量即可。为了在最大限度上保证咖啡的味道，最好购买整颗的咖啡豆，在使用前研磨即可。

从专业角度来讲，泡制咖啡是一门有着特殊规定的严格的艺术，选购好的咖啡是泡制好咖啡的第一步，基本原则是最大程度地提取咖啡粉末里的咖啡因和其他物质，同时限制单宁酸的量。

自己动手煮咖啡既可极其简单，也可相当复杂，这就要看饮用者是选择速溶咖啡还是挑选不同种类的咖啡豆亲自研磨了。

泡制优质的咖啡，有几条原则应注意：

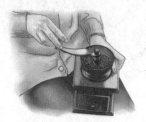

泡制咖啡时，咖啡豆应在使用之前进行研磨。

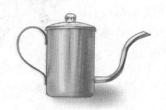

不要使用金属咖啡壶或咖啡杯，因为这种材质会改变咖啡的味道。

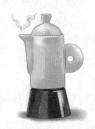

使用新鲜的冷水煮到快要沸腾（90～95℃）即可，否则咖啡会变得淡而无味。

另外，泡制时间不宜过长，否则会增加单宁酸的含量。如果水的温度适当，并与咖啡粉末混合得较好的话，2分钟已经足够。

不要将咖啡煮至沸腾或重新加热，为了最大限度地提取可溶性物质，应用90～95℃温度的水泡制咖啡。

咖啡壶要彻底清洗，油腻和残余物质一定要清除，否则会影响咖啡的味道。

储存方式

咖啡应远离空气和光线，最理想的保存方式就是以不透明的密封容器装盛，置于冰箱里保存。

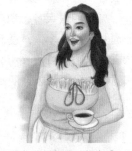

心情好的时候喝一杯咖啡，可以在品味咖啡香醇的同时，感受到生活的美好。

研磨咖啡在室温下可保存7～10天，冷冻可保存1个月。咖啡豆在冰箱里可保存数月。真空包装的研磨咖啡可保存3个月左右，而加压包装的咖啡（从金属容器里将空气抽出）可保存3年以上。

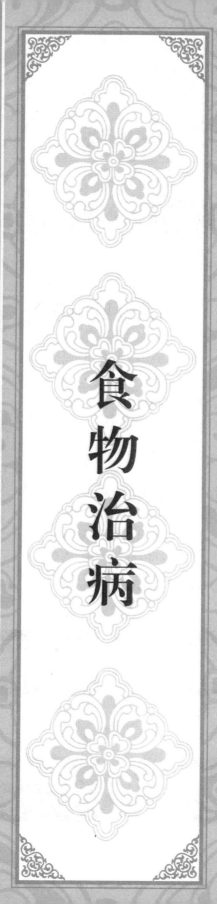

第三篇

食物治病

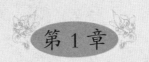

第 1 章

食物治疗心血管疾病

防治动脉阻塞

症状

* 休息时忽感疼痛，多发生于肢体。
* 发痛的肢体比其他肢体冰冷和苍白。

疾病根源

造成动脉阻塞的过程是：氧以自由基这一特殊形式存在于血液中，它们与脂质 LDL（低密度脂蛋白）胆固醇分子相抵触并氧化这些分子，这时 LDL 就像未经冷藏的黄油发生 "变质"，而后很快被巨噬细胞吞

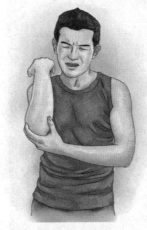

动脉阻塞会引起肢体疼痛。

动脉阻塞的过程

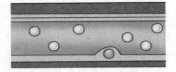

多余的坏胆固醇进入血管壁，变成氧化 LDL 胆固醇。

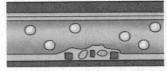

巨噬细胞进入血管壁，吞噬过多氧化 LDL 胆固醇后变成了泡沫细胞。

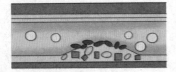

粥状的氧化 LDL 胆固醇从泡沫细胞的残骸中流出。血管壁内形成粥状的凝固，使得血管狭窄，引起动脉阻塞。

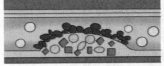

动脉阻塞后，血流量减少，易引发心肌缺血缺氧。

食，巨噬细胞被这些脂肪球塞满而变成泡沫细胞，这样它们在通过动脉壁时造成对动脉的损伤。如果要防止这一有害过程的发生，只有降低 LDL 胆固醇水平才行。因此，造成动脉阻塞的关键不是看血液中含有多少 LDL 胆固醇，而是看有多少被氧化的 LDL。LDL 胆固醇经过血中氧自由基的改变成为有害状态时会引起动脉疾病。

科学家们发现，不合理的饮食是导致动脉阻塞的重要因素。大量食用动物脂肪，会使血中胆固醇含量升高，增加了血液黏稠度，抑制了溶血栓机制，从而使动脉阻塞、变狭窄。

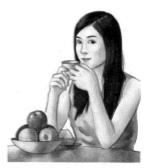

饮食需定时定量，不过饥过饱，不暴饮暴食，以清淡为宜。食物之种类与调和要合理，多补充维生素、蛋白质等。

自我检查和防治

食物决定了动脉阻塞的形成速度和程度。正确的饮食有助于动脉通畅无阻，保持血管的弹性，血流顺畅。

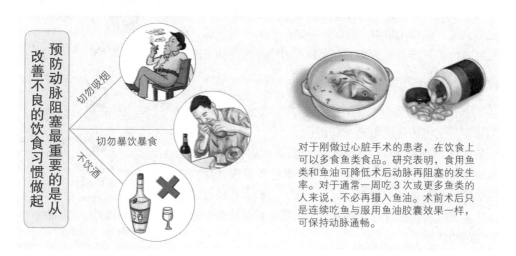

预防动脉阻塞最重要的是从改善不良的饮食习惯做起

切勿吸烟

切勿暴饮暴食

不饮酒

对于刚做过心脏手术的患者，在饮食上可以多食鱼类食品。研究表明，食用鱼类和鱼油可降低术后动脉再阻塞的发生率。对于通常一周吃 3 次或更多鱼类的人来说，不必再摄入鱼油。术前术后只是连续吃鱼与服用鱼油胶囊效果一样，可保持动脉通畅。

食疗方案

多吃鱼类和海藻类食品

多吃鱼类和海藻类食品能够预防动脉阻塞。鱼中含有饱和脂肪酸，但是 IPA、DHA 等不饱和脂肪酸含量更多。这两种成分具有防止血栓生成、减少血中胆固醇的作用，能有效改善动脉阻塞或硬化症状。建议患者多食用沙丁鱼、金枪鱼等同时含有 IPA 和 DHA 的鱼类。

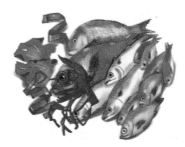

紫苏、裙带菜、海带（再加鱼类）等食品中含有的 α－亚麻酸能够在人体内转化为 IPA，并经过 IPA 进一步合成 DHA，所以多食用海藻类食品也能对改善动脉阻塞的状况起到很好的作用。

坚果有益于动脉健康

每天进食几个坚果，可以预防动脉阻塞和心脏病的发生。这些坚果大多为花生、杏仁、核桃以及其他坚果。它们含有各种各样的抗氧化剂，如维生素 E、硒（特别是巴西坚果）、鞣花酸（尤其是核桃），它们可以保护动脉壁免受胆固醇的破坏。但坚果脂肪含量高，尽管大多是有益脂肪，如果不想肥胖还是应该控制坚果的食用量，根据个人体重，以每天 30 ~ 60 克为宜。

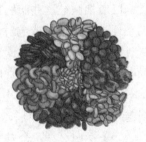

坚果富含纤维素、单不饱和脂肪酸的橄榄油类脂肪，可以预防心脏病。

大蒜可缓解动脉阻塞

大蒜含有丰富的抗氧化剂，据统计，至少含有可消除动脉破坏剂的 15 种抗氧化剂。长期吃大蒜可以防止动脉壁内脂肪的沉积，阻止动脉阻塞的进程，从而预防心脏疾病发生。烹饪过的大蒜与生大蒜一样，对预防心脏病具有同样功效。在实验中发现，每天吃 2 ~ 3 瓣新鲜或烹饪过的大蒜，或榨汁服用，或加入牛奶中作为早餐饮用，将大大降低心脏病的死亡率，血压和血胆固醇也得到下降。

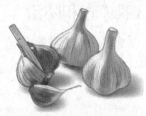

大蒜含有可消除动脉破坏剂的抗氧化剂。

橄榄油促进动脉健康

橄榄油被称作"长寿饮品"，其主要成分为单不饱和脂肪。它可以降低低密度脂蛋白 (LDL)，不会降低高密度脂蛋白 (HDL)。而且，单不饱和脂肪具有抗氧化剂活性，可预防 LDL 胆固醇对动脉的损伤。研究者发现，食用橄榄油使患者各类型细胞的比例更正常。因而橄榄油被视为治疗心脏病的良药。食用橄榄油时应挑选新鲜的或经冷冻处理的橄榄油。

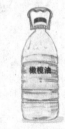

橄榄油可预防 LDL 胆固醇对动脉的损伤。

调养食谱

1. 豆浆粥

原料：豆浆 500 克，粳米 50 克，砂糖或精盐适量。

制作：将豆浆与淘洗干净的粳米一同放入砂锅中，先用旺火烧开，再转用文火熬煮成稀粥，以表面有粥油为度，加入砂糖或精盐适量即成。

效用：适用于动脉硬化、高脂血症、高血压、冠心病、小儿久咳不愈、体虚消瘦等症。

2. 紫菜粥

原料：干紫菜 15 克，粳米 100 克，猪肉末 50 克，精盐 5 克，味精 1 克，葱花 5 克，香油 15 克，胡椒粉适量。

制作：先将紫菜洗净，再将粳米淘洗干净，放入锅中，加清水，煮熟后再加入猪肉末、紫菜、精盐、味精、葱花、香油等，稍煮片刻，撒上胡椒粉即成。

效用：清热解毒，润肺化痰，降低血压。

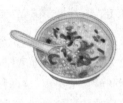

3. 玉米粉粥

原料：玉米粉 50 克，粳米 50 克。
制作：先将玉米粉用适量冷水调匀，再将淘洗干净的粳米入锅，加水适量，先用旺火烧开，调匀玉米粉，再转文火熬煮成稀粥。

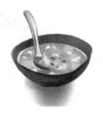

效用：降脂降压。适用于动脉硬化、冠心病、心肌梗死、高脂血症等。

4、绿豆粥

原料：绿豆 50 克，粳米 100 克。
制作：先将绿豆洗净，后以温水浸泡 2 小时，然后与粳米同入砂锅内，加水 1000 毫升，煮至豆烂米开汤稠。

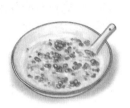

效用：清热解毒，解暑止渴，消肿，降脂。

防治心绞痛

症状

＊ 在活动或用力时，胸部上方突然发生老虎钳夹紧似的痉挛疼痛。疼痛可能还放射到一臂或双臂、颈部、咽喉部、颌部或背部。

＊ 疼痛程度不等，或钝痛，或剧痛，胸部还可能有挤压感、烧灼感，麻木感等，但不是刺痛或搏动性疼痛。

＊ 伴有虚弱、胸闷、窒息感、恶心和濒死感。

＊ 持续时间数分钟至 20 分钟。

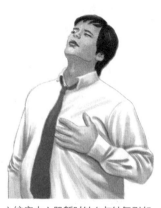

心绞痛由心肌暂时缺血与缺氧引起。

疾病根源

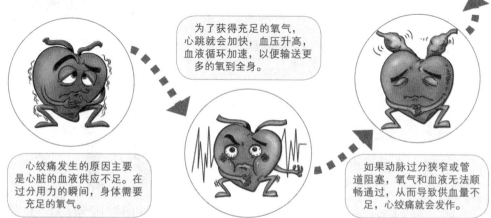

为了获得充足的氧气，心跳就会加快，血压升高，血液循环加速，以便输送更多的氧到全身。

心绞痛发生的原因主要是心脏的血液供应不足。在过分用力的瞬间，身体需要充足的氧气。

如果动脉过分狭窄或管道阻塞，氧气和血液无法顺畅通过，从而导致供血量不足，心绞痛就会发作。

不合理的饮食、剧烈的运动以及精神压力等都可能导致心绞痛的发作。研究发现，心绞痛与维生素 C、维生素 E、β－胡萝卜素、Ω-3 鱼油等抗氧化剂的血浓度低有关。

此外，酒精对心绞痛的发作有加重作用。无论你是嗜酒者还是偶尔饮酒，酒精都会干扰正常的心律。酒精诱发的心律失常往往造成酗酒者猝死。饮酒时间越长，酒量越大，心血管疾病的发病率就越高。减少饮酒量可缓解心律失常。饮用咖啡和其他含有咖啡因的饮料如茶、可乐和可可，也会使血压升高和加快脉搏，从而导致心绞痛。

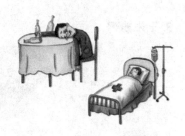

酗酒是导致心绞痛加重的重要原因。

自我检查和防治

为预防心绞痛，应先从饮食方面问题入手。嗜好喝咖啡的人，不妨以喝草药茶或用无花果和谷类制成的咖啡替代品泡的饮料来代替原来喝咖啡的习惯。此外，要降低盐的摄入量。医生还叮嘱要吃低脂肪低胆固醇的食物，这样大大降低心绞痛发作的风险。

治疗心绞痛的关键是要减轻精神压力，合理安排生活，留有足够的时间休息和放松身心。建议经常做一些轻松的运动，如散步、游泳和骑自行车。

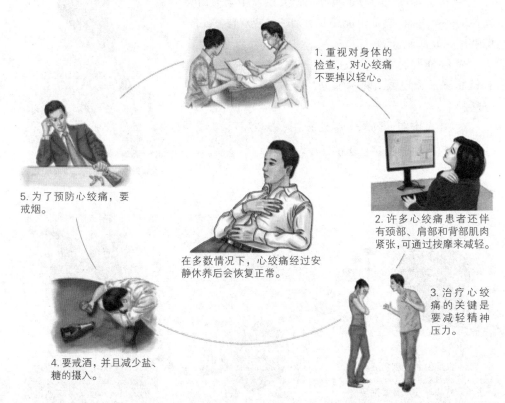

1. 重视对身体的检查，对心绞痛不要掉以轻心。

2. 许多心绞痛患者还伴有颈部、肩部和背部肌肉紧张，可通过按摩来减轻。

3. 治疗心绞痛的关键是要减轻精神压力。

4. 要戒酒，并且减少盐、糖的摄入。

在多数情况下，心绞痛经过安静休养后会恢复正常。

5. 为了预防心绞痛，要戒烟。

另外，调整日常生活与工作量，减轻精神负担，保持适当的体力活动，以不致发生疼痛症状为度；处理诱发或恶化心绞痛的伴随疾病，治疗高血压、糖尿病、血脂紊乱等，减少冠状动脉粥样硬化危险因素。

食疗方案

多吃蔬菜水果

为缓解心绞痛的症状，应多吃水果、蔬菜。一般饮食以生、熟蔬菜，新鲜水果，沙拉为主。吃蔬菜和水果原汁或生吃水果和蔬菜有利于降低血压和改善心、肺血液循环。

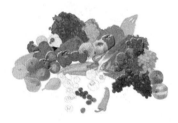

水果、蔬菜可以缓解心绞痛的症状。

燕麦能降低胆固醇含量

燕麦粥、燕麦麸可以降低胆固醇含量，可与烤鲔鱼、鲻鱼等含油较多的鱼一起吃。

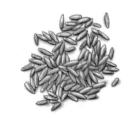

燕麦可以降低胆固醇。

摄入含维生素 E 的食物

饮食中降低脂肪的摄入，平时可用富含不饱和脂肪酸的植物油、人造黄油和低脂食品代替动物脂肪和乳脂。因为维生素 E 能促进冠状动脉的功能。

在研究中得出的数据更好地说明了维生素 E 的摄入对预防心绞痛发生的重要性，维生素 E 血浓度过低的男性，发病率比维生素 E 血浓度高的人要高 2.5 倍。

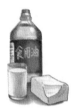

维生素 E 能促进冠状动脉的功能。

消除胆固醇

症状

＊ 皮肤的表面出现胆固醇肿块，为淡黄色的脂肪肿块，常见于眼睑、臀部、手背、肘和膝关节等部位。

＊ 变胖。

＊ 跟腱粗大。

＊ 黑眼珠的上下侧出现新月形的白色弧头浑浊，即角膜环。

疾病根源

胆固醇是一种血脂，呈黄色蜡状，是沉积在动脉壁上形成血管狭窄、动脉硬化的粥样斑块的主要成分。胆固醇是脂溶性的，无法直接溶于血液，必须与脂蛋白结合后才能通过血液运送到全身。

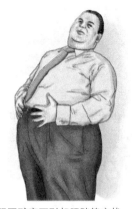

胆固醇高可引起肥胖等症状。

当血液中胆固醇过多，就会产生沉积，从而引发多种疾病。如脑部血流不畅会引发脑梗塞等。手脚血流不畅，会造成疼痛、麻木，严重时甚至血管闭塞，血液无法达到肢体末端，造成细胞坏死，甚至出现不得不截肢的情况。

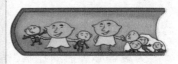

运载胆固醇的脂蛋白包括低密度脂蛋白 LDL 和高密度脂蛋白 HDL，其中 LDL 是有害成分，HDL 是有益成分。

胆固醇增加的主要原因在于不健康的饮食。过度摄取胆固醇会破坏体内胆固醇量的平衡，使得有害的胆固醇——LDL 的量增加。

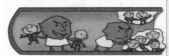

当血液中 LDL 胆固醇过多，沉积在动脉壁上，则形成血管狭窄、动脉硬化，导致全身血液无法顺畅流动，引发种种疾病。

自我检查和防治

胆固醇高会导致很多疾病的发生，所以最好定期检查身体，通过血液检查提前发现胆固醇值的异常，避免动脉硬化的发生。

人体内胆固醇的升高主要也因饮食而起，因此，纠正饮食中的不良习惯对消除胆固醇而言尤为重要。

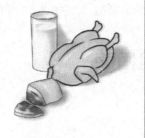

提防对血脂代谢极具危害性的脂肪——富含饱和脂肪酸的食物，如肉类、家禽和乳制品，它们会使有害的 LDL 出现不同程度的升高。因此，应尽量避免摄入全脂奶、牛肉、猪肉和家禽的表皮，以防止动脉阻塞。

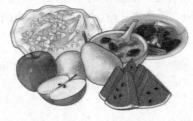

但如果采用过低脂饮食，虽然限制了其提供的脂肪热量，但这样不仅使有害的 LDL 下降，同时也使有益的 HDL 下降。有益的 HDL 下降后，反而更易患心脏病。因此，在饮食中也不是说摄入的脂肪越低越好，而是要维持正常水平。

正确的饮食不仅可以降低胆固醇，还可以防治动脉相关的疾病，能使动脉硬化的进程延缓，甚至可以缩小动脉壁上的斑块以缓解动脉阻塞。这主要是因为饮食可以降低 LDL 胆固醇含量，增加 HDL 胆固醇含量，对人体有益的 HDL 胆固醇可吞噬有害的 LDL 胆固醇，并将它们输送至肝脏，完全被消化掉。

食疗方案

要掌握那些对消除胆固醇有益的食物，不同食物对降低胆固醇的功效不同，要选择多种有益食物，每一种食物的食用量不宜过多，通过不同食物的少量搭配这一饮食法是调节胆固醇代谢的最佳食疗原则。

豆类是持续降低胆固醇的良药

豆类是大自然中最经济、最易获得、见效最快、最安全的降低胆固醇的药物。研究发现，每天吃一杯煮熟的干豆子，3 周以后，有害的胆固醇可减少 20%。豆类中至少含有 6 种降胆固醇的成分，其中最主要的是可溶性纤维。食用含大豆成分的食物可使胆固醇水平下降，但酱油和豆油却没有降胆固醇的作用。所有豆类都有此作用，如斑豆、黑豆、四季豆、小扁豆、大豆等。医生建议人们在午餐和晚餐时各吃半杯豆类。

吃燕麦可以降低胆固醇

燕麦降胆固醇的主要成分是 β - 葡聚糖，是一种凝结在肠道内的可溶性纤维，它可干扰胆固醇的吸收和形成，从而除去血液中多余的胆固醇。但燕麦对不同的人发挥的作用也不同。据研究发现，一般年轻女性食用燕麦的效果最差，而老年女性则常可收到明显的胆固醇下降的效果，不同年龄的男性得到的效果介于两者之间。在研究中还发现，如果胆固醇的水平高于 230 毫克/100 毫升，燕麦的作用就会下降，豆类和其他可溶性纤维都是如此。燕麦对胆固醇水平较低或正常者几乎没有任何作用。
每日只需食用一中等大小的碗煮熟的燕麦麸或一大碗燕麦粥就能发挥作用。

每天吃一瓣大蒜

无论是食用生大蒜，还是煮熟后的、或是腌制的大蒜，都可以降低胆固醇。大蒜中含有 6 种能降胆固醇的成分，可以抑制肝脏中胆固醇的合成，有效降低 LDL 胆固醇的水平，并提高 HDL 胆固醇的水平。
每天食用 3 瓣大蒜，可使某些人的胆固醇水平平均下降 10% ~ 15%，效果因人而异。

每天吃半个洋葱

生洋葱是提高有益的 HDL 胆固醇含量的最佳食物。每天吃半个生洋葱或洋葱汁，可以使大多数已有心脏疾病或胆固醇代谢紊乱的患者的 HDL 水平平均升高 30%。但洋葱煮得越久，其升高 HDL 水平的作用就越低。

鳄梨可改善胆固醇水平的脂肪

与低脂饮食相比，吃鳄梨降低胆固醇含量的幅度更大。此外，鳄梨还能抑制 LDL 的氧化过程，减少了由此引发疾病的危险。专家还发现，连续 3 个月食用鳄梨，男性体内有有害的 LDL 胆固醇下降了 12%。虽然鳄梨也富含脂肪，但大多为单不饱和脂肪，可以改善胆固醇的代谢水平，并在很大程度上保护动脉免受伤害。鳄梨可以做成沙拉直接食用，也可抹在面包或饼干中食用。
每天食用量为吃半个到 1 个半。

吃草莓降低胆固醇

维生素的抗氧化性体现在它可以杀死氧自由基，避免有害 LDL 胆固醇的产生。每天保证 160 毫克的维生素 C 的摄入（相当于 2 个大橘子），即可使体内组织的免疫性增强，阻止自由基，削弱 LDL 对动脉的损害作用。草莓是富含维生素 C、维生素 E 和其他抗氧化剂的水果，医生建议，每日食用 1 ~ 2 杯草莓汁将有利于改善血脂代谢。

吃胡萝卜降低胆固醇

专家指出，胡萝卜有抑制 LDL 胆固醇，升高 HDL 胆固醇的功效，它也含有丰富的抗胆固醇的可溶性纤维（包括果胶）。每天 2 个胡萝卜可使胆固醇下降 10% ~ 20%，这一幅度可使许多高胆固醇者体内胆固醇水平降至正常。而胡萝卜所含的 β - 胡萝卜素还能使有益的 HDL 上升。无论胡萝卜是生的、熟的、冷冻的、罐装的、切成碎片还是榨成汁的，都有降胆固醇的功效。

葡萄柚可以降低血中的胆固醇

葡萄柚含有一种可溶性纤维，称为半乳糖醛酸，不仅可以降低血中的胆固醇，还有助于动脉壁上的脂肪斑块溶解消失。吃葡萄柚的果肉时，应连果肉上白色的筋络一起吃，这些筋络含有丰富的纤维。每日食用量为 2.5 杯。葡萄柚果汁不含有这种纤维，因此没有降胆固醇的作用。食用葡萄柚不仅可使动脉、大动脉等的狭窄和疾病的发生率下降，还可清除一些积聚的脂肪斑块。

贝类可降低胆固醇水平

经研究发现，大多数贝类，包括牡蛎、蛤、蟹、贻贝、小虾、鱿鱼等可以替换其他动物类蛋白质进食，能使总胆固醇水平及有害的 LDL 下降，牡蛎和贻贝还使有益的 HDL 上升。这主要是归功于贝类所含有的牛磺酸。这一成分能促进胆固醇从人体内的排出。

防治血栓

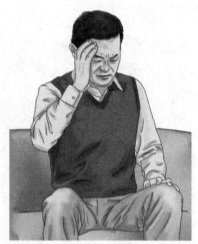

症状

＊ 冠状动脉出现血栓时，前胸剧痛，蔓延至一臂或双臂、颈部及颌部。突然出现意识丧失以及心跳停止。

＊ 发生脑血栓时，轻微的有头痛、恶心、呕吐等症状，慢慢地出现半边脸麻痹、口齿不清，半边手脚感觉麻痹，有时还会出现失语、意识障碍等。

疾病根源

血栓。

形成血栓的因素包括血液黏稠度、血流、凝血倾向等。

人体若水分不足，血液中的液体血浆便减少，相对而言，红细胞、白细胞和血小板的比例升高，导致血液黏稠度增高。同时，如果摄入过多的脂肪或葡萄糖等，则会引发血液中红细胞聚集，血液无法顺畅流动，造成阻塞。

如果血管内壁受到损伤，有修复功能的血小板会聚集到该处使血液凝固，防止出血。此时，若血小板和血凝块太大，便会形成血栓附着在血管壁上。在正常情况下，所形成的血栓能溶解，但由于年龄增加、肥胖、压力、动脉硬化等原因，会使发生血栓的概率大大升高。

当血栓逐渐增多时，会引起动脉狭窄，血液无法正常流动，一旦血栓从血管壁上剥落，就会随血液循环流动，若流到血管狭窄部分或分支的部位，又会阻塞该处血管，导致栓塞。

冠状动脉发生血栓时会引起心肌梗死。脑动脉发生血栓时会引起脑梗塞。除运动不足、精神压力过大、年龄增大等因素外，发生血栓的一个重要因素便是不合理的饮食。

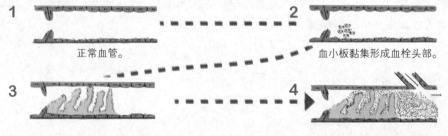

1 正常血管。

2 血小板黏集形成血栓头部。

3 血小板黏集形成珊瑚状小梁。

4 小梁间纤维素网罗大量的红细胞形成血栓体部，局部血流停滞形成血栓尾部。

自我检查和防治

要改善血液黏稠度，预防血栓，最重要的是从改变不良的生活习惯做起，不要吸烟，加强运动，建立良好的饮食方式。

1. 养成吃早餐的习惯

研究发现，不吃早餐会使血栓形成的风险增加3倍，更易导致心脏病和中风。血小板的黏附性在夜间是最低的，在初醒时迅速攀升，但起床后吃早餐却可以抑制这种上升。

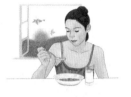

2. 减少对脂肪的摄入

高脂饮食是导致血栓的重要原因，所以如果你想避免血栓，那就减少对脂肪的摄入。高脂饮食使血中纤维蛋白原含量增加，纤溶系统下降。研究发现，动物饱和脂肪和富含 Ω-6 多不饱和脂肪酸的植物油（如玉米油）的摄入，会增加形成血栓的纤维蛋白原。而脂肪，特别是动物脂肪，会减缓溶栓能力。

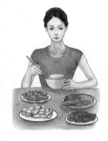

3. 在吃抗血栓食物时应适量

在饮食方面，应正确选择食物，更不要过度。如果你正在接受抗血栓的药物治疗或你本身有出血倾向，或有出血性疾病的家族史或患有脑出血，在吃抗血栓食物时应适量，以避免危险发生。

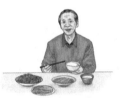

4. 适量运动

参加体育活动。运动能促进血液循环，使血液稀薄，黏滞性下降。如打太极拳、体操、跳舞、骑自行车、慢跑、游泳、舞剑等。

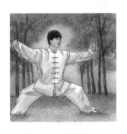

食疗方案

黑木耳是有效的血液稀释剂

黑木耳以其抗血栓性具有极高的药用价值，被称之为"长寿药"。研究表明，黑木耳含有几种稀释血液的成分，包括大蒜和洋葱中也含有的腺苷。

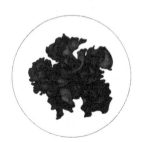

多喝水预防血液变黏稠

血液因缺乏水分而变得黏稠、容易凝固，这是动脉硬化和血栓形成的原因之一。因此，早晨到中午是脑梗塞和心肌梗死的多发期。因此，建议就寝前和起床后及时喝水。就寝前充分补充水分，能缓解睡眠时水分不足的状况。而早上起床后喝水，能补充睡眠时失去的水分，使血液顺畅流动。此外，在热天和运动后以及入浴前后也要多喝水，以保持血液良好的状态。

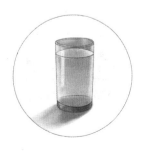

饮茶利于抗血栓

饮茶可以抗血栓形成。茶通过影响血栓形成因素以保护动脉，茶中的化学物质可减少血凝发生，抑制血小板活化与凝集，促进纤溶活性，减少动脉壁上的胆固醇沉积，从而有效预防动脉损伤。

此外，茶还可以阻止由于 LDL 造成的动脉平滑肌细胞反应性增生的过程，从而进一步抑制动脉粥样斑块的形成，保护心血管系统。

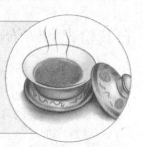

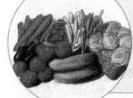

蔬菜利于抗血栓

食用富含维生素 C、纤维素的水果和蔬菜可抗血栓形成。研究表明，那些大量食用水果和蔬菜的人群具有最活跃的纤溶活性，反之，那些很少食用水果和蔬菜的人群，其纤溶系统的功能很差。另有研究表明，维生素 C 和纤维素还可以提高纤溶水平，抑制血小板凝聚，从而避免血栓形成。

多食用荞麦

荞麦含有丰富的镁，它能促使纤维蛋白溶解，使血管扩张，抑制凝血块的形成，具有抗血栓的作用。因此尽量多食用一些荞麦以对抗血栓的形成。

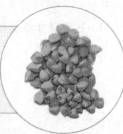

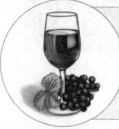

少量饮用红葡萄酒

红葡萄酒具有抗血栓的作用，其中的有效成分被认为不只是酒精，还包括葡萄本身所含有的一些成分。经研究发现，葡萄皮中所含有的白黎芦醇和葡萄受到真菌感染时所释放出来的一种"天然杀虫剂"，均含有抗血栓成分。红葡萄酒中含有的白黎芦醇能抑制导致血栓形成的血小板的凝聚，减少了人体肝脏内的脂肪堆积。

辛香料利于抗血栓

食用普通辛香料也具有抗血栓的作用。在研究中发现，一些香料中含有抑制血小板凝聚的成分，其中效力最强的是姜、孜然和姜黄粉。这些辛香料可降低引起血小板凝集的凝血氧烷水平。其作用机制中很重要的一条与阿司匹林、大蒜和洋葱相似，都通过前列腺素系统发挥作用。

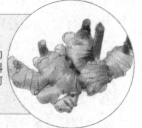

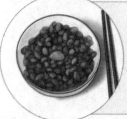

纳豆溶解血栓

纳豆能有效防止血栓生成是因为纳豆所特有的纳豆激酶，这是大豆加工成纳豆时所产生的成分。纳豆激酶能直接作用于血栓的纤维蛋白，将其分解，从而预防血栓形成。这一作用与溶解血栓的常用药尿激酶相似，作用能持续 8 小时。为了在血液最黏稠、血栓发作危险最大的早上起作用，请在晚餐时食用纳豆。

防治高血压

症状

＊头痛、肩酸、眩晕、耳鸣、上火、心悸、容易疲劳。

疾病根源

高血压是指心脏不管处于舒张期还是处于收缩期，血压值都很高。其标准是高压 18.6 千帕以上，低压为 12.0 千帕以上。这是一种随着年龄增长而增多的典型生活习惯病。患高血压有遗传的因素，也有因其他疾病而引发的因素，患上肾病、糖尿病、心脏病、内分泌疾病都会引发血压升高。但其最主要的成因还在于不良的生活习惯，抽烟、饮酒、受寒、盐分摄入过多、压力过大、缺乏运动等都会导致血压升高。

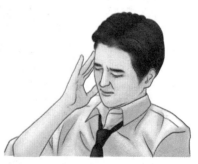

高血压。

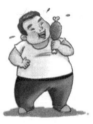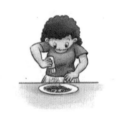

肥胖和盐分摄入过量是影响人们血压升高最大的两个因素。

自我检查和防治

高血压很少出现明显的症状，因而最好每隔一段时间检查一下血压，35 岁以上的人尤其应该坚持常检查。测量血压较简单，可以自己在家测量。高血压患者的饮食建议如下：

多吃各种水果和蔬菜

高血压病患者的饮食建议：高血压患者最重要的一点，就是多吃各种水果和蔬菜，其中包含维生素 C、钾、钙等多种已知和未知的降压成分。

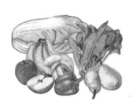

坚持限钠饮食

高血压患者每日摄取的盐分应控制在 6 克以内。一些含盐分的调味品，如酱油、醋等也应少用。烹饪时少放盐，不要在熟食中再放盐，少吃腌制品，据研究发现，普通饮食中有 70% 的钠是通过腌制品摄入的。

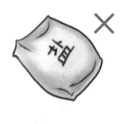

此外，注意养成良好的生活习惯，减少喝酒，饮酒每日以 1～2 杯为宜，避免一次性地大量饮酒。减少吸烟尽量不吸烟，减轻体重，坚持慢运动，如定期进行慢跑、小跑、游泳等。

食疗方案

1. 吃富含钙的食物

适量的钙在某些个体中可以对抗高钠导致的血压升高趋势。当钠敏感性的个体进食过多钠后，会导致体内水、钠潴留，而钙这一天然的利尿剂可加促肾脏对水和钠的清除。牛奶和乳制品富含钙，饮用牛奶有助于降血压。也可选择其他富含钙的食品。

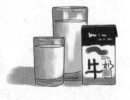

2. 含钾食物降血压

不要忽视钾的功效，钾能抑制钠的作用和人体对钠的吸收，同时，钾的利尿功能使血液中的盐分排泄出去。钾是一种有效的降压剂，因此，在饮食中加入钾可降低血压。同时，摄入足量的钾可减少一定的用药量。实验中发现，在进食富含钾的食物1年后，81%的患者用药剂量减少为原来的一半。钾可以通过含维生素丰富的番茄、菠菜等蔬菜，土豆、山芋等薯类中摄取。

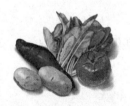

3. 芹菜有助于降低血压

现代科学家研究发现，芹菜含有降压的一种化学成分——3-n-丁基苯二酸的化合物，别的蔬菜都没有。每日食用2棵芹菜，食用方式以生吃为最佳。芹菜熬成汤汁后很容易被身体吸收，能达到降血压的效果。

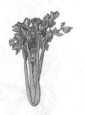

4. 食用橄榄油

饮食中增加对橄榄油的摄入可有助降压。在一项研究中发现，每日食用相当于3汤匙橄榄油的单不饱和脂肪，可使收缩压下降1.2千帕，舒张压下降0.7千帕。橄榄油对即使是正常的血压也有轻度的下降作用。

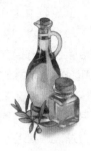

5. 增加维生素C来降压

许多研究发现，维生素C摄入不足可使血压升高。因此，如果你已有高血压，那么应多吃富含维生素C的食物。每日至少保证摄入1个橘子所含维生素C的含量。但是，过多地摄入维生素C也有可能使血压过低。

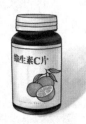

6. 食用韭菜有助于降压

韭菜是一种很好的降压食物，因为它含有一种叫烯丙基硫化物的成分，该成分能溶解血栓，减少血中的脂类。韭菜可与鸡蛋一起炒食，但加热会使该成分分解，因此最好生吃，或者不要炒得过熟。

调养食谱

鲜蘑豆腐汤

原料：水发鲜蘑菇100克，豆腐200克，蒜苗25克，海米25克，精盐、味精、麻油、胡椒粉、醋各适量。

制作：把蘑菇和豆腐切成小片。锅内添清汤，放入豆腐、鲜蘑菇、泡洗好的海米、精盐烧开，撇去浮沫，加入胡椒粉、醋，淋入麻油，放少许味精，出锅，放少许洗净的蒜苗即成。

效用：鲜蘑营养丰富，豆腐对人体有很大益处，长期服用之能收到抗癌、降血脂和降压的功效，是冠心病、高血压、高血脂患者理想的保健菜谱。

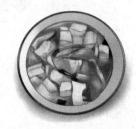

苦瓜芹菜汤

原料：芹菜200克，苦瓜60克。
制作：芹菜洗净，切段，与苦瓜共入锅，加水煎服。
效用：苦瓜消暑涤热，明目解毒；芹菜平肝凉血，降脂降压。

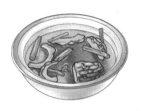

绿豆海带粥

原料：绿豆、海带各100克，大米适量。
制作：海带切碎，与绿豆、大米同煮成粥。
效用：清热解毒、降压。适用于原发性高血压。

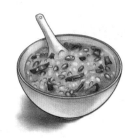

防治中风

症状

症状因脑血管障碍不同而异，但几乎所有病例都有如下症状：

＊右侧面部、右臂及右腿瘫痪或软弱无力，时常连带有不能说话、书写、阅读或难以理解别人说话等现象。

＊左侧面部、左臂及左腿瘫痪无力，患者左半侧的空间感丧失，甚至感觉不到自己的左半身存在。

＊发作时还可能出现精神混乱，困倦，抑郁，小便失禁等症状，甚至不省人事。

中风。

疾病根源

中风是指脑内的动脉破裂或者堵塞，血液不能正常流动，导致脑功能障碍，身体一侧突然失去功能的现象。脑血管障碍有可能是脑内出血或者缺血所导致。

中风的发生

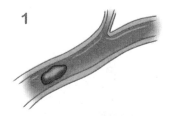

1

脑动脉中出现血栓。

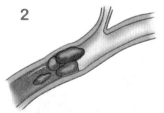

2

体内其他部位的血栓通过血管运到脑部，在脑动脉中卡住，堵塞脑血管。

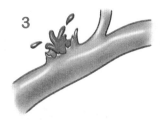

3

脑动脉破裂引起出血。

出血性脑血管障碍是由于脑动脉破裂引起出血，通常有脑溢血和蛛网膜下腔出血。

脑溢血

脑溢血几乎都是由于高血压所致，血压上升对动脉产生很大的压力，如果压力一直持续，动脉壁就会失去弹性、变脆。动脉壁不能承受压力时破裂。

蛛网膜下腔出血

蛛网膜下腔出血是指包在脑表面中的蛛网膜和内侧的软膜之间的动脉破裂。

缺血性脑障碍通常是由于脑动脉堵塞所引起，包括脑血栓、脑栓塞和短暂性缺血发作。

脑血栓

脑血栓是指脑动脉中出现血栓，堵塞血管。

脑栓塞

脑栓塞是指在体内的其他部位的血栓通过血管运到脑部，在脑动脉中被卡住，从而堵住脑动脉血管。这往往比脑血栓更严重，导致死亡的概率很高。

诱发脑血管障碍的主要因素是引起动脉硬化的高血压、糖尿病和高胆固醇等疾病。此外，环境因素也是重要诱因，这是引起发病的外在条件。如，季节变换时气温急剧变化，血压升高或者下降，沐浴使身体迅速变暖，在寒冷的场所脱衣，大量饮酒后受寒，上厕所时用力排便等，这些都会诱发脑血管障碍发作。追根溯源，这都是不良生活习惯所致，不正常的饮食结构和运动不足等都是原因。

自我检查和防治

中风在 50 岁之前比较少见，但 50 岁之后，随着年龄的增加，患中风的风险也逐渐增加。但是正确的饮食可将中风发生的危险率及其可能造成的致命性后果降至最低。

到 50 岁之后，预防中风似乎显得刻不容缓，要严格控制食盐量，每日的摄入量为 10 克以内。许多调味品如醋、酱油等也含有盐分，应少食用。盐是我们必须小心摄入的食物，因为即使不会升高血压，但会对脑部组织造成损伤，引起微小的中风。

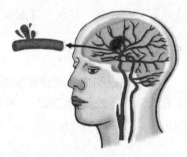

中风是中医对急性脑血管疾病的统称。

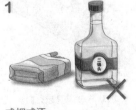

1

戒烟戒酒。

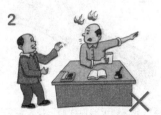

2

要控制情绪。

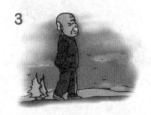

3

要适当地锻炼身体。

食疗方案

水果、蔬菜是天然的大脑保护者

水果和蔬菜是预防中风的最佳食物。食用蔬菜、水果可预防中风及减少其造成的伤害。研究发现，经常食用绿叶蔬菜和新鲜水果的老年人死于中风的比例远小于很少食用的老年人。

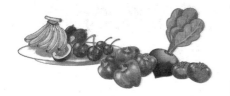

每天多吃一个胡萝卜

据研究发现，每日多吃1.5个胡萝卜，可使中风发病率减少40%，那些每日食用15 ~ 20毫克 β - 胡萝卜素的人与每日仅食用6毫克的人相比之下，

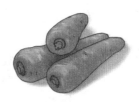

这个下降幅度会较明显。因此，建议每日多吃一个胡萝卜。

食用大豆防中风

据研究发现，大豆对中风发作后受损的血管恢复十分有效。特别是在因为中风而导致语言障碍、口齿不清时，将大豆煮成稀糊状后食用，疗效极好。

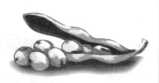

饮茶防中风

饮茶可预防中风。因为茶叶中含有高效的氧化剂，它可保护血管，防止意外的发生。研究发现，绿茶中的这种化学物质甚至比维生素E和维生素C具有更高的抗氧化作用。对于那些因食盐摄入过多而面临中风及高血压风险的女性，饮绿茶更有保护脑血管的作用。

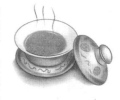

多脂鱼——血压的稳定剂

多脂鱼类是利于血液循环的理想食物，鱼类中 Ω-3 脂肪酸可降低中风的发生率。即使已发生中风，也可通过多食用多脂鱼来减少其引起的损害，甚至食用一点点鱼，也可预防中风的发生。

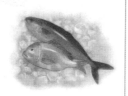

吃土豆可防中风

土豆中富含粗纤维，这一成分可以起到润肠通便作用，便秘者用力憋气排便时，会使血压突然升高，这是引发中风的一个重要诱

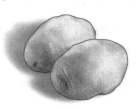

因。土豆中还含有降血压的成分，能使周围血管舒张，血压下降。

调养食谱

栗子桂圆粥

原料：栗子10个，桂圆肉15克，粳米50克，白糖少许。
制作：将栗子去壳后切成碎块，与米同煮成粥，将熟时放桂圆肉，食用时加白糖少许。
功效：补肾，强筋，通脉。可辅治中风后遗症。

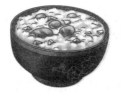

乌鸡汤

原料：取乌骨母鸡1只，去毛及肠杂，洗净切块后加入清水、黄酒等量，文火煨炖至骨酥肉烂时即成。食肉饮汤，数日食毕。
功效：适用于中风后语言障碍、行走不便者。

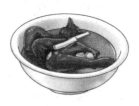

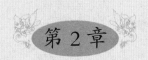

第2章

食物治疗消化系统疾病

防治便秘

症状

　　* 排便困难，或多天才排便一次。
　　* 老年人或虚弱的患者长期无法排便，可能引起假腹泻：干硬的粪便阻塞和刺激直肠，使直肠产生水状分泌物，自肛门漏出，弄污床单被褥。

疾病根源

　　便秘是因食物中缺乏流质和纤维，致使肠道中食物残渣的体积增大和其中的水分不足而难以排出。

不是所有的便秘都是因不良饮食引起的，吃肉或乳制品过多，喝水不足，食物过敏，缺乏运动，精神压力和紧张等都可能导致便秘。

自我检查和防治

　　便秘是消化系统的头号疾病，为便秘所苦恼的人大多会求助于药物，但殊不知，除了昂贵的药价外，这些具有导泻通便作用的药物往往会扰乱肠道神经的正常收缩规律，从长远来看，不仅药效会降低，也影响了肠道的正常收缩。

便秘的根源

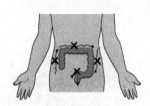

松弛性便秘是因为整个大肠蠕动运动疲弱，推出大便的力量不足，也称结肠性便秘。

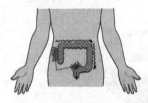

痉挛性便秘时，肠道紧张，分节运动异常亢进。常会有便意，却无法顺利排便，或便后有残便感。

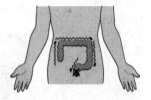

直肠性便秘主要是因为直肠的知觉麻痹或者排便所需的肌肉有问题。

食物是天然的通便药，多喝水，多吃蔬菜、水果和高纤维食品等都是改变便秘症状的"良药"，通过饮食预防便秘也会降低痔疮、下肢静脉曲张、胃肠憩室等疾病的发生概率或减轻其带来的后果，这些疾病都是由便秘造成的。

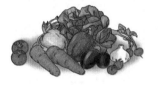

此外，在生活方式上做一些改变。增加运动，通过步行、骑自行车等简单易行的运动来逐渐养成运动的好习惯。早晚不妨进行些腹肌运动，但重要的是在于坚持。减轻精神压力，学会放松。

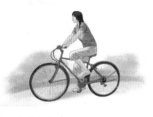

食疗方案

多吃粗粮

便秘最好的治疗方法就是多吃粗粮，粗粮可以吸收并保留大量的水分，使粪便体积增大、软化以利于通过结肠，纤维因大部分未消化可使粪便膨胀。此外，纤维的粗糙颗粒也可刺激结肠壁上的神经，促使肠道蠕动。食用粗粮主要指吃全麦面包、全谷类食品，尤其是米糠，它是通便的最有效的食物，没有任何食物可比得上它的通便效果。

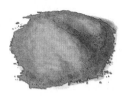

多喝水

为了使大便变软，多喝水也是十分关键的。食用高纤维食物时，会感到一些不适，比如胀气，但这种状况在2～3内会消失。应根据自身的感受，增减纤维的摄入量。纤维性食物主要是通过吸收大量水分使粪便软化以利于排泄，如果水分不足，则会使增多的大便变得干燥而不易排泄。因此，最好每日饮用6～8杯水足以预防大便干燥。

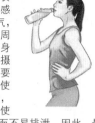

调养食谱

麻油拌菠菜

原料：新鲜菠菜250克，食盐、麻油少许。
制作：将菠菜洗净，待锅中水煮沸，放入食盐，再把菠菜放入沸水中焯约3分钟取出，加入麻油拌匀即成。常食有效。
功效：养血，止血，敛阴，润燥，用于大便涩血等。

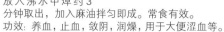

芝麻核桃蜜

原料：黑芝麻100克，核桃肉100克，蜂蜜200克。
制作：将黑芝麻、核桃肉先用文火炒黄(切忌炒焦)，凉后一同研碎，放于器皿内。加入蜂蜜调成糊状即可服用。
功效：散结，宽肠，下气，用于便秘等症。

香蕉粥

原料：香蕉250克，大米50克，水适量。
制作：香蕉扒皮，同大米一同放入锅中，加水适量，煮成粥。
功效：清热，润肠，健脾。适用于痔疮出血、便秘、发热等症。

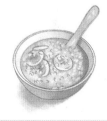

蜂蜜香油汤

原料：蜂蜜50克，香油25克，开水100毫升。
制作：将蜂蜜盛在瓷盅内，用筷子或小勺不停地搅拌，边搅动边将香油缓缓注入蜂蜜内，共同拌均匀。将开水晾至温热(约45℃)时，徐徐注入蜂蜜、香油的混合液内搅匀即服用。
功效：用于津亏便秘、结便秘、习惯性便秘。

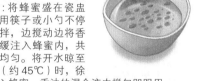

217

防治胃酸过多

症状

* 未完全消化的食物从胃返流到食管或口中。
* 胃灼热（胸骨感觉灼热），有时且及咽喉部分。
* 嗳气及食物吞咽后有梗阻感。

疾病根源

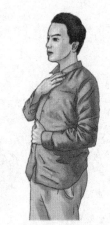

胃酸是胃的黏膜细胞分泌的盐酸，如过多分泌，胃中的酸度则异常升高，引起胃灼热，胃液返流到口中，俗称反酸水。其根源通常跟饮食方式和一些生活习惯有关，如暴饮暴食，腰带或衣服过紧，饭后不久进行弯腰屈体、平卧或剧烈运动。食管下端与胃部相连处的肌肉松弛，引起胃酸返流。这虽然是极为常见的病，并不严重，但如果经常出现该症状，有可能是因为胃溃疡或食管裂孔疝。

胃酸过多会伤及胃、十二指肠，甚至将黏膜、肌肉"烧破"。

自我检查和防治

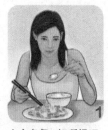

少食多餐，细嚼慢咽。 1

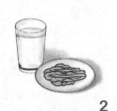

清淡饮食，控制盐量。 2

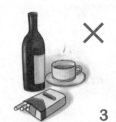

戒烟、酒、咖啡。 3

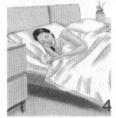

保证良好睡眠。 4

食疗方案

香蕉疗法

香蕉是一种没有刺激性的水果，能有效缓解消化不良引起的胃部不适，对于胃酸过多症也有缓解功效。不要吃未熟的香蕉，未熟的香蕉含有不易消化的淀粉。

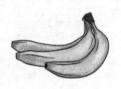

食用一小碗半熟的米饭

如果患有胃酸过多症，那就吃一小碗半煮熟的米饭以中和多余胃酸。研究者发现，大米是一种结构复杂的碳水化合物，它可以抑制胃酸的过多分泌，有利吸收消化。

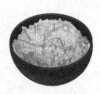

消除胀气

症状

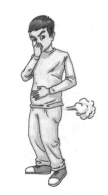

* 腹内隆隆作响、放屁、气胀。
* 排出气体有臭味。

疾病根源

胃肠道胀气是人们对消化不良引起的一系列症状的总称，消化不良多表现为饭后腹部疼痛或不适，常伴有恶心、嗳气、打嗝、肚子胀等。

排气，通俗地说就是放屁。

肠内的气体约有90%经口吞入，正常人每天所吞下的空气有500～1000毫升，人体吞下空气到小肠时，空气中的氧气会被吸收，而氮气则跑到大肠成为大肠气的主要成分。很多情况下，人体会不知不觉吞下空气，还有一些人在

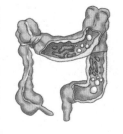

紧张时会不自主地做出吞口水的动作，这些因素都会导致肠内气体的增加。

大肠制造气体是因为肠蠕动障碍，造成细菌对食物过度发酵，而产生大量的气体；或因为肠道中某种消化酶素有问题，而导致某种食物的消化不良，最常见的就是乳糖不耐受性。胃酸过多也会引起胀气，胃中过多的胃酸和胰液中和后会产生二氧化碳，而造成胀气、打嗝。

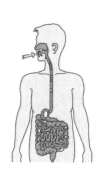

自我检查和防治

以下是为大多数人食用的最易产生气体的食物，了解后应尽量避免。

产生气体能力最强的是低聚糖一类，特别是绵白糖。豆类中这种糖的含量最高，其他一些蔬菜中也有一定的含量。

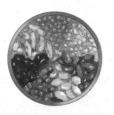

牛奶和乳制品是产气的主要食物，但酸奶却是个特例，饮用它后不会产生气体。对于体内缺乏乳糖酶的人而言，常常无法消化牛奶中的糖分，故而产生肠气，这种情况被称为乳糖不耐受性。乳糖不耐受性的程度因人而异。

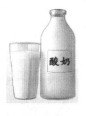

小麦、燕麦、土豆、玉米甚至淡面包等淀粉食物只能被人的消化系统消化吸收一小部分，大部分仍要靠大肠内的细菌代谢分解，从而导致排气。
而在主食中，大米是最不易引起排气的。

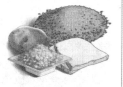

含气的饮料如可乐、汽酒、啤酒等，也容易产生肠气。碳酸饮料进入人体后会分解出大量的二氧化碳气体，饮料中中嘶嘶的气泡就是让气体进入你肚子的途径。

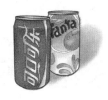

应该留意哪一种食物会使自己产生肠气，这需要有耐心、恒心和足够的动力，不妨记录下每次排气和当时所进食的食物。另要注意在饮食生活中养成良好的习惯，不要暴食暴饮；一日三餐中，晚餐要少吃；吃饭时要细嚼慢咽。

食疗方案

吃豆不排气的方法

浸泡豆子可以去除使胃肠胀气的因子，经过处理后的豆子产气能力丧失了50%。此外，用生姜、大蒜、胡椒和豆类同煮，也可减少肛门排气量。

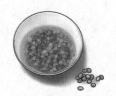

食用生姜和大蒜防止排气

在烹饪豆类或其他产气蔬菜时，加点大蒜或生姜以防止排气，这两种配料是有效的气体拦截者，能化解豌豆的产气能力。

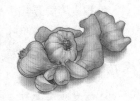

防治胃溃疡

症状

＊ 上腹部或胸骨尖端下方感到灼痛及持续剧痛，常为阵发性，多在清晨发生。

＊ 进食后不久就胃痛或恶心。

＊ 严重时出现吐血和便血。

疾病根源

胃溃疡多发于中年或中年之后，男性的发病率高于女性。胃溃疡大多发生在幽门窦、胃角部附近。随着年龄的增长，易发生溃疡的部位将逐渐移向胃体部上部的食管附近。

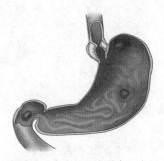

胃溃疡通常在经治疗后多可在一两周内消除，需要痊愈则需6周左右，但多数在数月后会复发，且断断续续持续许多年。

胃溃疡的发生过程

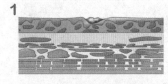

1 黏膜的一部分发生糜烂，组织缺损较浅，常见于2~3周即自然痊愈的急性溃疡。

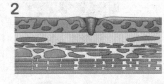

2 黏组织缺损越过黏膜肌层，波及黏膜下层，常见于发生在幽门窦的溃疡。

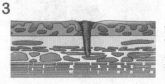

3 组织缺损进一步扩张至固有肌层，在胃溃疡中最为常见。

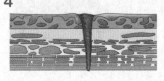

4 最终突破浆膜，导致胃穿。发作时患者胃部疼痛剧烈，脸色苍白，应尽快就医诊治。

发生胃溃疡最重要的一个原因是，调节体内防御因子和和攻击因子间力量平衡的自律神经功能出现紊乱，通常因精神紧张所致。溃疡病还与一种叫幽门螺旋杆菌的细菌感染有关，因受该细菌的感染使胃酸分泌增加而导致溃疡。此外，不良的生活方式如喝酒、吸烟，以及饮食不定时、工作过度劳累也会导致胃溃疡的发生。

自我检查和防治

如果发觉自己出现胃溃疡症状，须就医做胃镜检查，观察溃疡的形状和特性，排除癌症的可能。治疗胃溃疡的关键在于调整饮食，选择正确的饮食有助于抑制胃酸的分泌，增强胃细胞的防酸能力，干扰细菌的生长繁殖，从而降低溃疡的发生率。同时，戒烟、戒酒。

食疗方案

食用高纤维性食物

食用高纤维性食物有利于溃疡病的更快愈合和预防复发。食用高纤维食物可选择燕麦、燕麦片、面包、玉米片、糙米等。

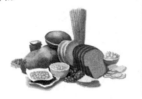

卷心菜的惊人作用

卷心菜中存在着天然的抗溃疡的成分，能加强胃黏膜的抗酸性。它含有一种制成抗溃疡药的成分吉法酯，还有一类似生胃酮的化学物质，抗溃疡药中也常含有该成分。

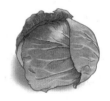

调养食谱

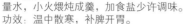

姜橘椒鱼羹

原料：生姜30克，橘皮10克，胡椒3克，鲫鱼250克。
制作：将生姜、橘皮、胡椒用纱布包好后，塞入去鳞、鳃、内脏的鱼腹内，加适量水，小火煨炖成羹，加食盐少许调味。
功效：温中散寒，补脾开胃。

柚皮粥

原料：鲜柚皮1个，粳米60克，葱适量。
制作：柚皮放炭火上烧去棕黄色的表层，刮净后放清水冲泡1天，切块加水煮开后放入粳米煮粥，加葱米、盐、香油调味后食用。
功效：舒肝健胃，止痛。

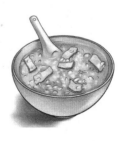

土豆粥

原料：米饭110克，土豆50克，盐少许。
制作：土豆去皮切片，与米饭一起入锅，加水后用文火煮20分钟，用盐调味。
功效：适用于胃溃疡康复期。

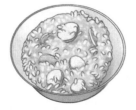

荷叶汤

原料：鲜荷叶100克，鲜藕节200克，蜂蜜50克。
制作：将藕节切碎，与荷叶共放入砂锅中，加蜂蜜，用木槌或擀面杖捣烂，再倒入锅内，加水适量，煎煮一个小时即成。
功效：清热，凉血，止血。

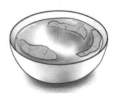

防治胆结石

症状

＊ 严重时上腹部疼痛异常剧烈，从右上腹辐射到右下胸，有时辐射到双肩、背部，常伴有恶心、呕吐。

＊ 疼痛持续数分钟、数小时不等。

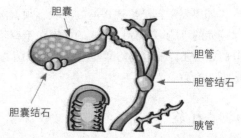

胆囊

胆管

胆管结石

胰管

胆囊结石

疾病根源

胆囊位于肝脏下，呈梨形袋状，储存了充足的胆汁以帮助肠道内食物的消化。胆汁由多种物质混合而成，这些物质的分量失去平衡，就形成微粒，胆囊内的物质围绕这些微粒凝结起来，形成结石，其大小可以小到泥沙颗粒状，大至直径达到 2.5 厘米。

胆结石的症状通常不易被察觉。但有时胆囊收缩释放胆汁时，结石喷出堵住通往肝和小肠的胆管，就会造成疼痛，从而引起胆囊炎，炎症严重时必须取出结石，甚至是切除胆囊。

自我检查和防治

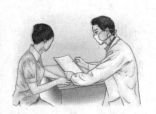

胆结石通常会引起剧烈的腹痛，因此在腹痛时必须查明原因。如果腹痛超过4小时，应立即求医。

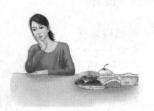

严格控制脂肪的摄取，时刻注意自己的体重，肥胖会导致胆结石发生，尤其是中年女性。

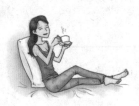

避免摄入过多的糖和咖啡，无论是去脂去糖的咖啡，还是普通的和无咖啡因的咖啡，都会刺激胆囊收缩，引起胆结石急性发作。

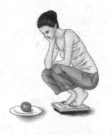

快速减肥增加患胆结石的风险，虽然脂肪过多会导致胆结石，但快速减轻体重也同样增加患胆结石的风险。研究表明，为了快速减肥而进食低脂低热量者胆结石的发病率增加 50%。

食疗方案

食用大量蔬菜和维生素 C 含量最高的水果对预防胆结石的形成和减少胆结石急性发作具有重要意义，此外，规律食用早餐可以预防胆结石的发生。

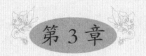

食物治疗呼吸系统疾病

防治感冒

症状

* 打喷嚏、流清鼻涕、鼻塞。
* 喉咙疼痛，咳嗽有时带痰。
* 发热，头痛，浑身不适。
* 有时身子发冷，肌肉疼痛，食欲不振。

疾病根源

　　感冒是因感染病毒而引起的鼻、上呼吸道出现的急性炎症。有普通感冒和流行性感冒之分，引发感冒的病毒传染很快，通过空气传播，尤其在封闭环境里传播更快。

冬天的空气干燥，使得鼻子、咽喉的黏膜随之干燥，使其丧失保护功能，易导致感冒。

自我检查和防治

引发感冒的病毒通过接触或空气传播，为预防感冒，如果接触的人中有感冒患者，应与他们保持距离。要注意开窗通风。

流感病毒可通过接触传染，因此要避免行握手礼。勤洗手，洗手时要使用肥皂并用流水冲洗，手背、手掌及易藏污纳垢的指甲处都要清洗。

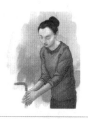

饮食方面注意不要吃增加黏液的食物，如乳制品、蛋、淀粉和糖。还应少吃大蒜、洋葱或韭菜等食物。多吃蔬菜水果，多喝水。

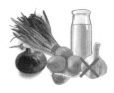

在感冒多发季节，要注意室内通风透气，保持室内的空气湿度，有利于提高鼻子、咽喉自身的保护能力，有效预防感冒。

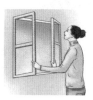

223

食疗方案

大蒜具有强大的杀菌作用，可以杀死导致感冒和流感的病毒，也可用辛辣食物用来治疗感冒窦炎、哮喘、肺气肿和慢性支气管炎。此外，患感冒时要大量喝水。

防治支气管炎

症状

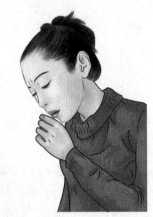

* 呼吸有喘鸣音。
* 持久的咳嗽，痰中带脓，呈黄色或带绿色。
* 胸痛、发热、头痛，全身不适或食欲不振。

疾病根源

支气管发炎是由于病菌、病毒和细菌入侵而引起。发炎时气管内壁肿胀，气管变窄。此外，气管大量分泌黏液（痰）和其他物质，易使病情加重。引发该疾病的最重要因素是吸烟。长时间吸烟，对支气管产生一种慢性刺激，

支气管炎会引起咳嗽、胸闷。

使得分泌物增多，痰也相对增多。支气管炎持续发展下去可能导致慢性支气管炎，甚至导致肺泡被破坏。婴儿或老人患上支气管炎，通常会导致肺炎的发生。感冒也是引发急性支气管炎的病因之一。此外，导致支气管炎还有可能是因为空气污染，特别是含有二氧化硫的空气。

自我检查和防治

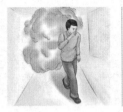

吸烟者患上慢性支气管炎的可能性最大，因此首先应戒烟，对于不吸烟者而言，应避免去烟雾弥漫或空气质量不佳的场所，谨防被动吸烟造成的危害。

饮食方面应注意多吃富含维生素A、维生素C、维生素E和卵磷脂的食物，有助于提高人体的自然免疫力。尽量避免大量摄取脂肪，避免高盐饮食过量饮酒和咖啡。

食疗方案

食用维生素C含量高的食物有助于保护肺部免受损害，有效预防支气管炎。医生建议在饮食中应多摄入富含维生素C的蔬菜、水果，尤其是吸烟者更应注意多吃。可以多吃些茼蒿，茼蒿含有丰富的胡萝卜素，胡萝卜素能提高对细菌和病毒的免疫力。

防治哮喘

症状

＊咳嗽。

＊呼吸困难，带有呼哧呼哧喘鸣声，呼气比吸气更觉困难。

＊吸气时下胸凹陷，这种情况在婴儿和儿童身上更为多见。

＊伴有脉搏急促，一些患者面部呈紫蓝色。

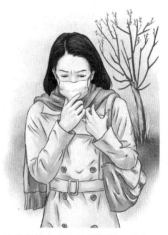

疾病根源

哮喘潜在的主要病因是支气管和鼻腔的慢性发炎和黏稠化，从而导致明显的肌肉痉挛、气道收缩和随之而来的呼吸困难。

哮喘经常在患者接触烟雾、香水、油漆、灰尘、宠物、花粉等刺激性气体或变应原之后发作，而且哮喘在夜间和清晨也容易发生或加剧。

自我检查和防治

控制气道的潜在性发炎、扩张气道、稀释肺部中的黏液以及预防引发哮喘发作的食物过敏性反应。如果是食物过敏原，则在饮食中避开。诱发过敏的食物有坚果、鸡蛋和可乐等。此外，动物性食物也会加重哮喘症状。

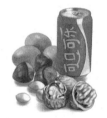

一些鱼类食物如沙丁鱼、扇贝等虽然含有一些有效成分，但其导致哮喘发作的概率也相当高，特别注意不要食用不新鲜的鱼贝类食品。蔬菜中的山药等也应避免。

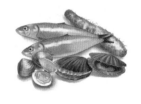

水果中猕猴桃、槟榔、柚子等柑橘类食品虽然含有丰富的维生素C，但与酶发生作用后往往又成为哮喘发作的"凶手"，所以也应避免。

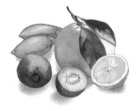

还要控制极甜的糕点、巧克力和对气管产生刺激的香辣调味品。甜食因为很容易引起痰热，刺激人的气管，从而引发哮喘。

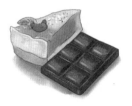

食疗方案

长期以来鱼油一直是治疗哮喘的安全食物，有助于治愈气管的炎症，使气管壁再生，恢复至更为轻松的呼吸。水果和蔬菜可通过抑制炎症而控制哮喘。哮喘患者还可选择经常吃洋葱。洋葱至少含有3种天然的抗发炎药物成分，可从根本上治疗哮喘。

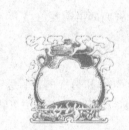